U0269282

产科危象早期识别与处理

CHANKE WEIXIANG ZAOQI SHIBIE YU CHULI

主　编　田春芳

河南科学技术出版社

·郑州·

内容提要

本书分上、下两篇，上篇介绍了妊娠合并心血管、肝、肾、肺、血液、内分泌等各系统疾病的早期识别与处理及注意事项；下篇介绍了胎位不正、先兆早产、过期妊娠、胎膜早破、产前出血、巨大儿、羊水异常等并发症，以及产科其他 12 种急危重症的早期识别与处理及注意事项。作者参考国内、外最新的文献资料、各种指南及专家共识 54 种，并结合自己的临床经验，第一步对各种高危妊娠病症的危险性进行评估打分，第二步依据临床特征和关键性指标来早期识别，第三步根据国内外指南精要做出诊断并及时给予正确处理。本书内容丰富，理论联系实际，实用性、操作性强，可帮助读者在短时间内学到规范化的临床知识、掌握专科诊疗技能，适合妇产科医护人员、助产士、医学院校毕业生及实习医师学习参考。

图书在版编目（CIP）数据

产科危象早期识别与处理/田春芳主编. —郑州：河南科学技术出版社，2017.9

ISBN 978-7-5349-8931-5

Ⅰ.①产… Ⅱ.①田… Ⅲ.①产科病－急性病－诊疗 ②产科病－险症－诊疗 Ⅳ.①R714.059.7

中国版本图书馆 CIP 数据核字（2017）第 213101 号

出版发行：河南科学技术出版社
　　　　　北京名医世纪文化传媒有限公司
　　　　　地址：北京市丰台区丰台北路 18 号院 3 号楼 511 室　邮编：100073
　　　　　电话：010-53556511　010-53556508
策划编辑：杨德胜
文字编辑：闫军兰
责任审读：周晓洲
责任校对：龚利霞
封面设计：蔡丽丽
版式设计：王新红
责任印制：陈震财
印　　刷：北京盛通印刷股份有限公司
经　　销：全国新华书店、医学书店、网店
幅面尺寸：170 mm×240 mm　　印张：23·彩页 2 面　　字数：407 千字
版　　次：2017 年 9 月第 1 版　　2017 年 9 月第 1 次印刷
定　　价：66.00 元

作者简介

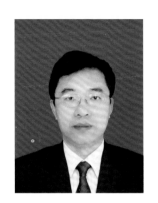

　　田春芳，男，1987年山西医科大学本科毕业，1996年中国医科大学硕士研究生毕业，主任医师，硕士研究生导师。现在深圳市第七人民医院妇产科工作，是产科重点学科负责人。担任深圳市妇产科专业委员会委员及感染学组副主任委员，深圳市围产医学专业委员会委员及窒息学组副主任委员，深圳市妇产科中西医结合专业委员会委员，《中南医学科学杂志》编委。从事妇产科临床工作30年，共获得国家发明专利30项，如一次性人工破膜钩针、子宫体压迫止血钳、脐带脱垂还纳器、剖宫产胎儿举头器、一次性无创布袋式产钳及其推结器、宫腔内纱布填塞送入装置、经脐部胎动异常报警装置、宫腔内的残留胎盘夹取钳、羊水过少宫腔内输液装置、一组诱发分娩的肩部按摩球等，是中国妇产科领域发明专利最多的专家之一。主编《妇产科误诊与医疗纠纷》《新编妇产科误诊剖析》专著2部，发表论文50篇（SCI论文5篇），主持市级、区级科研课题7项；多次被评为市、区、院妇幼卫生先进工作者、十佳医师。

前　言

　　产科危象是指产科患者出现高度危险的临床症状或表现,是由高危因素导致的结果。怎样早期识别产科危象、尽早地诊断并及时予以正确的处理,这是产科临床医护工作者最重要的却又难以掌握的一种技能。

　　笔者在临床工作中,从妇产科医师常用的计算"预产期转盘"联想到:如果产科医师有一个类似的"转盘",能方便而快速地对产科高危妊娠进行评分和早期识别,那该多好呀!经过反复思考、多次试验研究,终于创新发明了"产科合并症早期识别转盘"和"产科并发症早期识别转盘"2项专利成果。这两项成果虽可解决早期识别的问题,但却没有给出如何处理的方法。怎样才能让临床医师不仅能早期识别产科危象,还能尽快给予正确有效的诊疗处置呢?后来在学习、参考运用国内、外医学指南的过程中受到启发,结合自己的实践经验并参考大量文献资料,编写了《产科危象早期识别与处理》一书。

　　本书总结归纳了产科合并症 39 种,产科并发症 27 种,共计 66 种可以进行评分的高危妊娠,通过对这些高危妊娠的"评分"(即危险性高低的评判),引起应有的重视,以及产科其他危急重症 12 种;再依据国内、外医学指南中相应的内容,结合临床具体情况进行诊断和处理,并对产前、产时、产后各时间段和不同环节予以重点关注,提出医师、护士、患者和家属应该注意的事项。

　　临床工作中,医务人员可以通过护理、治疗等处理办法而改变动态的高危因素,使之变为低危或消除高危因素。相反,如果不给予任何干预或干预措施无效,原来的低危可能会变为高危。因此,孕期内应多次评分(根据情况决定是否进行干预处理),一般每名孕妇至少评估 3 次,第一次在就诊建卡孕 8－12 周时;第二次在孕 28 周时;第三次在孕 37 周或临产前,如遇特殊情况,应临时增加评分次数。定期做好孕期检查,每次均进行高危妊娠评分并做好记录,通过每次评分结果,可以动态观察妊娠过程发展的方向,其中 10B、20C 可作为下级医院转送上级医院的标志评分。总之,通过上述方法,可早期发现、尽早明确诊断孕妇的各种疾病,并及时予以正确的处置,最终达到减少产科风险的发生、确保母婴平安的目的。

在本书编写的过程中,我们查阅参考了《妇产科学》(第 8 版)、《内科学》(第 8 版),以及国内、外最近 5 年来发表的专科诊治指南、疾病诊断和处理专家共识等 50 多种文献资料,如《妊娠期高血压疾病诊治指南(2015)》《妊娠合并心脏病的诊治专家共识(2016)》《妊娠期乙型肝炎的筛查、治疗及垂直传播的预防指南(2016 年)》《国际妇产科联盟妊娠期糖尿病实用指南(2016 年)》《自发性早产的管理法(2016 年)》《产后出血孕产妇安全管理共识(2015)》《妊娠期急性心肌梗死处理指南(2016 年)》《新生儿窒息诊断的专家共识(2016 年)》《新生儿重度窒息濒死儿复苏方法的建议(2016 年)》《产时胎儿监护指南解读(第一部分):胎儿氧合生理和监护主要目标以及相关辅助技术(2016 年)》《剖宫产术后再次妊娠阴道分娩管理的专家共识(2016)》《孕妇心脏骤停(2015)》《羊水栓塞指南(2016)》等。

本书作为妇产科临床用书,适合各级医院妇产科医师、助产士、护理人员参考,也可供妊娠期妇女及其家属查询阅读。期望书中内容及介绍的方法对产科临床诊断治疗工作能起到一些指导作用,相信本书会受到读者的欢迎。

"早期识别"像一幅画,只有精心观察者才能欣赏其中景致!

"指南精要"如一壶茶,只有善于品鉴者方可体会它的浓香!

本书的编写和出版,得到深圳市第七人民医院领导及产科同事们的大力支持和帮助,以及深圳市盐田区卫生局重点学科经费资助,在此表示诚挚的感谢!由于产科临床工作繁忙,本人经验不足,写作能力有限,对书中可能存在的错漏,敬请专家及读者批评指正。

深圳市第七人民医院　田春芳

2017 年 6 月 16 日　于深圳

目　录 ....

引言 ………………………………………………………………… (1)

上篇　产科合并症早期识别与处理

第1章　妊娠合并心血管疾病早期识别与处理 ……………… (5)

　　一、妊娠合并原发性高血压病 …………………………… (5)

　　二、妊娠合并心肌炎史 …………………………………… (6)

　　三、妊娠合并心肌炎后遗症 ……………………………… (7)

　　四、妊娠合并心脏病 ……………………………………… (8)

　　五、妊娠合并心律失常 …………………………………… (13)

　　六、妊娠合并心房颤动 …………………………………… (20)

　　七、妊娠合并先天性心脏病 ……………………………… (21)

第2章　妊娠合并肝病早期识别与处理 ……………………… (27)

　　一、妊娠合并肝内胆汁淤积症（ICP） …………………… (27)

　　二、妊娠合并急、慢性肝炎 ……………………………… (29)

　　三、妊娠合并重症肝炎 …………………………………… (33)

　　四、妊娠合并急性脂肪肝 ………………………………… (39)

第3章　妊娠合并肾病早期识别与处理 ……………………… (43)

　　一、妊娠合并肾炎伴肾功能轻度损害 …………………… (43)

　　二、妊娠合并肾炎伴肾功能重度损害 …………………… (45)

第4章　妊娠合并肺部疾病早期识别与处理 ………………… (47)

　　一、妊娠合并稳定型肺结核 ……………………………… (47)

　　二、妊娠合并活动型肺结核 ……………………………… (48)

　　三、妊娠合并开放性肺结核 ……………………………… (55)

　　四、妊娠合并粟粒性肺结核 ……………………………… (56)

　　五、妊娠合并哮喘 ………………………………………… (58)

六、妊娠合并哮喘伴肺功能不全 ……………………………………（62）

第 5 章　妊娠合并血液系统疾病早期识别与处理 ………………（66）

一、妊娠合并贫血 …………………………………………………（66）

二、妊娠合并血小板减少症 ………………………………………（71）

三、妊娠合并再生障碍性贫血 ……………………………………（79）

第 6 章　妊娠合并内分泌疾病早期识别与处理 …………………（84）

一、妊娠合并甲状腺疾病（不用药） ……………………………（84）

二、妊娠合并甲状腺疾病（用药） ………………………………（85）

三、妊娠合并甲状腺功能亢进症危象 ……………………………（89）

四、妊娠合并糖尿病（不用药） …………………………………（91）

五、妊娠合并糖尿病（用药） ……………………………………（93）

六、妊娠合并糖尿病酮症酸中毒 …………………………………（99）

第 7 章　妊娠合并肿瘤早期识别与处理 …………………………（104）

一、妊娠合并子宫肌瘤 ……………………………………………（104）

二、妊娠合并卵巢囊肿 ……………………………………………（108）

三、妊娠合并卵巢癌 ………………………………………………（111）

四、妊娠合并宫颈癌 ………………………………………………（114）

第 8 章　妊娠合并其他疾病早期识别与处理 ……………………（120）

一、妊娠合并癫痫 …………………………………………………（120）

二、妊娠合并梅毒阳性 ……………………………………………（126）

三、妊娠合并人获得性免疫缺陷病毒阳性 ………………………（132）

四、妊娠合并淋病 …………………………………………………（136）

五、妊娠合并尖锐湿疣 ……………………………………………（139）

六、妊娠合并自身免疫性疾病 ……………………………………（143）

七、自身免疫性疾病活动期 ………………………………………（148）

下篇　产科并发症早期识别与处理

第 9 章　胎位不正常早期识别与处理 ……………………………（155）

一、孕 32－36 周横位 ……………………………………………（155）

二、孕≥37 周横位 ……………………………………………………（157）

三、孕 32－34 周臀位 ………………………………………………（160）

四、孕≥37 周臀位 …………………………………………………（162）

第 10 章 先兆早产早期识别与处理 ………………………………（165）

一、孕 34－36 周 ……………………………………………………（165）

二、孕＜34 周 ………………………………………………………（167）

第 11 章 过期妊娠早期识别与处理 ………………………………（175）

一、孕＞42 周 ………………………………………………………（175）

二、孕＞42 周,胎盘功能低下 ……………………………………（178）

第 12 章 胎膜早破早期识别与处理 ………………………………（182）

一、孕 34－36 周 ……………………………………………………（182）

二、孕＜34 周 ………………………………………………………（189）

第 13 章 先兆子痫和子痫早期识别与处理 ………………………（192）

一、先兆子痫 ………………………………………………………（192）

二、子痫 ……………………………………………………………（205）

三、HELLP 综合征 …………………………………………………（207）

第 14 章 产前出血早期识别与处理 ………………………………（209）

一、中央性前置胎盘 ………………………………………………（209）

二、植入性前置胎盘 ………………………………………………（213）

三、脐带帆状附着血管前置 ………………………………………（217）

四、胎盘早剥 ………………………………………………………（219）

第 15 章 多胎和巨大儿早期识别与处理 …………………………（224）

一、双胎 ……………………………………………………………（224）

二、不均衡双胎 ……………………………………………………（228）

三、三胎以上 ………………………………………………………（234）

四、巨大儿 …………………………………………………………（236）

第 16 章 羊水异常早期识别与处理 ………………………………（240）

一、羊水过多伴症状 ………………………………………………（240）

二、羊水过少 ………………………………………………………（243）

第 17 章 胎儿宫内发育迟缓早期识别与处理 ……………………（247）

一、IUGR 宫高为小于第 10 百分位 ·········· (247)

二、IUGR B 超诊断 ·········· (249)

第 18 章　母儿血型不合早期识别与处理 ·········· (252)

一、母子血型不合 ABO 溶血症 1∶64 以上 ·········· (252)

二、Rh 溶血症 1∶64 以上 ·········· (254)

第 19 章　产科其他急危重症早期识别与处理 ·········· (259)

一、产后出血 ·········· (259)

二、妊娠期急性心肌梗死 ·········· (268)

三、新生儿窒息 ·········· (273)

四、脐带脱垂 ·········· (288)

五、产褥期静脉血栓栓塞性疾病 ·········· (290)

六、Ⅲ类胎监异常 ·········· (297)

七、新生儿缺氧缺血性脑病（HIE） ·········· (301)

八、剖宫产术后再次妊娠阴道分娩（VBAC） ·········· (303)

九、会阴Ⅲ度、Ⅳ度裂伤 ·········· (307)

十、孕妇心搏骤停 ·········· (310)

十一、羊水栓塞 ·········· (316)

十二、急性肺栓塞 ·········· (321)

参考文献 ·········· (333)

附录：发明专利 ·········· (337)

A　产科高危妊娠评分及合并症早期识别转盘 ·········· (337)

A₁　专利产品说明书 ·········· (337)

A₂　产品外观图 ·········· (337)

A₃　转盘内层合并症的文字内容 ·········· (338)

B　产科高危妊娠评分及并发症早期识别转盘 ·········· (348)

B₁　专利产品说明书 ·········· (348)

B₂　产品外观图 ·········· (348)

B₃　转盘内层并发症的文字内容 ·········· (349)

引　言

　　合并症是指在特殊的生理状况下或者一种疾病在发展过程中,合并发生了另外一种或几种疾病,后一种疾病不是特殊的生理状况或前一种疾病引起的。如妊娠合并原发性高血压,或妊娠合并糖尿病,妊娠合并乙型肝炎等。

　　并发症是指一种疾病在发展过程中引起另一种疾病或症状的发生,后者即为前者的并发症。妊娠并发胎盘早剥。

　　并发症与合并症的区别在于前后两种疾病之间有无因果关系。有因果关系的就是并发症,无因果关系的就是合并症。

　　对妊娠合并症和并发症进行高危评分,是妇产科门诊临床常见而重要的一项工作,对其进行早期识别,正确诊断,及时处置,是产科医务工作者的第一要务,对确保母婴平安意义重大。

上 篇

产科合并症早期识别与处理

妊娠合并心血管疾病早期识别与处理

一、妊娠合并原发性高血压病

(一)高血压(140/90mmHg)

【高危评分】 临床危险性评估:5A。

【早期识别】

1. 收缩压≥140mmHg 和(或)舒张压≥90mmHg。

2. 间隔 4h 2 次测量舒张压≥90mmHg。

3. 舒张压不随情绪而发生变化。

【诊断要点】 依据中国《妊娠期高血压疾病诊治指南(2015)》精要进行诊断。

妊娠 20 周前收缩压≥140mmHg,和(或)舒张压≥90mmHg,妊娠期无明显加重,或妊娠 20 周后首次诊断高血压并持续到产后 12 周以后。

【处理要点】 依据中国《妊娠期高血压疾病诊治指南(2015)》精要进行处理。

1. 使用降压药。

2. 常用降压药为拉贝洛尔、硝苯地平短效或缓释片。

【注意事项】

1. 降压目的是延长孕周和防止脑血管意外。

2. 孕妇无并发脏器功能损伤,注意降压目标值收缩压 130～155mmHg、舒张压 80～105mmHg,若舒张压小于 80mmHg 应停药。

3. 最常用的口服降压药拉贝洛尔,50～100mg,3～4/d。

(二)高血压(160/90mmHg)

【高危评分】 临床危险性评估:10B。

【早期识别】

1. 收缩压≥160mmHg,或舒张压≥90mmHg。

2. 间隔 4h 2 次测量舒张压≥90mmHg。

3. 舒张压不随情绪而发生变化。

【诊断要点】　依据中国《妊娠期高血压疾病诊治指南（2015）》精要进行诊断。

妊娠 20 周前收缩压≥160mmHg,或舒张压≥90mmHg,妊娠期无明显加重,或妊娠 20 周后首次诊断高血压并持续到产后 12 周后。

【处理要点】　依据中国《妊娠期高血压疾病诊治指南（2015）》精要进行处理。

1. 必须使用降压药。

2. 常用降压药为拉贝洛尔、硝苯地平短效或缓释片。

3. 口服不理想可静脉用药,如拉贝洛尔。

【注意事项】

1. 降压目标值收缩压 130～155mmHg、舒张压 80～105mmHg,若舒张压降至 80mmHg 应停药。

2. 最常用的静脉滴注拉贝洛尔注射液单日最大总剂量 220mg,最大单次剂量 80mg,先从 20mg 开始,不良反应为头皮刺痛和呕吐。

3. 硝苯地平单日最大剂量为 60mg,口服为主,不主张舌下含服。不良反应为心悸和头痛。

4. 硝酸甘油主要用于合并心力衰竭时高血压急症的降压治疗。

5. 硝普钠由于代谢产物（氰化物）通过胎盘进入胎儿体内对胎儿有毒性作用,不宜在妊娠期使用,多用于产后或其他药物无效时。

二、妊娠合并心肌炎史

【高危评分】　临床危险性评估:5A。

【早期识别】

1. 发生于妊娠任何阶段。

2. 发热、心悸、心前不适、心动过速。

3. 心肌酶谱增高、心律失常。

【诊断要点】　依据国外《欧洲心脏病心肌和心包疾病工作组对心肌炎疾患的专家共识(2013)》精要进行诊断。

1. 心肌炎是心肌本身的炎症病变,多为病毒、细菌、真菌感染引起,多为自限性。

2. 轻者无症状,重者发生休克。发病前有发热、全身乏力,随后有室性房性期前收缩、心前不适、心悸。

3. 有第三、第四心音或奔马律。

4. 心肌酶谱增高。

5. 心电图示心律失常。

【处理要点】　依据国外《欧洲心脏病心肌和心包疾病工作组对心肌炎疾患的专家共识(2013)》精要进行处理。

1. 心肌炎治疗原则是控制心律失常和心力衰竭,并在证据明确的情况下进行病因学治疗。

2. 满足拟诊标准的患者,建议入院密切观察,行冠状动脉造影排除冠状动脉粥样硬化性心脏病,然后行心内膜心肌活检(EMB)确诊心肌炎并有助于确定病原学和感染类型及治疗和预后,尤其当需要免疫抑制治疗和抗病毒治疗时。

3. 心肌炎患者长期随诊。

【注意事项】

1. 若心功能受累者,妊娠期发生心力衰竭的危险性很大。

2. 若为柯萨奇病毒所致的心肌炎,病毒可能导致新生儿宫内病毒感染,可发生新生儿先天性心律失常及心肌损害。

三、妊娠合并心肌炎后遗症

【高危评分】　临床危险性评估:10B。

【早期识别】

1. 发生于妊娠任何阶段。

2. 曾有发热、心悸、心前不适、心动过速。

3. 心肌酶谱增高滴度增高 4 倍。

4. 心电图示心律失常。

【诊断要点】 依据国外《欧洲心脏病心肌和心包疾病工作组对心肌炎疾患的专家共识(2013)》精要进行诊断。

1. 心肌炎是心肌的炎症性疾病,多为病毒、细菌、真菌感染引起,多为自限性,也可进展为扩张型心肌病。

2. 轻者无症状,重者发生休克。发病前有发热、全身乏力,随后有室性房性期前收缩、心前不适、心悸。

3. 可有第三、第四心音或奔马律。

4. 心肌酶谱增高达 4 倍。

5. 心电图示心律失常。

6. 超声心动图显示左心室扩大。

【处理要点】 依据国外《欧洲心脏病心肌和心包疾病工作组对心肌炎疾患的专家共识(2013)》精要进行处理。

1. 病毒性心肌炎尚无特殊治疗,应该以针对左心功能不全的支持治疗为主。

2. 避免劳累、适当休息。

3. 心力衰竭用利尿药、血管扩张药。

4. 心律失常用抗心律失常药。

【注意事项】

1. 妊娠后若心功能恶化者,发生流产、早产、死胎、胎儿生长受限、胎儿窘迫、新生儿窒息的发生率明显升高。

2. 围生儿死亡率是正常的 3 倍,需加以重视。

四、妊娠合并心脏病

(一)心功能(Ⅰ-Ⅱ)

【高危评分】 临床危险性评估:10B。

【早期识别】

1. 一般体力活动不受限制(Ⅰ级)。

2. 一般体力活动轻度受限制,活动后心悸、轻度气短、休息时无症状(Ⅱ级)。

【诊断要点】 依据国外《纽约心脏病协会(NYHA)心功能分级》进行诊断。

1. 一般体力活动不受限制（Ⅰ级） 心脏有完全代偿能力,与正常人没有区别,完全能正常地工作、学习及生活,甚至能胜任较重的劳动和体力活动。

2. 一般体力活动轻度受限制（Ⅱ级） 心脏代偿能力已开始减退,比较重活动(如快步走、上楼或提重物)时,即会出现心悸、水肿或心绞痛,但休息后即可缓解,属轻度心力衰竭。

【处理要点】 依据中国《妊娠合并心脏病的诊治专家共识(2016)》精要进行处理。

1. 孕前指导

(1)风险告知:尽管有些患者妊娠风险分级属Ⅰ-Ⅱ级(Ⅰ级指孕妇死亡率未增加,母儿并发症未增加;Ⅱ级指孕妇死亡率轻度增加或母儿并发症中度增加)范围,但仍然存在妊娠风险,可能在妊娠期和分娩期加重心脏病或者出现严重的心脏并发症,甚至危及生命。因此,建议要充分告知妊娠风险并于妊娠期动态进行妊娠风险评估。

(2)孕前治疗:对于有可能行矫治手术的心脏病患者,应建议在孕前行心脏手术治疗,尽可能纠正心脏的结构及功能异常,如先天性心脏病矫治术、瓣膜球囊扩张术、心脏瓣膜置换术、起搏器置入术、射频消融术等,术后再次由心脏科、产科医师共同行妊娠风险评估,患者在充分了解病情及妊娠风险的情况下再妊娠。

(3)补充叶酸:0.4～0.8mg/d,或含叶酸的复合维生素;纠正贫血。

(4)遗传咨询:患有先天性心脏病或心肌病的女性,有条件时应提供遗传咨询。

2. 孕期保健

(1)产检频率:妊娠风险分级Ⅰ-Ⅱ级且心功能Ⅰ级的患者,产前检查频率同正常妊娠,进行常规产前检查。

(2)产检内容:①产前检查内容:除常规的产科项目外,还应注重心功能的评估,询问自觉症状,是否有胸闷、气促、乏力、咳嗽等,有无水肿,加强心率(律)和心肺的听诊。酌情定期复查血红蛋白、心肌酶学、cTn-1、BNP、心电图(或动态心电图)、心脏超声、血气分析、电解质等,复查频率根据疾病性质而定。②联合管理:产科医师和心脏内科或心脏外科医师共同评估心脏病的严重程度及心功能。疾病严重者要在充分告知母儿风险的前提下严密监测心功能,促胎肺成熟,为可能发生的医源性早产做准备。③及时和规范转诊。

3. 终止妊娠的时机 心脏病妊娠风险分级Ⅰ-Ⅱ级且心功能Ⅰ级者可以妊娠至足月,如果出现严重心脏并发症或心功能下降则提前终止妊娠。

4. 胎儿监测 先天性心脏病患者的后代发生先天性心脏病的风险为5%~8%,发现胎儿严重复杂心脏畸形可以尽早终止妊娠。

5. 终止妊娠方法 心脏病妊娠风险分级Ⅰ-Ⅱ级且心功能Ⅰ级者通常可耐受经阴道分娩。最新专家共识认为心脏病妊娠风险分级≥Ⅲ级且心功能≥Ⅱ级者,或者有产科剖宫产手术指征者,行剖宫产术终止妊娠。分娩过程中需要心电监护,严密监测患者的自觉症状、心肺情况。避免产程过长;有条件者可以使用分娩镇痛,以减轻疼痛对于血流动力学的影响;尽量缩短心脏负荷较重的第二产程,必要时可使用产钳或胎头吸引助娩。推荐产程过程中行持续胎心监护。结构异常性心脏病者围分娩期预防性使用抗生素。

6. 哺乳 心脏病妊娠风险分级Ⅰ-Ⅱ级且心功能Ⅰ级者建议哺乳。考虑到哺乳,尤其是母乳喂养的高代谢需求和不能很好休息,对于疾病严重的心脏病产妇,即使心功能Ⅰ级,也建议人工喂养。

7. 避孕 口服避孕药避孕法可能导致水钠潴留和血栓性疾病,心脏病妇女慎用。工具避孕(避孕套)和宫内节育器是安全、有效的避孕措施。已生育的严重心脏病不宜再妊娠者建议输卵管绝育术。男方输精管绝育术也是可供选择的避孕方法。

【注意事项】

1. 必须保证每天 10h 睡眠。

2. 不可情绪激动。

3. 不可过度劳累。

4. 控制体重过度增加,每周增长不超过 0.5kg,整个孕期不超过 10kg。

5. 20 周后补铁防止贫血。

6. 适当限制食盐量。

7. 第一产程注意消除紧张情绪;适当用地西泮镇静;若出现心力衰竭取半卧位,高浓度吸氧,并给毛花苷Ｃ 0.4mg;同时给抗生素预防感染。

8. 第二产程注意避免用力屏气加腹压,应会阴侧切加产钳术。

9. 第三产程注意胎儿娩出后,产妇腹区放置沙袋,以防腹压骤降而诱发心力衰竭。

(二)心功能(Ⅲ-Ⅳ)

【高危评分】　临床危险性评估:20C。

【早期识别】

1. 一般体力活动明显受限制,休息时无不适,轻微日常工作即感不适、心悸、呼吸轻困难(Ⅲ级)。

2. 严重受限,不能进行任何体力活动,休息时有心悸、呼吸困难(Ⅳ级)。

【诊断要点】　根据国外《纽约心脏病协会(NYHA)心功能分级》精要进行诊断。

1. 一般体力活动明显受限制,心功能代偿力已减退(Ⅲ级),轻度活动如入厕、打扫室内卫生、洗澡时会引起气急等症状,属中度心力衰竭。

2. 一般体力活动严重受限(Ⅳ级),心功能代偿能力已严重减退,休息时仍有气急等症状。不能平卧,生活不能自理,且常伴有水肿、营养不良等,属重度心力衰竭,不仅完全无劳动力,而且还有生命危险。

【处理要点】　依据中国《妊娠合并心脏病的诊治专家共识(2016)》精要进行处理。

1. 终止妊娠时机　妊娠风险分级Ⅲ级(指孕妇死亡率中度增加或母儿并发症重度增加)且心功能Ⅰ级者可以妊娠至34-35周终止妊娠,如果有良好的监护条件,可妊娠至37周再终止妊娠;如果出现严重心脏并发症或心功能下降则提前终止妊娠。心脏病妊娠风险分级Ⅳ级(指孕妇死亡率明显增加或者母儿并发症重度增加),但仍然选择继续妊娠者,即使心功能Ⅰ级,也建议在妊娠32-34周终止妊娠;部分患者经过临床多学科评估可能需要在孕32周前终止妊娠,如果有很好的综合监测实力,可以适当延长孕周;出现严重心脏并发症或心功能下降则及时终止妊娠。心脏病妊娠风险分级Ⅴ级者属妊娠禁忌证,一旦诊断需要尽快终止妊娠,如果患者及家属在充分了解风险后拒绝终止妊娠,需要转诊至综合诊治和抢救实力非常强的医院进行治疗。

2. 孕早期管理　心脏病妊娠风险分级Ⅳ-Ⅴ级(Ⅴ级指极高的孕妇死亡率和严重的母儿并发症)者属妊娠高风险,孕早期建议行人工流产终止妊娠,实施麻醉镇痛高危流产更好,减轻疼痛、紧张对血流动力学的影响。结构异常性心脏病者需抗生素预防感染。

3. 孕中期管理　心脏病妊娠风险分级Ⅳ级者,应充分告知病情,根据医疗条件、患者及家属意愿等综合考虑是否终止妊娠;心脏病妊娠风险分级Ⅴ级者,或心脏病加重,出现严重心脏并发症和心功能下降者应及时终止妊娠。终止妊娠的方法根据心脏病严重程度和心功能而定,重度肺动脉高压、严重心脏瓣膜狭窄、严重心脏泵功能减退、心功能≥Ⅲ级者剖宫取胎术较为安全。

4. 分娩方式　剖宫产术终止妊娠:心脏病妊娠风险分级≥Ⅲ级且心功能≥Ⅱ级者,或有产科剖宫产手术指征者,行剖宫产术终止妊娠。①手术时机:剖宫产术以择期手术为宜,应尽量避免急诊手术。②术前准备:孕34周前终止妊娠者促胎肺成熟;结构异常的心脏病患者剖宫产术终止妊娠前预防性应用抗生素 1～2d;麻醉科会诊,沟通病情,选择合适的麻醉方法;严重和复杂心脏病者酌情完善血常规、凝血功能、血气分析、电解质、BNP(或 pro-BNP)、心电图和心脏超声等检查。术前禁食 6～12h。③术中监护和处理:严重和复杂心脏病者心电监护、中心静脉压(CVP)和氧饱和度(SpO_2 或 SaO_2)监测、动脉血气监测、尿量监测。胎儿娩出后可以腹区沙袋加压,防止腹压骤降而导致的回心血量减少。可以使用缩宫素预防产后出血或使用其他宫缩药治疗产后出血,但要防止血压过度波动。④术后监护和处理:严重和复杂心脏病者酌情进行心电监护、CVP 和氧饱和度(SpO_2 或 SaO_2)监测、动脉血气监测、尿量监测。限制每天的液体入量和静脉输液速度,心功能下降者尤其要关注补液问题;对无明显低血容量因素(大出血、严重脱水、大汗淋漓等)的患者,入量宜 1000～2000ml/d,甚至更少,保持出入量负平衡约 500ml/d,以减少水钠潴留,缓解症状。产后 3d后,病情稳定逐渐过渡到出入量平衡。在负平衡下应注意防止发生低血容量、低血钾和低血钠等,维持电解质及酸碱平衡。结构异常性心脏病者术后继续使用抗生素预防感染 5～10d。预防产后出血。

【注意事项】

1. 产前注意

(1)心功能Ⅲ-Ⅳ级因妊娠期易发生心力衰竭,危及孕妇生命,故不宜妊娠,一般在 12 周前行治疗性人工流产。若妊娠超过 12 周终止妊娠时,要注意其危险性很大,对顽固性心力衰竭病例,可行剖宫取胎术。

(2)对于高龄产妇,心脏病病程较长者,发生心力衰竭的可能性更大,更不宜妊娠。

（3）若妊娠,注意心力衰竭最容易发生在 32－34 周、分娩期、产褥期 3 个时期。

（4）若妊娠,注意尽早地发现和防范早期心力衰竭:①轻微活动后即出现胸闷、心悸、气短;②休息时心率＞110/min;③夜间常因胸闷而端坐呼吸,或到窗口呼吸新鲜空气;④肺底区出现少量持续性湿啰音,咳嗽后不消失。

2. 产时注意

（1）若妊娠分娩选择剖宫产。

（2）注意选择连续硬膜外阻滞麻醉,麻醉不可加肾上腺素,平面不宜过高。

（3）术中、术后限制输液量。

（4）可同时做输卵管结扎手术。

3. 产后注意

（1）产后 3d 内、产后 24h 内是发生心力衰竭的危险期。

（2）产后出血、感染、血栓栓塞是最严重的并发症,容易诱发心力衰竭。

（3）不宜哺乳。

五、妊娠合并心律失常

【高危评分】　临床危险性评估:10B。

【早期识别】

1. 孕前已确诊病史。

2. 心电图报告。

【诊断要点】　依据中国《心律失常紧急处理专家共识(2013 年)》精要进行诊断。

1. 最常见的 13 种心律失常　窦性心动过速、室上性心动过速、房性心动过速、心房颤动和心房扑动、室性期前收缩、宽 QRS 波心动过速、非持续性室性心动过速、持续性单形性室性心动过速、加速室性自主心律、多形性室性心动过速、心室/无脉性室性心动过速、室性心动过速/心室颤动风暴、缓慢性心律失常。

2. 窦性心动过速(窦速)　窦速指成人的窦性心律＞100/min。

3. 室上性心动过速(室上速)　典型心电图表现多为规则的窄 QRS 心动过速。

4. 房性心动过速(房速)　房速时心率在 140～220/min。采用刺激迷走神经方法如颈动脉窦按摩不能终止心动过速发作,但可减慢心室率,并在心电图中暴露房性 P 波,此有助于与其他阵发性室上性心动过速相鉴别。

5. 心房颤动(见本章第六节)和心房扑动　心房扑动心电图上表现为 P 波消失、代之以快速而规则的扑动波(F 波),扑动波的频率在 250～350/min,其间常无等电位线。扑动波通常 2:1 下传,表现为规则的 RR 间期,扑动波不等比例下传,RR 间期呈不规则状。

6. 预激综合征合并心房颤动与心房扑动　心电图可见快速的旁路下传的宽 QRS 波,伴有极快的心室率,可＞200/min。

7. 室性期前收缩(室早)　典型的心电图特征是提前发生的宽大畸形的 QRS 波群,其前无 P 波,其后有完全性代偿间期,T 波的方向与 QRS 主波方向相反。

8. 宽 QRS 波心动过速　宽 QRS 心动过速为频率＞100/min,QRS 宽度超过 120m/s 的心动过速。

9. 单形性室性心动过速(单形室速)　心电图出现宽大畸形的 QRS 波,其波形在心电图同一导联中一致,T 波方向与主波方向相反,节律＞120/min。

10. 加速室性自主心律　心室率 55～110/min,比较规则,大多为 60～80/min,很少＞100/min。

11. 多形性室性心动过速(多形室速)　指 QRS 形态在任一心电图导联上不断变化,节律不规则的室性心动过速,频率 100～250/min。

12. 心室颤动(室颤)/无脉性室性心动过速(无脉性室速)　心电图特点为连续、不规则且振幅较小波动,QRS 波群和 T 波完全消失,细颤波幅＜0.5mV,频率 250～500/min。患者表现为突然意识丧失,抽搐。听诊心音及脉搏消失,血压测不到,呼吸呈叹息样,继之呼吸停止,是心搏骤停一种常见形式。

13. 室性心动过速/心室颤动风暴　室性心动过速风暴是指 24h 内自发的 VT/室颤≥2 次,并需要紧急治疗的临床症候群。患者表现为反复发作性晕厥,可伴交感神经兴奋性增高的表现,如血压增高、呼吸加快、心率加速、焦虑等。

14. 缓慢性心律失常　缓慢性心律失常是指窦性心动过缓(心率＜60/min)、房室交界性逸搏心律、心室自主心律、传导阻滞(包括窦房传导阻滞、心房内传导阻滞、房室传导阻滞、心室内传导阻滞)等以心率减慢为特征的疾病。轻度的心动过缓可以没有症状,或仅有轻微症状。严重的心动过缓可造成低血压,心绞痛,心力衰竭加重,晕厥前兆或晕厥等,需要紧急处理。

【处理要点】　依据中国《心律失常紧急处理专家共识(2013 年)》精要进行处理。

1. 窦性心动过速(窦速)

(1)寻找并去除引起窦速的原因,要积极纠正存在的心力衰竭、心肌缺血、贫血、低氧血症、发热、血容量不足等情况。

(2)建议使用对基础疾病以及窦速均有作用的药物,如心肌缺血时使用β受体阻滞药等。

(3)在窦速的原因没有根本纠正之前,不应追求将心率降至正常范围。

(4)对少见的不适当窦速,窦房结折返性心动过速,可考虑射频消融治疗。

2. 室上性心动过速(室上速)

(1)当孕妇面临的风险大于胎儿时应该进行治疗。尽量避免静脉用药,宜用刺激迷走神经法或食管心房快速刺激终止室上性心动过速。血流动力学不稳定时可行电转复。当其他措施无效或不能应用时,可应用药物治疗,选择药时需兼顾孕妇和胎儿的近期和长期安全,可首选腺苷静脉滴注,美托洛尔也可应用。

(2)一般发作的处理。刺激迷走神经方法:在发作早期使用效果较好。患者可以通过深吸气后屏气,再用力做呼气动作(Valsalva 法),或用压舌板等刺激悬雍垂(即咽喉部)产生恶心感、压迫眼球、按摩颈动脉窦等方法终止心动过速。

(3)腺苷 6mg+2~5ml 葡萄糖注射液快速静脉滴注,无效可在数分钟后给予 12mg 快速静脉滴注。腺苷对窦房结和房室结传导有很强的抑制作用,可出现窦性停搏,房室阻滞等缓慢性心律失常。但因持续时间短,仅数十秒,不需特殊处理。对有冠状动脉粥样硬化性心脏病患者、严重支气管哮喘、预激综合征不宜选用。

(4)美托洛尔 1~2mg/min,静脉滴注,用量 5mg。间隔 5min,可再给 5mg,直到取得满意的效果,总剂量不超过 10~15mg。毛花苷 C 首次剂量 0.4~0.6mg,用葡萄糖注射液稀释后缓慢静脉注射;2~4h 后可再给予 0.2~0.4mg,

总量可达 1.0～1.2mg。

3. **房性心动过速(房速)**

(1)如无明显血流动力学影响,可以观察。存在引起房速的病因和诱因,应予以处理。

(2)对持续房速,抗心律失常药(包括洋地黄类和 β 受体阻滞药)一般是通过不同机制延长房室结有效不应期,增加其隐匿性传导,减慢房室传导,使心室率减慢。部分药物可终止房速(如普罗帕酮、胺碘酮)。

(3)慢性持续性房速可造成心动过速性心肌病。急性处理主要以维持血流动力学稳定,治疗心力衰竭为主。

4. **心房颤动(见第六节)和心房扑动**

(1)最简单有效的治疗为电复律,心房扑动电复律所需的能量可小于心房颤动。电复律可从双相波 50J 开始。

(2)心房扑动的心室率较难控制,需要的药物剂量较大。

5. **预激综合征合并心房颤动与心房扑动**

(1)由于预激综合征合并心房颤动或心房扑动血流动力学常不稳定,因此应行同步电复律。

(2)复律后应建议射频消融治疗。

6. **室性期前收缩(室早)** 不伴有器质性心脏疾病的室早,预后一般良好,不支持常规抗心律失常药物治疗,更不应静脉应用抗心律失常药。恰当的解释,消除顾虑,减轻心理压力。对精神紧张和焦虑者可使用镇静药或小剂量 β 受体阻滞药口服(美托洛尔 25～50mg 口服,2/d,或阿替洛尔 12.5～25mg 口服,2/d,或比索洛尔 2.5～5mg 口服,1/d,或普萘洛尔 10mg 口服,3/d)。如症状明显,治疗仅以消除症状为目的,可考虑短时间使用美西律每次 150～200mg,口服,3/d,或普罗帕酮每次 150～200mg 口服,3/d,或莫雷西嗪每次 150～200mg 口服,3/d。不应使用胺碘酮。

7. **宽 QRS 波心动过速** 首先观察血流动力学。若不稳定,即使不能立即明确心动过速的类型,也可直接同步电复律。

8. **单形性室性心动过速(单形室速)**

(1)针对病因和诱因治疗,即治疗器质性心脏病和纠正如心肌缺血、心力衰竭、电解质紊乱、洋地黄中毒等诱因。在此基础上,若无禁忌证,可以应用 β 受体阻滞药。

（2）对于上述治疗措施效果不佳且室性心动过速发作频繁，症状明显者可以按持续性室性心动过速用抗心律失常药，预防或减少发作。

（3）持续性单形室速

①合并心肌缺血的患者必要时可考虑行主动脉内球囊反搏（IABP）和急诊再灌注治疗。

②有血流动力学障碍者应立即同步直流电复律。

③血流动力学稳定的单形室速也可首先使用抗心律失常药。首选胺碘酮150mg＋葡萄糖注射液 20ml，10min 内静脉注射，若无效间隔 10～15min 可重复静脉注射 150mg。完成第 1 次静脉注射后即刻使用 1mg/min，维持 6h；随后以 0.5mg/min 维持 18h。第 1 个 24h 内用药一般为 1200mg。最高不超过2000mg。

④静脉胺碘酮应用的剂量、持续时间因人因病情而异。静脉胺碘酮应用时间一般为 3～4d，病情稳定后可逐渐减量。但在减量过程中，若室速复发，常为胺碘酮累积剂量不足所致，可给予再负荷，包括再次予以胺碘酮 75～150mg 稀释后 10min 静脉注射，适当增加维持剂量。

⑤静脉胺碘酮起效的时间因人而异。即使室性心动过速的发作没有控制，需要反复电复律，若无不良反应，也应坚持使用，胺碘酮充分发挥的电生理效应需数小时甚至数天。

⑥若有口服胺碘酮的指征，在患者可以口服的情况下可于静脉使用的当天开始，胺碘酮起始剂量每次 200mg，3/d。为准备胺碘酮口服，在静脉使用的早期，就应事先查甲状腺功能、肝功能、摄胸片，以除外胺碘酮应用的禁忌证，并为长期口服的观察留下对比资料。

⑦应使用表格记录胺碘酮每日静脉剂量，口服剂量，日总量（静脉加口服）和累积量（至统计时每日相加总量）。

⑧胺碘酮静脉滴注可选择较大外周静脉，应用套管针，以减少对外周血管刺激。最好使用中心静脉。使用小静脉易造成静脉炎。

⑨注意监测静脉胺碘酮的不良反应。静脉注射避免过快，降低低血压的发生。在使用胺碘酮注射液的第 2 天起应该每日复查肝功能，以防出现肝损害。一旦出现明显的肝功能改变，应减量或停药，并给予保肝治疗。

9. 加速室性自主心律　通常认为加速性室性自主心律发作短暂,预后较好,极少发展成心室颤动,是一种良性心律失常。一般不需要治疗。

10. 多形性室性心动过速(多形室速)

(1)血流动力学不稳定的多形室速应按心室颤动处理,进行心肺复苏并及早电复律。

(2)血流动力学稳定者或短阵发作者,应鉴别有否 QT 间期延长,以便对多形室速进行分类并给予相应抢救治疗。

(3)在未明确是否伴有 QT 延长的情况下避免盲目使用抗心律失常药。

11. 心室颤动(室颤)/无脉性室性心动过速(无脉性室速)

(1)院外无目击者的心室颤动,无脉性室速患者处理:急救人员到达现场应立即进行初级心肺复苏(CPR),包括心脏按压、开通呼吸道、救生通气、电复律。高质量的 CPR 是抢救成功的重要保障。院内有目击者的心室颤动和无脉室速患者的处理:若有除颤器,可立即进行电复律。

(2)尽早心脏除颤:一旦取得除颤器,应立即以予最大能量(双相波 200J,单相波除颤器 360J)非同步直流电复律,心脏除颤后立即重新恢复 CPR,直至 5 个周期的按压与通气后核实心律,确定是否需要再次心脏除颤。

(3)CPR 和尽早心脏除颤是首要任务,第二位才是用药,在心搏骤停的治疗中,没有很强的证据支持药物的使用;在 CPR 和心脏除颤后,可以开始建立静脉通道,考虑药物治疗。

(4)肾上腺素:当至少 1 次心脏除颤和 2min CPR 后心室颤动/无脉室速仍持续时,可给予静脉使用肾上腺素注射液,1mg 1 次,每 3～5 分钟重复 1 次。

(5)胺碘酮:当心室颤动/无脉室速对 CPR、心脏除颤和肾上腺素治疗无效时,在持续 CPR 下可考虑给予胺碘酮 300mg 或 5mg/kg 葡萄糖溶液稀释后快速静脉注射。使药物尽快到达中心循环。如果循环未恢复,不需要维持胺碘酮静脉滴注。静脉注射胺碘酮后应再次以最大电量心脏除颤。如循环未恢复,可再追加一次胺碘酮,150mg 或 2.5mg/kg＋20ml 葡萄糖注射液快速静脉注射。

(6)利多卡因:如果没有或不能用胺碘酮,可用利多卡因,初始剂量为 1～1.5mg/kg 静脉注射。如果心室颤动/无脉性室性心动过速持续,每隔 5～10min 后可再用 0.5～0.75mg/kg 静脉注射,直到最大量为 3mg/kg。

(7)硫酸镁:当心搏骤停为 TdP 时,可以给予硫酸镁,1～2kg,加 5％葡萄糖注射液 10ml 静脉注射。其他心律失常不推荐使用硫酸镁。

（8）心室颤动或室性心动过速终止后,应采用心肺复苏指南中复苏后处理的措施维持患者的稳定,并对心搏骤停的可逆原因及因素进行处理,包括纠正组织缺氧、电解质紊乱、机械因素及血容量不足。

12. 室性心动过速/心室颤动风暴

（1）纠正诱因、加强病因治疗:病因治疗是及时终止和预防室性心动过速风暴再发的基础,如急性心肌梗死患者伴室性心动过速风暴,及时再灌注治疗是控制心律失常的基础,必要时应考虑行主动脉内球囊反搏。

（2）电复律:在室性心动过速风暴发作期,必须尽快对每一次有血流动力学障碍的心室颤动/室性心动过速发作进行电复律,其中对于心室颤动、无脉搏型室性心动过速、多形性室性心动过速等患者更为重要。在转复心律后,必须进行合理的心肺脑复苏后治疗。

（3）抗心律失常药物:首选胺碘酮。室性心动过速风暴时,胺碘酮可控制心律失常发作,更重要的是预防复发。但胺碘酮充分发挥预防作用需要数小时甚至数天。

（4）β受体阻滞药:在抗心律失常药的基础上联合使用β受体阻滞药可发挥协同作用。若无禁忌证,可用美托洛尔,负荷量首剂 5mg,稀释 10ml,1mg/min 静脉注射。间隔 5～15min 再次静脉注射,最多可使用 3 次,总量不超过 0.2mg/kg。15min 后改为口服维持;艾司洛尔负荷量 0.5mg/kg,维持量 50μg/(kg·min)静脉滴注,必要时可逐渐增加,最大剂量为 300μg/(kg·min)。

（5）抗心律失常药物联合治疗:联合使用胺碘酮和利多卡因。每种药物的剂量可按单独使用时应用。在心律失常控制后,首先减利多卡因,胺碘酮可逐渐改为口服治疗。

13. 缓慢性心律失常

（1）首选阿托品,起始剂量为 0.5mg 静脉注射,必要时重复,总量不超过 3.0mg。二线药物包括肾上腺素、异丙肾上腺素和多巴胺。肾上腺素在阿托品或起搏无效时可以使用,起始剂量为 2～10μg/(kg·min),根据反应调整剂量;异丙肾上腺素,2～10μg/min 静脉滴注,根据心率和心律反应调速;多巴胺 2～10μg/(kg·min),可以单独使用,也可以和肾上腺素合用。注意当合并急性心肌缺血或心肌梗死时应用上述药物可导致心肌耗氧量增加,加重心肌缺血,产生新的快速心律失常。

（2）起搏治疗：对有血流动力学障碍但仍有脉搏的心动过缓，应尽早实行起搏治疗。起搏方法有经食管电极起搏、经皮起搏、经静脉起搏等方法。详见急性心律失常处理常用技术。

【注意事项】　妊娠合并心律失常有明显临床症状或血流动力学改变时建议应用抗心律失常治疗，如确实需要药物治疗，注意尽量避免在孕早期用药。

六、妊娠合并心房颤动

【高危评分】　临床危险性评估：20C。

【早期识别】

1. 第一心音强弱不等。

2. 心律失常。

3. 脉搏次数明显少于心搏数（短绌脉）。

4. P波消失，350～600/min f 波，RR间期绝对不等。

【诊断要点】　依据中国《心律失常紧急处理专家共识（2013年）》精要进行诊断。

1. 心电图窦性 P 波消失，代之以频率 350～600/min f 波，RR间期绝对不等。

2. 心房颤动是指规则有序的心房电活动丧失，代之以快速无序的颤动波。临床听诊有心律绝对不齐。根据合并疾病和心房颤动本身的情况，可以出现轻重不一的临床表现。心房颤动是最常见的急性心律失常之一，可发生于器质性心脏病或无器质性心脏病的患者，后者称为孤立性心房颤动。按其发作特点和对治疗的反应，一般将心房颤动分为4种类型：首次发作的心房颤动称为初发心房颤动；能够自行终止者为阵发性心房颤动（持续时间＜7d，一般＜48h，多为自限性）；不能自行终止但经过治疗可以终止者为持续性心房颤动（持续时间＞7d）；经治疗也不能终止，为持久性心房颤动。

3. 快速心房颤动（心室率超过 150/min）由于 RR 间期的差距较小，听诊或心电图表现节律偏整齐，易被误为室上速。较长时间心电图监测将可发现明显不齐和暴露出来的 f 波，有助于诊断。

4. 心房颤动伴有差异性传导时，应与室性心动过速（室速）相鉴别。若宽

QRS 形态一致,符合室性心动过速的特点,有利于室速的诊断。若宽窄形态不一,其前有相对较长的 RR,有利于差异性传导的诊断。二者的鉴别需要根据具体临床情况和救治者的经验进行。

5. 心房颤动可因隐匿性传导出现较长的 RR 间期,以夜间睡眠时常见。若不伴有血流动力学症状,其 RR 间期不超过 5s,无连续长间歇,总体心率不十分缓慢,此种长 RR 间期不应诊断为房室传导阻滞,可以观察,不做特殊处理。

【处理要点】　依据中国《心律失常紧急处理专家共识(2013 年)》精要进行处理。

1. 抗凝治疗;维持血流动力学稳定;减轻心房颤动所致的症状。

2. 依据伴发的症状、生命体征、心房颤动持续时间、发作的严重程度及伴发的基础疾病情况而不同。

3. 应初步查明并处理可能存在的心房颤动急性诱发或影响因素(如低氧、急性心肌缺血或炎症、高血压、饮酒、甲状腺功能亢进症、胆囊疾病等),对器质性心脏病(如冠状动脉粥样硬化性心脏病、风湿性心脏病、心肌病等)本身的治疗也不能忽视。是否优先进行病因和诱因治疗要视情况而定,若心房颤动本身造成严重血流动力学障碍,则应优先处理心房颤动。无上述因素或去除后心房颤动仍然存在者则需根据症状的严重程度对心律失常本身进行治疗。

4. 对大多数患者应采取控制心室率的方法,对少数有血流动力学障碍的心房颤动或症状严重的患者,可以考虑复律治疗。

【注意事项】

1. 心房颤动不仅比正常人心跳快得多,而且绝对不整齐,心房失去有效的收缩功能,血液在心房内瘀滞,形成血栓,血栓可随血液留置至全身各处可导致心肌梗死,脑梗死肢体的动脉栓塞,严重会引起心力衰竭、心脏猝死等。

2. 从怀孕第四个月开始,心房颤动孕妇尽可能饮食清淡,以防止盐分过多,引起水肿和体重增加,从而增加心脏的负担。

3. 心房颤动孕妇患者应该按时进行产前检查,及早发现心力衰竭等症状,以防止发生妊娠中毒症状。

七、妊娠合并先天性心脏病

【高危评分】　临床危险性评估:20C。

【早期识别】

1. 孕前即知患有器质性心脏病。

2. 劳累后出现心悸、气喘、乏力、发绀。

3. 可听到Ⅱ～Ⅲ级心脏杂音。

4. 心电图。

5. 超声心动图确诊类别。

【诊断要点】　依据中国《妊娠合并心脏病的诊治专家共识（2016）》精要进行诊断。

1. 先天性心脏病是指出生时即存在心脏和大血管结构异常的心脏病,包括无分流型（主动脉或肺动脉口狭窄、Marfan 综合征、Ebstein 综合征等）、左向右分流型（房间隔缺损、室间隔缺损、动脉导管未闭等）和右向左分流型（法洛四联症、艾森门格综合征等）。轻者无任何症状,重者有低氧或者心功能下降导致的母儿临床表现,结合心电图和超声心动图可诊断。

2. 复杂性或诊断困难的病例可借助特殊途径的检查如超声心动图、影像学检查,甚至心导管。孕前已确诊心脏病:妊娠后保持原有的心脏病诊断,应注意补充心功能分级和心脏并发症等次要诊断。关注孕前的活动能力,有无心悸、气短、劳力性呼吸困难、晕厥、活动受限、高血红蛋白血症等病史。部分患者孕前有心脏手术史,如心脏矫治术、心脏瓣膜置换术、射频消融术、起搏器植入术等,要详细询问手术时间、手术方式、手术前后心功能的改变及用药情况。症状:病情轻者可无症状,重者有易疲劳、食欲缺乏、体重不增、活动后乏力、心悸、胸闷、呼吸困难、咳嗽、胸痛、咯血、水肿等表现。

3. 不同种类的妊娠合并心脏病患者有其不同的临床表现,如发绀型先天性心脏病患者口唇发绀、杵状指（趾）;有血液异常分流的先天性心脏病者有明显的收缩期杂音;风湿性心脏病者可有心脏扩大;瓣膜狭窄或关闭不全者有舒张期或收缩期杂音;心律失常者可有各种异常心律（率）;金属瓣换瓣者有换瓣音;肺动脉压明显升高时右心扩大,肺动脉瓣区搏动增强和心音亢进;妊娠期高血压疾病性心脏病者有明显的血压升高;围产期心肌病者以心脏扩大和异常心律为主;部分先天性心脏病修补手术后可以没有任何阳性体征;心力衰竭时心率加快、第三心音、双肺呼吸音减弱、可闻及干湿啰音、肝-颈静脉回流征阳性、肝大、下肢水肿等。

4. 3 种检查。①心电图:常规 12 导联心电图能帮助诊断心率(律)异常、心肌缺血、心肌梗死及梗死的部位、心脏扩大和心肌肥厚,有助于判断心脏起搏状况和药物或电解质对心脏的影响。②24h 动态心电图:可连续记录 24h 静息和活动状态下心电活动的全过程,协助阵发性或间歇性心律失常和隐匿性心肌缺血的诊断,并能提供心律失常的持续时间和频次、心律失常与临床症状关系的客观资料,可为临床分析病情、明确诊断和判断疗效提供依据。③超声心动图:获得心脏和大血管结构改变、血流速度和类型等信息的无创性、可重复的检查方法,能较为准确地定量评价心脏和大血管结构改变的程度、心脏收缩和舒张功能。新近发展的三维重建超声心动图、经食管超声心动图、负荷超声心动图和血管内超声分别为更全面地显示心脏和大血管的立体结构、为经胸部超声不能获得满意图像(左心耳部血栓、感染性心内膜炎、主动脉夹层等)、隐匿性或原因不明的缺血性心脏病的早期诊断提供了新的检查方法。

【处理要点】　依据中国《妊娠合并心脏病的诊治专家共识(2016)》精要进行处理。

1. 详见前面妊娠合并心脏病心功能Ⅰ～Ⅱ级和Ⅲ～Ⅳ级。

2. 胎儿心脏病的筛查:先天性心脏病患者的后代发生先天性心脏病的风险为 5%～8%,发现胎儿严重复杂心脏畸形可以尽早终止妊娠。

(1)孕 12－13^{+6}周超声测量胎儿颈部透明层厚度(NT)。

(2)孕 20－24 周是胎儿心脏超声的最佳时机,要进行检查。

(3)对可疑胎儿心脏异常者应增加胎儿心脏超声检查。

(4)胎儿确诊有先天性心脏病,并且继续妊娠者,建议行胎儿染色体检查。

3. 常见的胎儿并发症有流产、早产、胎儿生长受限、低出生体重儿、胎儿颅内出血、新生儿窒息和新生儿死亡等。

(1)及时发现胎儿生长受限,并积极治疗。

(2)孕 28 周后增加胎儿脐血流、羊水量和无应激试验(NST)等检查。

(3)药物影响:妊娠期口服抗凝药的心脏病孕妇其胎儿颅内出血和胎盘早剥的风险增加,应加强超声监测;应用抗心律失常药物者应关注胎儿心率和心律。

4. 抗凝问题

(1)孕期:华法林对胚胎的致畸作用与剂量相关,低分子肝素对胎儿的影响较小,但是预防母亲发生瓣膜血栓的作用较弱。建议孕 12 周内,原来使用华法林者减少剂量或停用,选择以低分子肝素为主。

(2)分娩前:妊娠晚期口服抗凝药(如华法林)者,终止妊娠前 3～5d 应停用口服抗凝药,更改为低分子肝素或普通肝素。使用低分子肝素者,分娩前停药 12～24h 以上。使用普通肝素者,分娩前停药 4～6h 以上。使用阿司匹林者分娩前停药 4～7d 以上。若孕妇病情危急,紧急分娩时未停用普通肝素或低分子肝素抗凝治疗者,如果有出血倾向,可以谨慎使用鱼精蛋白拮抗;如果口服华法林,可以使用维生素 K_1 拮抗;阿司匹林导致的出血风险相对较低。

(3)分娩后:分娩后 24h 后若子宫收缩好、阴道流血不多,可恢复抗凝治疗。需要预防血栓者,分娩后 24h 后使用低分子肝素。加强新生儿监护,注意新生儿颅内出血问题。

5. 麻醉问题

麻醉方法:①分娩镇痛:对于心脏情况允许阴道试产的产妇,早期实施分娩镇痛是有利的。如无禁忌,首选硬膜外镇痛方式,也可以选择蛛网膜下腔与硬膜外联合镇痛。②椎管内麻醉:可以提供有效的镇痛,减轻疼痛、焦虑引起的交感神经兴奋,扩张容量血管,减轻心脏前后负荷。硬膜外阻滞是目前妊娠合并心脏病患者剖宫产手术的主要麻醉方法之一。蛛网膜下腔阻滞起效迅速、麻醉成功率高、药物用量小,通过胎盘的药量少,但外周血管阻力下降容易导致血压骤然下降。③全身麻醉:适合有凝血功能障碍、使用抗凝或抗血小板药物、穿刺部位感染等椎管内麻醉禁忌证者、严重胎儿窘迫需紧急手术者、有严重并发症如心力衰竭、肺水肿未有效控制者、特殊病例如艾森门格综合征等复杂心脏病、重度肺动脉高压、术中需抢救保证气道安全等情况。④局部浸润麻醉:适用于紧急手术和基层医院条件有限等情况,因镇痛肌肉松弛不足,影响手术操作,疼痛刺激可导致产妇的心脏负荷加重,且局部麻醉药用量过大可能引起局部麻醉药中毒,镇痛不足可引起心脏负荷加重,对于合并心脏病的产妇可能导致严重后果,应尽量避免使用。

6. 术后镇痛:分娩 72h 内仍是发生严重心脏并发症的高危期,术后应给予有效的镇痛,以减轻疼痛引起的应激反应并继续综合治疗,进一步改善心功能。

【注意事项】

1. 妊娠合并心脏病、妊娠高血压综合征、产后出血同列为产妇死亡的 3 大原因。

2. 妊娠合并心脏病,以风湿性心脏病最为常见,占 80% 左右,以二尖瓣狭窄最为多见,是严重的妊娠合并症,在中国孕产妇死亡占第 2 位。

3. 不适宜妊娠。①心脏病变较重,心功能Ⅲ级以上,或曾有心力衰竭史者。②风湿性心脏病伴有肺动脉高压、慢性心房颤动、高度房室传导阻滞,或近期并发细菌性心内膜炎者。③先天性心脏病有明显发绀或肺动脉高压症。④如妊娠已超过 3 个月,一般不考虑终止妊娠,因对有病心脏来说,此时终止妊娠其危险性不亚于继续妊娠。如已心力衰竭,则仍以适时终止妊娠为宜。

4. 为此减轻心脏负担应注意。①限制体力活动。增加休息时间,至少保证睡眠 10～12h/d。尽量取左侧卧位以增加心排血量及保持回心血量的稳定。②保持精神舒展,避免情绪激动。③进高蛋白、少脂肪、多维生素饮食;限制钠盐摄入,食盐 3～5g/d 以防水肿;合理营养,控制体重的增加速度,使每周不超过 0.5kg,整个孕期不超过 10kg。④消除损害心功能的各种因素,如贫血、低蛋白血症、维生素尤其是维生素 B_1 缺乏、感染、妊娠高血压综合征。⑤如需输血,多次小量(150～200ml);如需补液,限制在 500～1000ml/d。

5. 为提高心脏代偿功能应注意。①心血管手术:病情较重,心功能Ⅲ～Ⅳ级,手术不复杂,麻醉要求不高者,可在妊娠 3～4 个月时进行。紧急的二尖瓣分离术(单纯二尖瓣狭窄引起急性肺水肿)可在产前施行。动脉导管未闭者发生心力衰竭,或有动脉导管感染时,有手术指征。②洋地黄化:心脏病孕妇若无心力衰竭的症状和体征,一般不需洋地黄治疗,因为此时应用洋地黄不起作用。孕期应用洋地黄不能保证产时不发生心力衰竭,一旦发生反而造成当时加用药物困难。再者,迅速洋地黄化可在几分钟内发挥效应,如密切观察病情变化,不难及时控制早期心力衰竭。故而,通常仅在出现心力衰竭先兆症状或早期心力衰竭时、心功能Ⅲ级者妊娠 28－32 周时(即孕期血流动力学负荷高峰之前)应用洋地黄。由于孕妇对洋地黄的耐受性较差,易于中毒,故宜选用快速制剂,如去乙酰毛花苷或毒毛花苷 K。维持治疗则选用排泄较快的地高辛,一般用至产后 4～6 周血循环恢复正常为止。此外,心功能Ⅰ、Ⅱ级的孕妇应增加产前检查次数,20 周以前至少每 2 周由心内科、产科医师检查 1 次,以后每周 1 次。除观察产科情况外,主要了解心脏代偿功能及各种症状。定期复查心电图、超声心动图,以利对病情做出全面估计,发现异常、有心力衰竭先兆,立即住院治疗。

6. 预产期前 2 周入院待产,既能获充分休息,也便于检查观察。凡心功能Ⅲ级或有心力衰竭者应住院治疗,并留院等待分娩。

7. 剖宫产可在较短时间内结束分娩,从而避免长时间子宫收缩所引起的血流动力学变化,减轻心脏负荷。此外,硬膜外麻醉下进行手术中,孕妇血压、平均动脉压及心率的变化均较经阴道分娩为小,注意当心功能Ⅲ～Ⅳ级、活动性风湿热、肺动脉高压或肺瘀血、主动脉缩窄等情况下,宜行选择性剖宫产。术前、术中和术后心脏监护,术后抗感染。

8. 心功能Ⅰ～Ⅱ级者,除非有产科并发症,原则上经阴道分娩。注意待产妇取半卧位,并给吸氧。如宫缩较强,阵痛难忍,可予以哌替啶 50～100mg 肌内注射;亦可采用持续硬膜外麻醉,既可减轻疼痛,又有利于第二产程的处理。严密观察心率与呼吸频率,第一产程中,每 1 小时测 1 次;第二产程中每 10 分钟测 1 次。宫缩间歇期内,如心率>100/min 或两侧肺底出现细小啰音并有轻度气促,乃重度心力衰竭的先兆,应立即进行洋地黄化,静脉注射去乙酰毛花苷或毒毛花苷 K。待宫口开全后、胎头高位适宜时,即行手术助产以缩短第二产程。先天性心脏病由左至右分流者更应避免屏气动作。胎儿前肩娩出后,立即肌内注射吗啡 10mg、缩宫素 10U。胎盘娩出后,腹区加压沙袋(1kg 重)。密切观察血压、脉搏及子宫缩变情况。记录阴道出血量。

9. 75% 心脏病孕产妇死亡发生于产褥早期。继续用抗生素预防感染,以杜绝亚急性细菌性心内膜炎的发生。产后卧床休息 24～72h,重症心脏病产妇应取半卧位以减少回心血量,并吸氧。如无心力衰竭表现,鼓励早期起床活动。有心力衰竭者,则卧床休息期间应多活动下肢,以防血栓性静脉炎。

10. 心功能Ⅲ级以上的产妇,产后不授乳,哺乳增加机体代谢与液体量需要,可使病情加重。

11. 产后至少住院观察 2 周,待心功能好转后出院。出院后仍需充分休息,限制活动量。严格避孕。

第2章

妊娠合并肝病早期识别与处理

一、妊娠合并肝内胆汁淤积症(ICP)

【高危评分】 临床危险性评估:10B。

【早期识别】

1. 妊娠中、晚期发生。

2. 主要临床表现是皮肤瘙痒和黄疸。

3. 血清胆汁酸升高 TBA>10μmol/L。

【诊断要点】 依据中国《妊娠期肝内胆汁淤积症诊疗指南(2015)》精要进行诊断。

1. 出现其他原因无法解释的皮肤瘙痒。瘙痒主要在手掌和脚掌具有提示性。

2. 空腹血总胆汁酸水平升高。总胆汁酸水平≥10μmol/L 可诊断。

3. 胆汁酸水平正常者。即使胆汁酸水平正常,但有其他原因无法解释的肝功能异常,主要是血清丙氨酸转氨酶和天冬氨酸转氨酶水平轻、中度升高,可诊断,GGT 水平也可升高,可伴血清胆红素水平升高,以直接胆红素为主。

4. 皮肤瘙痒和肝功能异常在产后恢复正常。皮肤瘙痒多在产后 24～48h 消退,肝功能在分娩后 4～6 周恢复正常。

5. 诊断标准

轻度:①血清总胆汁酸≥10～40μmol/L;②以皮肤瘙痒为主,无其他症状。

重度:①血清总胆汁酸≥40μmol/L;②临床症状:瘙痒严重;③伴有多胎妊娠、妊娠期高血压疾病、曾因 ICP 致围生儿死亡者;④早发型 ICP:早期发病者其围生儿结局更差,归入重度。

【处理要点】 依据中国《妊娠期肝内胆汁淤积症诊疗指南(2015)》精要进

行处理。

1. 缓解瘙痒症状,降低血胆汁酸水平,改善肝功能;延长孕周,改善妊娠。

2. 主要筛查项目是总胆汁酸和肝功能,不论病情程度,每1～2周复查1次直至分娩。

3. 胎动减少、消失或胎动频繁、无间歇的躁动是胎儿宫内缺氧的危险信号,应立即就诊。

4. 胎心监护孕32周起,每周1次,重度者每周2次。产程初期缩宫素激惹试验(OCT)可良好地预测围生儿预后不良的发生。因此,对ICP孕妇行阴道分娩时建议在产程初期常规行宫缩负荷试验。

5. 胎儿脐动脉血流收缩期与舒张末期最大速度比值(S/D比值)对预测围生儿预后可能有一定意义,每周1次,重度者每周2次。

6. 在胎心音监护出现不可靠的图形、临床又难于做出确切判断时选用超声生物物理评分。

7. 妊娠<39周、轻度ICP,且无规律宫缩者,口服降胆酸药物,7～10d为1个疗程。如治疗有效,则继续服药治疗直至总胆汁酸水平接近正常。

8. 住院标准。①妊娠≥39周的轻度ICP;②妊娠>36周的重度ICP;③ICP伴有先兆早产者;④伴有产科并发症或有其他情况需立即终止妊娠者。

9. 一般处理。①低脂、易消化饮食;②左侧卧位为主,增加胎盘血流量;③计数胎动。

10. 药物治疗。①熊去氧胆酸:缓解皮肤瘙痒、降低血清学指标、延长孕周、改善母儿预后方面具有优势,但停药后可出现反跳情况。$15mg/(kg \cdot d)$的剂量分3～4次口服,常规剂量疗效不佳,而又未出现明显不良反应时,可加大剂量为1.5～2.0g/d。熊去氧胆酸在羊水和脐血中的蓄积量很低,对胚胎和刚出生的新生儿无直接损害。②S腺苷蛋氨酸:二线用药。静脉滴注1g/d,疗程12～14d;口服500mg 2/d。未发现对胎儿的毒性反应和远期的不良影响。③产前使用维生素K减少出血风险,肝酶水平升高者可加用护肝药物。

11. 终止妊娠。①轻度ICP:孕38－39周终止妊娠;②重度ICP:孕34－37周终止妊娠,根据治疗反应、有无胎儿窘迫、双胎或合并其他母体并发症等因素综合考虑。

12. 阴道分娩指征。①轻度ICP;②无其他产科剖宫产指征者;③孕周<

40 周。

13. 剖宫产指征。①重度 ICP；②既往有 ICP 病史并存在与之相关的死胎、死产、新生儿窒息或死亡史；③胎盘功能严重下降或高度怀疑胎儿窘迫；④合并双胎或多胎、重度子痫前期等；⑤存在其他阴道分娩禁忌者。

【注意事项】

1. 该病对妊娠最大的危害是发生难以预测的胎儿突然死亡。ICP 患者中，胎儿死亡往往是突然且没有任何征兆，有时上午胎心监护还是正常，但下午就可能胎儿突然死亡，往往令孕妇及家属难以接受，因此要提高对 ICP 危害的认知。

2. 瘙痒一般先从手掌和足掌开始，然后逐渐向肢体近端延伸，甚至可发展到面部，但极少侵及黏膜。这种瘙痒症状平均约 3 周，亦有达数月者，于分娩后 $24\sim48h$ 缓解，少数 1 周以上缓解。

3. $10\%\sim15\%$ 患者出现轻度黄疸，血清 TBA $\geqslant40\mu mol/L$ 提示病情较重。在单纯 ICP 患者中肝炎病毒检测为阴性。

4. 产前监护从孕 34 周开始，每周行无刺激胎心监护（NST）试验，必要时行胎儿生物物理评分，以便及早发现隐性胎儿缺氧。病情严重者，提早入院待产。每日数胎动，若 12h 内胎动 <10 次，应警惕胎儿宫内窘迫。定期超声检查，注意有无羊水过少。

5. OCT 或宫缩应激试验（CST）检查。产程中密切监测孕妇宫缩、胎心节律变化，避免产程过长，做好新生儿窒息复苏准备，在分娩过程中应注意避免宫缩过强加重胎儿缺氧。若存在胎儿窘迫状态，放宽剖宫产指征。

6. 产后的 6—12 周，孕妇应该去检查肝功能。可以帮助孕妇确定怀孕时产科胆汁淤积症诊断的正确性。如果化验结果仍然不正常，那孕妇应该看肝病专科，进行进一步治疗。

二、妊娠合并急、慢性肝炎

【高危评分】　临床危险性评估：10B。

【早期识别】

1. 消化道症状及黄疸。

2. 二对半检查异常。

3. 肝酶数值很高(正常 10 倍以上)。

【诊断要点】　依据中国《乙型肝炎病毒母婴传播预防指南(2013)》精要进行诊断。

1. 慢性 HBV 感染是指乙型肝炎病毒表面抗原(HBsAg)阳性持续 6 个月以上。如果肝功能正常,称为慢性 HBV 携带;如果肝功能异常,且排除其他原因,则诊断为慢性乙型病毒性肝炎,慢性 HBV 携带者每 6～12 个月需复查肝功能和其他必要检查。

2. 检测乙型病毒性肝炎血清学标志物,即 HBsAg、乙型病毒性肝炎表面抗体(抗-HBs)、乙型肝炎病毒 e 抗原(HBeAg)、乙型肝炎病毒 e 抗体(抗-HBe)以及乙型肝炎病毒核心抗体(抗-HBc),可判断有无感染或有无免疫力。HBsAg阳性,表明病毒在复制,有传染性;HBeAg 阳性是病毒复制活跃、病毒载量高的标志,传染性强。抗-HBs 是中和抗体,血清抗-HBs 水平≥10U/L 即具有保护力。

3. 荧光实时定量 PCR 技术检测 HBV DNA 水平,可反映病毒载量的高低。然而,30% 左右的孕妇 HBsAg 阳性而 HBeAg 阴性者(俗称小三阳),甚至少数 HBeAg 阳性者(俗称大三阳),HBV DNA 低于检测下限,即所谓"HBV DNA 阴性",但血液中仍有 HBV,具有传染性。因此,孕妇 HBsAg 阳性时,无论其 HBV DNA 水平高低,甚至是"阴性",其新生儿如不采取免疫预防,均有感染的可能性。

【处理要点】　依据中国《乙型肝炎病毒母婴传播预防指南(2013)》精要进行处理。

1. 妊娠时机　肝功能始终正常的感染者可正常妊娠;肝功能异常者,如果经治疗后恢复正常,且停药后 6 个月以上复查正常则可妊娠。

2. 抗病毒治疗期间妊娠必须慎重　干扰素能抑制胎儿生长,使用期间必须避孕。核苷(酸)类似物中,阿德福韦和恩替卡韦对胎儿发育有不良影响或致畸作用,妊娠前 6 个月和妊娠期间忌用。替诺福韦和替比夫定属于妊娠用药 B类药,孕中晚期使用对胎儿无明显影响。拉米夫定属于 C 类药,但妊娠早、中、晚期用于预防 HBV 母婴传播时,不增加新生儿出生缺陷。

3. 孕妇随访　慢性 HBV 感染者妊娠后,必须定期复查肝功能,尤其在妊娠早期和晚期。首次检测肝功能正常者,如无肝炎临床症状,1～2 个月复查 1

次;如丙氨酸转移酶(ALT)升高但不超过正常值 2 倍(<80U/L),且无胆红素水平升高时,无需用药治疗,但仍需休息,间隔 1～2 周复查;如谷丙转氨酶(ALT)水平升高超过正常值 2 倍(>80U/L),或胆红素水平升高,需请相关专业医师会诊,必要时住院治疗,严重时需终止妊娠。

4. 乙肝免疫球蛋白 HBIG　无预防母婴传播的作用,孕妇在孕晚期不必应用 HBIG。

5. 孕期抗病毒治疗的问题　孕妇体内高水平 HBV 是发生母婴传播的主要危险因素,降低病毒量可减少母婴传播。孕妇 HBsAg 阳性但 HBeAg 阴性时,其新生儿经正规预防后,保护率已达 98%～100%。因此,对 HBeAg 阴性的感染孕妇,无需使用抗病毒治疗以预防母婴传播。

6. HBeAg 阳性孕妇　HBeAg 阳性孕妇的新生儿经正规预防后,仍有 5%～15% 发生慢性 HBV 感染。不能将孕妇 HBeAg 阳性进行常规抗病毒治疗手段以作为减少母婴传播的适应证。

7. HBV 感染者　孕期肝功异常并不增加 HBV 母婴传播的风险,分娩后多数孕妇肝功能将恢复正常。因此,不能对肝功能异常者进行常规抗 HBV 治疗,应严格掌握抗 HBV 治疗的适应证。

8. 剖宫产分娩　它不能减少母婴传播,不能以阻断 HBV 母婴传播为目的而选择剖宫产分娩。

9. 新生儿全程接种　接种后抗-HBs 阳转率高达 95%～100%,保护期> 22 年。孕妇 HBsAg 阴性时,无论 HBV 相关抗体如何,新生儿按"0、1、6 个月"方案接种疫苗,不必使用 HBIG。孕妇 HBsAg 阳性时,无论 HBeAg 是阳性还是阴性,新生儿必须及时注射 HBIG 和全程接种乙型肝炎疫苗(0、1、6 个月 3 针方案)。HBIG 需要在出生后 12h 内(理论上越早越好)使用,其有效成分是抗-HBs,肌内注射后 15～30min 即开始发挥作用,保护性抗-HBs 至少可以维持 42～63d,此时体内已主动产生抗-HBs,故无需第 2 次注射 HBIG。采取上述正规预防措施后,对 HBsAg 阳性而 HBeAg 阴性孕妇的新生儿保护率为 98%～100%,对 HBsAg 和 HBeAg 均阳性孕妇的新生儿保护率为 85%～ 95%。如果不使用 HBIG,仅应用疫苗预防,总体保护率为 55%～85%。

10. 早产儿的免疫预防　早产儿免疫系统发育不成熟,通常需要接种 4 针乙型肝炎疫苗。HBsAg 阴性孕妇的早产儿,如果生命体征稳定,出生体重≥

2000g 时,即可按 0、1、6 个月 3 针方案接种,最好在 1—2 岁再加强 1 针;如果早产儿生命体征不稳定,应首先处理相关疾病,待稳定后再按上述方案接种。如果早产儿<2000g,待体重到达 2000g 后接种第 1 针(如出院前体重未达到 2000g,在出院前接种第 1 针);1~2 个月后再重新按 0、1、6 个月 3 针方案进行。HBsAg 阳性孕妇的早产儿出生后无论身体状况如何,在 12h 内必须肌内注射 HBIG,间隔 3~4 周后需再肌内注射 1 次。如生命体征稳定,无需考虑体重,尽快接种第 1 针疫苗;如果生命体征不稳定,待稳定后,尽早接种第 1 针;1~2 个月后或者体重达到 2000g 后,再重新按 0、1、6 个月 3 针方案进行接种。

11. HBV 感染孕妇的新生儿母乳喂养 证据证明,即使孕妇 HBeAg 阳性,母乳喂养并不增加感染风险。因此,正规预防后,不管孕妇 HBeAg 阳性还是阴性,其新生儿都可以母乳喂养,无需检测乳汁中有无 HBV DNA。

12. 检测脐带血或新生儿外周血中 HBsAg 和 HBeAg 阴性也不能排除母婴传播,因为 HBV 感染的潜伏期较长;阳性也不能确诊宫内感染或围生期感染,因为 HBsAg、HBeAg 以及相关抗体可通过胎盘进入胎儿。此外,新生儿接种疫苗后 2~3 周内也可出现血清 HBsAg 阳性。因此,对无肝炎症状的新生儿,不建议在 6 月龄前检测 HBV 血清标志物。

【注意事项】 依据美国《妊娠期乙型肝炎的筛查、治疗及垂直传播的预防指南(2016 年)》精要注意。

1. 未接受过免疫预防的婴儿暴露于传染源后 90% 会受到感染。HBV 感染后产生的乙肝核心抗体无论感染是否痊愈都会终身存在。因此,建议所有妊娠妇女都应检测 HBsAg,筛查 HBV 感染。

2. 不以"减少 HBV 垂直传播"为目的的剖宫产。

3. 只要婴儿出生后获得免疫预防(乙型肝炎疫苗和免疫球蛋白),不管是"大三阳""小三阳"都应鼓励进行母乳喂养。研究表明,HBV 妇女产下的婴儿接种疫苗后,母乳喂养组和奶粉喂养组的感染发生率并没有区别,因此,HBV 感染并不是母乳喂养的禁忌证。

4. 应告知其若病毒载量>7E+06,行侵入性产前诊断有可能增加母胎间 HBV 传播的风险。

5. 对于 HBsAg 阳性或 HBsAg 状态不明的母体,无论妊娠期间是否接受抗病毒治疗,建议新生儿出生后 12h 内接种乙型肝炎疫苗和 HBIG。

6. HBV 感染的孕妇建议在妊娠晚期进行病毒载量测定,病毒载量>(6～8)E+06 的孕妇,应考虑对母体进行抗 HBV 治疗,以降低宫内感染风险。对于需要进行抗病毒治疗的 HBV 感染孕妇,建议选择替诺福韦作为一线治疗药物。拉米夫定和替诺福韦在妊娠期具有良好的安全性。

三、妊娠合并重症肝炎

【高危评分】　临床危险性评估:20C。

【早期识别】

1. 黄疸迅速加重,出现严重的消化道症状。

2. 迅速出现精神神经症状、有肝臭气味。

3. 凝血酶原活动度(PTA)<40%。

4. 血清总胆红素(STB)>17μmol/L。

【诊断要点】　依据中国《妊娠合并重症肝炎的诊断和急救(2014 年)》精要进行诊断。

1. 以妊娠晚期最为多见,黄疸出现时间早　表现为尿色深黄,皮肤、巩膜黄染,并迅速加深。消化道症状明显,表现为食欲极度缺乏,往往为第一临床表现,顽固性恶心、呕吐、腹胀,呈进行性加重。

2. 重症肝炎的主要病理变化　肝细胞大量变性、坏死,使肝功能迅速恶化,ALT 升高,出现肝细胞性黄疸并迅速加深。血清总胆红素(STB)升高可>17μmol/L。

3. 严重出血倾向,甚至出现弥散性血管内凝血(DIC)　由于肝细胞严重受损,肝合成的多种凝血因子缺乏,出现凝血功能障碍;肝炎病毒本身或其抗原、抗体复合物还能损伤组织、血管内皮,引起微血栓形成而诱发 DIC。分娩前临床表现为广泛而严重的出血,如胃肠道出血、产后出血、尿血等,重者多并发DIC,引起多脏器功能衰竭,是致死的重要原因。

4. 急性肾衰竭、肝肾综合征　此为妊娠合并重症肝炎患者死亡的重要原因,肝功能严重受损,肝胆碱酯酶减少,乙酰胆碱聚集使肾血管痉挛,肾血流量减少而致少尿或无尿,同时因严重缺血、黄疸、低钾及感染而引起肾小管坏死,出现急性肾衰竭甚至肝肾综合征。肝肾综合征是多器官功能衰竭的一种表现,其特征为无原发肾病史,突然出现少尿、无尿、自发性氮质血症等急性肾衰竭表现。

5. **精神神经症状**　肠道中蛋白质被分解后产生的毒性物质,未经肝解毒而分流至脑,引起中枢神经系统功能紊乱,甚至昏迷,称肝性脑病或门脉性脑病。表现为烦躁、嗜睡、出现定向力和计算力障碍,进而谵妄、抽搐、昏迷、扑翼样震颤,临床检查时尤应注意神经系统检查。

6. **肝进行性缩小**　肝浊音界缩小甚至消失,肝萎缩,门脉循环发生障碍,血浆清蛋白减少,出现腹水。

7. **肝臭**　呼气和尿液中出现特殊臭味,主要是由于尿素、蛋白和含硫化合物分解产生的氨和硫醇经呼吸道和尿液排出引起肝臭气味。

8. **实验室检查**　临床表现常不具有特异性,因此在临床工作中应重视实验室检查,初步判断患者病情及预后。

9. **血清病原学检查**　是确诊病毒性肝炎的重要依据,如甲型病毒性肝炎、乙型病毒性肝炎、丙型病毒性肝炎、丁型病毒性肝炎、戊型病毒性肝炎的病原学检查。

10. **血清及尿胆红素测定**　血清总胆红素(STB)上升,在反映病情严重程度上较转氨酶更有价值。肝炎患者血清 STB 增高,直接胆红素及间接胆红素均升高,重症肝炎起病后常呈剧增型高度黄疸,血清 STB>17μmol/L,黄疸越深,病情越重。由于直接胆红素增加,它在水中溶解度大,可经肾排出,故尿胆红素也呈阳性。

11. **血清酶学测定**　血清转氨酶主要有丙氨酸转氨酶(ALT)和门冬氨酸转氨酶(AST)。目前仍被认为是反映肝细胞损害的重要指标,转氨酶的高低可在一定程度上反映肝受损程度。当肝细胞受损时,胞浆中 ALT 及 AST 释放入血,酶的活性升高,达正常值的 10～30 倍,但 ALT 升高>AST,AST/ALT<1;若肝细胞受损严重且出现坏死时,线粒体内 AST 释放入血致 AST/ALT>1;当肝细胞坏死严重时,酶生成障碍而血清胆红素迅速升高,出现胆-酶分离,预示病情严重。

12. **血清清蛋白测定**　正常人血清总蛋白为 60～80g/L,血清清蛋白与球蛋白比值为 1.5～2.5。重症肝炎时,肝细胞受损严重,合成清蛋白能力明显下降,而球蛋白合成有所增加,清/球蛋白比值变小,甚至倒置。重症肝炎可出现明显低蛋白血症,当血清清蛋白<25g/L 时,可出现全身水肿及腹水。

13. 血氨测定 重症肝炎出现急性重型肝炎,处理氨能力下降,血氨在体内。当血氨＞117mol/L,即可出现肝性脑病。

14. 凝血功能测定 重症肝炎时由于凝血因子生成减少,可使凝血酶原时间(PT)较对照组延长 3s,凝血酶原活动度(PTA)可＜40％,活化部分凝血活酶时间(APTT)较对照组延长 10s。并发 DIC 时,尚可见血小板动态下降,血中纤维蛋白降解产物(FDP)增多,PT、APTT 延长及 D-二聚体增加等。

15. 肾功能测定 出现肾功能不全时,24h 尿量测定可＜400ml,甚至100ml。测血中尿素氮及肌酐明显增加,出现急性氮质血症。

16. 血糖、血清总胆汁酸测定 肝衰竭时可出现明显的低血糖。胆汁酸升高可反映肝损伤,且与胎儿窘迫有关,是产科医师关注的重要指标。此外,血清总胆固醇(CHOL)水平测定也有助于妊娠合并重症肝炎的预后判断。据文献报道,重症肝炎生化指标出现:一高三低现象(高 STB,低 PTA、CHOL、ALT)是重症肝炎发展至晚期的标志和预后不良的表现。

17. B 超检查 可见肝缩小,腹水征阳性。

18. 肝穿刺检查 可见肝细胞广泛坏死,结构破坏,残留网状支架和血窦等,虽临床上顾虑肝穿刺后出血,但此检查仍为明确诊断的重要方法。

结合病史、临床表现及实验室检查,一般出现以下 3 点可基本确立重症肝炎:严重消化道症状;PTA＜40％;血清 STB＞171mol/L。

【处理要点】 依据中国《妊娠合并重症肝炎的诊断和急救(2014 年)》精要进行处理。

1. 妊娠合并重症肝炎 死亡率高,临床救治宜采用综合性治疗。

2. 一般处理 绝对卧床休息,置重症监护室,专人护理,持续吸氧以纠正低氧血症。出现肝性脑病者留置长期导尿管;可给予低脂、低蛋白(20g/d 或每天＜0.5g/kg)、高糖类、富含维生素的流质或半流质饮食,以防大量蛋白质分解产氨过多,引起或加重肝性脑病。静脉滴注 10％～25％葡萄糖注射液,可酌情加少量胰岛素和高血糖素(高血糖素 1～2mg ＋ 胰岛素 6～12U＋ 10％ 葡萄糖注射液 500ml 静脉滴注,1/d)加强对糖的利用,并能抗细胞坏死。同时应补充维生素 B、C、K 和辅酶 A 及微量元素等。保持水、电解质及酸碱平衡,以免诱发肺水肿、脑水肿等,当肾功能不全者亦需适当限制入量,以免增加心、肾负担,一般可参考 24h 尿量加 1000ml 补给,注意电解质平衡。

3. 肝性脑病的处理 其发病原因有 3 种学说,即氨中毒学说、假神经递质学说及氨基酸代谢失衡学说,临床上常按这些学说指导治疗。

4. 降血氨 既往应用谷氨酸钠,此药为碱性,对呼吸性或代谢性碱中毒的肝性脑病患者不利,且大量应用可引起水钠潴留,原则上早期不用。根据患者的情况,偏碱中毒时,选用精氨酸 15～20g/d 加入葡萄糖注射液中静脉滴注;偏酸中毒时,选用醋谷胺 0.6g/d 加入葡萄糖注射液中静脉滴注。门冬氨酸钾镁能促进氨和二氧化碳代谢,并补充钾、镁离子,有利于肝细胞功能恢复,可用 20ml＋10% 葡萄糖注射液 250ml 静脉滴注,2/d,但肾功能不全或高血钾者禁用。

5. 氨基酸治疗 蛋白质代谢障碍是肝性脑病的病理基础,特别是血清支链氨基酸（BCAA）减少,芳香族氨基酸（AAA）增多,两者比例失调更为重要。用复方氨基酸（3AA）注射液 250～500ml,1/d 缓慢静脉滴注,以调整 BCAA、AAA 比例失衡,促使昏迷的患者苏醒,并为机体提供能源,促进蛋白质合成。亦可用 14 氨基酸-800 注射液 800ml 有利于肝细胞增生和肝功能恢复,可用 250ml＋等量 10% 葡萄糖注射液静脉滴注,不超过 3ml/min,2/d。复方氨基酸注射液（6AA）250ml＋等量 10% 葡萄糖注射液稀释后静脉滴注,1～2/d,可调整血清氨基酸比值,使肝性脑病患者清醒。

6. 去除诱因,减少肠道氨等毒性产物 限制蛋白质饮食,避免使用镇静药及大量利尿药。口服新霉素或卡那霉素抑制肠内细菌繁殖,减少氨等有毒物质的形成和吸收。亦可口服乳果糖（30g/d）及 0.9% 氯化钠注射液或偏酸液体（0.9%氯化钠注射液 100ml、乳果糖 30ml、诺氟沙星 1g)高位低压灌肠,使肠道 pH＜5～6,以利血氨逸入肠腔,形成胺盐而排出体外。

7. 其他 近年来用胎肝细胞悬液 200ml 静脉滴注,每日或隔日 1 次,共 3～5 次,或高压氧 20 个大气压治疗肝性脑病 20min,1/d,有助于减轻肝性脑病的症状。此外,重症肝炎经治疗无效者可考虑血液灌流。

8. 防治肾衰竭 治疗关键在于积极治疗原发病,维持足够血容量及尿量。密切观察单位时间尿量和相对密度,尿少者积极补足血容量,在此基础上及时利尿,以保持出入平衡,防止肺、脑水肿和心脏负担加重。急性肾衰竭大量使用利尿药后仍无尿并出现高钾血症、肺水肿时应考虑血液透析。

9. 防治产前、产后出血 出血主要原因为肝产生的凝血因子减少、应激性消化道出血,可补充凝血因子,包括新鲜血、冷沉淀、凝血酶原复合物、凝血因子Ⅰ、血小板等,严重的低凝血因子Ⅱ血症或严重出血时可输新鲜冰冻血浆(含多种凝血因子)。以及口服 H_2-受体拮抗药如西咪替丁及抑制胃酸保护胃黏膜药物奥美拉唑,亦可静脉注射维生素 K_1。

10. 防治弥散性血管内凝血 高度怀疑或确诊弥散性血管内凝血者及早应用肝素以阻断弥散性血管内凝血的发展,但因肝损害严重,对肝素灭活作用降低,故使用小剂量并控制总剂量。肝素应用得当,可使病情迅速逆转。

11. 预防感染其防治措施 注意无菌操作,给予保护性隔离措施,口腔及外阴护理等;有计划足量使用广谱抗生素或视检验结果进行调整;密切注意肠道微生态平衡,可口服双歧杆菌、乳杆菌等活菌制剂等。

12. 辅助肝解毒功能与护肝治疗 常用药物如葡醛内酯(肝泰乐 0.4g/d),甘草酸二铵(甘利欣 30~40ml/d),多烯磷脂酰胆碱(易善复 15ml/d),抗氧化药[如谷胱甘肽(泰特 0.6~1.2g/d)和乙酰半胱胺酸(NAC)]等。

13. 促进肝细胞再生,防止肝细胞坏死 临床上常使用高血糖素——胰岛素(GI)联合治疗。促肝细胞生长素(PHCF)120~200mg/d,加入 10% 葡萄糖注射液 100ml 中,静脉滴注。另外,前列腺素 E_1 能改善肝血循环,减少肝细胞坏死,促进肝细胞再生,常用药物如门冬氨酸钾镁注射液(20ml/d)加入葡萄糖注射液静脉滴注。胎肝细胞悬液(200ml/d)的胎肝细胞中含有肝细胞生长刺激因子、多种重要微量元素和氨基酸,但可引起畏寒、发热、胸闷、气促等不良反应。

14. 人工肝支持治疗 用人工方法清除血循环中因肝衰竭而产生的各种有害物质,并补充部分因肝衰竭不能产生的物质,达到部分替代肝功能的作用。此治疗系统可使肝代谢功能得到一定程度代偿,并使病变肝有时间与机会通过肝细胞再生恢复原有的结构和功能,从而渡过肝衰竭危险期。目前已应用于重症肝炎治疗的人工肝技术和方法有:血液灌流、血浆置换、培养肝细胞型生物人工肝等。

15. 对妊娠的处理 对于妊娠合并重症肝炎的孕早期患者待病情稳定后,施行人工流产。出现不全流产给予清宫,该时期宫腔尚小,清除胚胎组织后一般出血不多,对重症肝炎影响较小。对妊娠中晚期患者:国内多数专家认为,一旦确诊,应于积极治疗后采取剖宫产终止妊娠,以提高母婴成活率。但剖宫产同时是否行子宫切除国内外报道不一,国内外有学者报道,多数认为对病情较重,有明显弥散性血管内凝血倾向或已发生弥散性血管内凝血者,剖宫产同时行子宫切除可防止或治疗弥散性血管内凝血、争取抢救机会。对产后大出血可行栓塞治疗,但对拟行栓塞治疗的患者仍应做好子宫切除的准备,以防栓塞治疗失败。

【注意事项】

1. 妊娠早期 应在积极治疗情况下待病情稳定后可施行人工流产术。

2. 妊娠中期 以保肝治疗而不宜贸然行引产术,经积极治疗病情无好转者于支持治疗后可引产,依沙吖啶引产效果优于水囊引产对肝功能影响不大。

3. 妊娠晚期 妊娠期肝负担较非孕期为重,一旦发生肝衰竭,病情常更凶险,选择恰当机会终止妊娠可提高抢救孕产妇的成功率。一旦确诊应积极综合治疗,后采取剖宫产终止妊娠,以提高母婴成活率。

4. 妊娠合并重症肝炎 因病情进行性加重,演变为重症肝炎则黄疸迅速加深,出现肝性脑病症状,凝血机制障碍,危及生命,是我国孕产妇死亡的主要原因之一。

5. 产前及时综合治疗 特别是足量补充凝血因子,重症肝炎患者肝凝血因子合成减少出血、凝血时间明显延长分娩时必然影响更加复杂,短期内可出现多种器官功能障碍等并发症,母婴病死率极高。所以,妊娠期如何早期识别重症肝炎及时诊断,从而给予恰当的治疗和产科处理非常重要。

子宫胎盘剥离面的止血功能,引起产后大出血,进一步消耗凝血因子,发生弥散性血管内凝血,加重肝损害,预后极差。因此在分娩前尽早纠正凝血功能障碍是防止产时、产后大出血、弥散性血管内凝血的关键。

6. 终止妊娠时机 晚期妊娠合并重症肝炎,多数学者主张积极治疗补充凝血因子,纠正低蛋白血症 24～48h 后行剖宫产,然而肝衰竭患者的肝已经不能合成主要的凝血因子,而补充的各种凝血因子将随着机体的代谢而不断消耗掉,不少情况患者入院 24～48h 内就分娩,所以,既要及时纠正凝血功能障碍,又要在凝血功能得到改善的情况下及时剖宫产,妊娠合并重症肝炎,肝损害进展快,通常妊娠未终止前,其病情难以有根本的改善,因此一旦确诊,在尽快补充足量凝血因子,补充血浆、清蛋白,只要入院时产程未进入活跃期即可行剖宫产,活跃期后术前准备充分者仍主张剖宫产。

四、妊娠合并急性脂肪肝

【高危评分】　临床危险性评估:20C。

【早期识别】

1. 上腹痛伴消化道症状(烦渴、恶心、呕吐等)。

2. 肝功能异常(肝酶升高、胆红素升高等)。

3. 肾功能异常(尿酸升高、肌酐升高等)。

4. 凝血功能障碍(APTT 延长、纤维蛋白原降低等)。

5. B 超检查为脂肪肝呈雪花样回声。

【诊断要点】

1. 急性脂肪肝(AFLP)可在孕晚期的任何时间发病,发病孕龄 22-40 周,也有产后早期发病。多见于初产妇、男胎、多胎妊娠、低体质指数及子痫前期患者。

2. 大多数患者诊断前数天或数周有前驱症状,主要为烦渴、恶心呕吐、乏力纳差、上腹不适、疼痛等症状。继消化道症状后可出现进行性加深的黄疸,一般无瘙痒。也有部分患者早期无明显自觉症状,由其家人发现皮肤黏膜黄染或因血氨升高,直接以肝性脑病为首发症状就诊。

3. 实验室检查中,AFLP 患者的肝酶、胆红素、白细胞总数和凝血功能异常占 85% 以上,93% 的患者血浆凝血因子Ⅰ<1.75g/L,91% 的患者凝血因子Ⅱ时间延长。50%～85% 的患者存在肾功能异常和超声肝影像学改变,低于 50% 的患者存在低血糖、高血氨和肝性脑病并以此为首发症状入院。

4. 影像学检查:超声可显示肝内有脂肪,磁共振和 CT 检查可显示肝实质密度均匀减低,肝内有多余脂肪。需注意的是,即便磁共振、CT 及超声检查未提示肝有脂肪沉积,也不能轻易排除 AFLP。

5. AFLP 诊断的金标准是经皮肝穿刺活检。但由于患者存在凝血功能障碍,且为有创检查,而肝活检又存在一定的风险和限制,因此应用率很低。

6. AFLP 的早期临床表现及症状多样性,可识别度不高,易被患者及家属忽视。因此,孕晚期有上消化道症状时,临床医师应警惕,并进行肝肾功能及凝血功能检查,避免 AFLP 漏诊。AFLP 的早期诊断有一定困难,原因在于发病初期临床表现无特异性。诊断主要根据临床表现和实验室检查共同完成,其中实验室检查更为重要,确诊则依赖于病理学检查。

7. 肝活检是诊断 AFLP 金标准,其病理表现为肝细胞内脂肪呈微囊泡状。

8. 目前公认的使用频率较高的诊断 AFLP 的标准是英国 Swansea 大学建立,此标准已经病理学验证。列出 14 项指标,只要满足 6 项以上就可诊断,其诊断敏感性 100%,特异性 57%,对肝细胞脂肪变性的阳性预测值为 85%,阴性预测值为 100%,是公认的最敏感的 AFLP 诊断标准。基于 Swansea 诊断标准冗繁,临床医师难以掌握,不利于早期识别。因此国内苏放明专家建议新的 AFLP 诊断标准:妊娠晚期出现以下 4 项,排除其他原因引起的以上临床表现,即可诊断:①上腹痛伴消化道症状(烦渴、恶心呕吐等);②肝功能异常(肝酶升高、胆红素升高等);③肾功能异常(尿酸升高、肌酐升高等);④凝血功能障碍(APTT 延长、纤维蛋降低等)。

9. 为了便于治疗,判断预后,我们建议将 AFLP 分为轻型和重型。轻型:发病 1 周以内、产后发病;无自觉症状或自觉症状轻微;血糖 >2.2mmol/L;凝血因子 $I>0.8$g/L;肌酐 <180mmol/L;血氨正常;抗凝血酶 $>50\%$,肝影像学检查阴性。重型则相反。

【处理要点】

1. AFLP 患者终止妊娠多选择剖宫产,但术后 48~72h 内病情常出现迅速恶化,因此建议术中可进行 B-Lynch 缝合压迫止血,通常能获得满意的效果。

2. 人工肝治疗,这是救治 AFLP 患者改善其预后的关键。

3. 转至有条件的上级医院。

【注意事项】

1. 和急性重型病毒性肝炎区分:急性病毒性重型肝炎的血清免疫学检查常阳性(包括肝炎病毒的抗原和抗体检测);转氨酶极度升高,>1000U/L;尿三胆试验阳性;血尿酸升高不明显,白细胞计数正常,肾功能异常出现较晚。

2. 和妊娠高血压综合征肝损害和 HELLP 综合征区分:后两者很少出现低血糖和高血氨,这不仅是重要的鉴别点,而且是急性脂肪肝严重程度的标志,预示肝衰竭和预后不良。

3. 和肝内胆汁淤积症区分:急性脂肪肝无瘙痒和胆汁酸升高。

4. 妊娠期急性脂肪肝基本情况:本病常发生于妊娠晚期,起病急、病情重、病死率高。起病时常有上腹区疼痛,恶心呕吐等消化道症状;进一步发展为急性肝功能障碍,表现为凝血因子缺乏,出血倾向,低血糖,深度黄疸,肝性脑病等。肝功能检查转氨酶升高,直接胆红素和间接胆红素均升高,但尿胆红素阴性。可出现肾功能异常,表现为肝肾综合征。超声检查肝区呈弥散性的回声强弱不均,呈雪花状。肝活检示严重脂肪变性,而无明显的肝细胞坏死。

5. 病史:无肝炎接触史,既往无肝病史。

6. 其他:妊娠晚期、初产妇、妊娠高血压综合征、突然发生无原因的恶心、呕吐、上腹痛、黄疸时需高度警惕。

7. 化验的特点:①白细胞计数升高,$\geqslant 15.0 \times 10^9/L$,有时可达 $30 \times 10^9/L$。血小板计数减少($< 100 \times 10^9/L$)外周血涂片可见肥大血小板、幼红细胞;②血清转氨酶轻度或中毒升高(一般 ALT 不超过 300U/L),血清碱性磷酸酶明显升高,血清胆红素升高、但很少 $> 200\mu mol/L$;③血糖降低,血氨升高:持续性重度低血糖是的本病的一个显著特征,常可降至正常值的 1/3~1/2,血氨在本病的早期就可升高,出现昏迷时则高达正常值的 10 倍;④凝血因子Ⅱ时间延长,部分凝血活酶时间延长和凝血因子Ⅰ减少;⑤血尿酸、肌酐和尿素氮均升高,尤其是尿酸的增高程度与肾功能不成比例,有时高尿酸血症可在本病临床发作前即存在;⑥尿蛋白阳性,尿胆红素阴性。尿胆红素阴性是较重要的诊断之一,但尿胆红素阳性不能排除本病。

8. 病理肝组织学检查是唯一确诊方法:当临床高度怀疑本病时,应及早在弥散性血管内凝血发生前做穿刺活组织检查。典型病理变化为肝细胞弥漫性、微滴性脂肪变性,炎症、坏死不明显。如患者康复,上述的病理变化可完全消失,肝无伤痕遗留。

9. 影像诊断为本病的辅助诊断:B超主要表现为肝区弥散的密度增高,呈雪花状,强弱不均。CT检查示肝实质为均匀一致的密度减低。

10. 及时终止妊娠:一旦确诊或被高度怀疑时,无论病情轻重、病程早晚、均应尽快终止妊娠。至于选择何种方式终止妊娠,目前国内外尚无统一结论。多数学者倾向于剖宫产。此外,对于有凝血功能异常者手术前输冰冻血浆、新鲜血液、血小板,可以减少术中出血。由于产后出血率极高,故终止妊娠同时应考虑行子宫切除术或子宫动脉栓塞术。

11. 综合治疗:防止多器官功能衰竭,由于多数患者出现严重肝肾衰竭、肝性脑病等并发症,所以在做出产科处理的同时,积极的综合治疗是抢救成功的关键。包括扩充血容量,纠正低血糖、电解质紊乱及酸中毒,补充凝血因子,抗感染及保肝治疗等一系列对症处理。另外可通过大剂量轮换输入新鲜血浆和清蛋白减轻黄疸,改善预后,但肾衰竭时清蛋白慎用,肾衰竭时可于腹腔留置橡胶引流管以达到腹膜透析作用,有助于肝解毒及肾衰竭患者还可缓解腹胀等症状。近年来国外采用肝移植和人胎肝细胞移植治疗有许多成功的报道,对出现急性重型肝炎的孕妇国外提倡行肝移植治疗,但是,国内学者在进行积极综合治疗的基础上,通过应用分子吸附循环系统,以及血浆置换等人工肝支持系统进行治疗,最终获得较好疗效。人工肝支持系统有效地降低了孕产妇的死亡率,且较肝移植切实可行,值得在临床上推广应用。

12. 不宜哺乳。

13. 肝损害 4 周才能恢复,无慢性肝病后遗症。

第3章

妊娠合并肾病早期识别与处理

一、妊娠合并肾炎伴肾功能轻度损害

【高危评分】 临床危险性评估:10B。

【早期识别】

1. 无症状的蛋白尿。

2. 镜下血尿到明显的肉眼血尿。

3. 水肿、贫血、高血压。

4. 血肌酐(Scr)≤178μmol/L,血尿素氮(BUN)≤9mmol/L。

【诊断要点】

1. 有慢性肾炎病史,20周前出现明显水肿、无症状持续的蛋白尿。

2. 镜下血尿到明显的肉眼血尿。

3. 贫血、高血压。

4. 血肌酐(Scr)≤178μmol/L,血尿素氮(BUN)≤9mmol/L。

【处理要点】

1. 早期妊娠 如有高血压和蛋白尿,血压＜150/100mmHg（20/13.3kPa）,轻度肾功能不全,可以耐受妊娠。

2. 妊娠期 仅有蛋白尿或蛋白尿伴有高血压,但血压不超过150/100mmHg(20/13.3kPa),可在医护人员监护下继续妊娠,但妊娠期要保证充足睡眠和休息,避免劳累、受凉、感染等;合适的营养,选择富含必需氨基酸的优质蛋白质,补充足量维生素,提高机体的抗病能力,积极防治妊高征,高血压患者要减少钠的摄入。必要时要住院治疗,密切观察肾功能的变化,随访尿常规,尿液比重,每周测血清肌酐、尿素氮、尿酸的浓度。在观察治疗过程中,如肾功能进一步减退,或血压＞150/100mmHg(20/13.3kPa)不易控制时,亦应考虑终止妊娠,保全母体健康。

3. **妊娠合并肾疾病** 如血清肌酐含量<132.6μmol/L(1.5mg/dl),母儿预后好,如>141.4μmol/L(1.6mg/dl),则预后较差,故建议以血清肌酐含量141.4μmol/L 为终止妊娠的指标。

4. **终止妊娠时间** 慢性肾炎的孕妇经过治疗,注意妊娠达到 36 周时,也应考虑终止妊娠,因为血压突然升高往往发生在 36 周左右,这也是胎儿死亡及肾功能恶化的时期。如果病情稳定,胎儿生长状况良好者,可在 38 周终止妊娠,不超过预产期。凡孕 36 周前需终止妊娠者,为促使胎儿肺表面活性物质的产生,可用地塞米松 5mg,肌内注射,12h 1 次,共 2d。

【注意事项】

1. 由于妊娠合并肾疾病,对母儿可能造成严重影响;同时,妊娠又可加重肾疾病,造成恶性循环。因此,重视妊娠合并肾疾病,对提高围生期保健质量很有必要。

2. 目前认为,影响母婴围生结局最重要的因素是孕期肾功能损害的程度。对孕期初诊患者尿常规中尿蛋白、隐血的异常应该高度警惕,注重监测此类患者孕期肾功能的变化,及早发现肾功能的异常,及早处理与控制,预防母婴并发症。

3. 与妊娠高血压综合征区分,妊娠高血压综合征发生于妊娠 20 周以后,妊娠前无水肿、蛋白尿的病史。发病后多半先有水肿,而高血压和蛋白尿发生较晚。不伴有明显的尿沉渣异常。产后 6 周至 3 个月多恢复正常。

4. 与肾盂肾炎区分,肾盂肾炎的尿蛋白量 1～2g/24h,若>3g/24h,则多属肾小球病变。尿常规检查肾盂肾炎则以白细胞为主,有时有白细胞管型,而肾小球肾炎可发现红细胞较多,有时有红细胞管型。肾盂肾炎时尿液细菌培养阳性,并有低热、尿频等症状有助于鉴别。

5. 与原发性高血压区分,高血压多>40 岁后发病率高,病情发展缓慢。在高血压早期,尿中一般不出现蛋白、管型及血液化学变化。无肾功能减退,眼底检查常以动脉硬化为主。

6. 与体位性(直立性)蛋白尿区分,后者可在 3％～5％青年中出现,保持直立或脊柱前凸位置时,发生机会较多,可能与肾静脉淤血也有关。本病尿蛋白一般不超过 1g/d,无尿沉渣异常,无高血压。平卧可使蛋白尿减轻或消失,在早晨起床前重复收集尿标本检验,可鉴别。

7. 慢性肾功能不全伴有贫血者很难治疗,宜少量多次输血,血压正常仅有轻度肾功能不全的妇女,妊娠期虽有尿蛋白排泄量的增多,但对肾功能无明显影响。

8. 慢性肾小球肾炎与其他慢性肾病一样,对妊娠的承受力取决于血压控制的情况及肾功能不全的程度。肾功能正常或轻度不全者通常能平安渡过孕期,妊娠并发症率约 20%、早产率约 25%、围生儿死亡率<30‰,远期随访母儿预后良好。

二、妊娠合并肾炎伴肾功能重度损害

【高危评分】　临床危险性评估:20C。

【早期识别】

1. 无症状的蛋白尿。

2. 镜下血尿、见到明显的肉眼血尿。

3. 水肿、贫血、高血压或肾病综合征。

4. 血肌酐 Scr>445μmol/L,血尿素氮 BUN>20mmol/L。

【诊断要点】

1. 有慢性肾炎病史,20 周前出现明显水肿、无症状、持续的蛋白尿。

2. 镜下血尿,见到明显的肉眼血尿。

3. 贫血、高血压 或肾病综合征。

4 血肌酐 Scr>445μmol/L,血尿素氮 BUN>20mmol/L。

【处理要点】

1. 早期妊娠　已有高血压和蛋白尿,血压 > 150/100mmHg（20/13.3kPa）,或有严重氮质血症者均不宜妊娠。一旦妊娠应及早进行人工流产,因为妊娠必将加重肾负担,易并发妊娠高血压综合征,对母儿都非常不利。

2. 妊娠合并肾疾病　如血肌酐 Scr>141.4μmol/L(1.6mg/dl),则预后较差,建议以血清肌酐含量 141.4μmol/L 为终止妊娠的指标。

【注意事项】

1. 重度肾功能不全者其孕期并发症由 40% 上升至 80%,主要是妊娠期先兆子痫、胎儿生长受限及贫血等,早产率由 57% 升至 100%,围生儿死亡率 100‰。

2. 重度肾功能不全者易并发妊娠期高血压疾病,进一步加重肾损伤,重症者有 25%肾功能急剧恶化,以致在产后数月至 1～2 年内发展成终末期肾衰竭。

第4章

妊娠合并肺部疾病早期识别与处理

一、妊娠合并稳定型肺结核

【高危评分】 临床危险性评估:5A。

【早期识别】

1. 有结核病病史。

2. 结核菌素试验阳性。

3. 胸部 X 线片(孕早期慎做)。

【诊断要点】 依据中国《卫生部肺结核门诊诊疗规范(2012 年)》精要进行诊断。

1. 过去有结核病治疗史 ①低热、乏力、盗汗等症状,无其他原因可解释。②伴咳嗽、咳痰 2 周,或伴咯血等呼吸道症状者。③既往有不孕病史的患者在妊娠各期出现难以解释的发热,伴或不伴呼吸道症状。

2. 排查的方法 痰抗酸杆菌涂片镜检 3 次;痰结核分枝杆菌培养及菌种鉴定;纯化蛋白衍生物(PPD)试验强阳性者,除孕早期外可行保护下胸部 X 线片、肺部 CT 或磁共振成像（MRI）等影像学检查中的任意一种。

【处理要点】 依据中国《卫生部肺结核门诊诊疗规范(2012 年)》精要进行处理。

1. 一般治疗 保证充分的休息及营养,及时治疗妊娠合并症及并发症。

2. 产科处理 对妊娠合并肺结核的处理需要兼顾抗结核治疗和围生期保健,以最大程度保障母婴安全、降低疾病及治疗带来的风险。病情稳定的结核孕妇,应在预产期前 1～2 周住院待产。如无产科手术指征,应鼓励经阴道试产,在第一产程,应补足液体和营养需要,保证休息,密切观察产程进展和母体情况;第二产程,避免用力屏气导致肺泡破裂和病灶扩散,可适当助产缩短第二产程;第三产程预防产后出血等。

3. 产褥期 延长休假时间,注意增加营养,精神愉快,并按结核病完成复查和随诊。

【注意事项】

1. 注意结核菌素试验。结核菌素试验是重要的辅助诊断方法。

2. 注意肺内的原发感染灶。多发生于肺中、下段。

3. 注意妊娠对肺结核的影响。有关妊娠对结核影响的看法已有过数次改变。最初认为妊娠有利于肺结核,因为子宫增大,横膈上升,压迫胸腔有利于空洞愈合,结核预后改善。19世纪改变了这一看法,认为妊娠对肺结核有不利的影响,孕期结核病随妊娠的进展而加重。至1953年,通过对妊娠与未孕同龄妇女的对照研究,看到妊娠及分娩对结核无不利的影响,妊娠不改变结核病的性质及预后。以后的研究又有不同的看法:有报道认为,孕期淋巴结极易活动,已愈合的肺或肺外结核,孕期均有发展为活动结核的可能。有的研究表明:妊娠或分娩都可使活动结核发生的危险增加。

4. 注意孕期保健。孕妇需保证摄取足够多的热量,食用高蛋白、高维生素食物,如动物肉类、奶、蛋、新鲜蔬菜、水果等,及时治疗早孕反应,防止病情恶化;在妊娠初期如有食欲缺乏、恶心呕吐等反应,要及时治疗,以免影响营养摄入;适当的休息可以减少呼吸运动,有利于肺病灶的愈合;当然,新鲜空气和充足的阳光也是不可少的;孕妇要尽量避免放射线检查;禁止应用以下药物:链霉素、吡嗪酰胺、氨硫脲、环丝氨酸;患有结核病的孕妇应尽量避免过多消耗体力,以防止病情加重。

5. 为避免分娩时体力消耗过多,需要尽可能缩短产程。

6. 注意产后休息:结核病的产妇要比普通产妇休息更长的时间,多食高营养食物。

7. 过去认为产后1年结核易复发或病情常恶化,可能与产后急剧的激素变化、细胞免疫的改变、横膈下降、营养消耗及睡眠不足有关。

8. 现在认为由于有效的药物使结核预后明显改进,孕期、产后的预后基本与未孕同龄妇女相同。

二、妊娠合并活动型肺结核

【高危评分】 临床危险性评估:10B。

【早期识别】

1. 低热、消瘦、乏力、盗汗症状。

2. 咳嗽，咳痰，清晨明显。

3. 痰检抗酸杆菌。

4. 结核菌素试验。

5. 胸部 X 线片(早期慎做)。

【诊断要点】　依据《卫生部肺结核门诊诊疗规范(2012 年)》进行诊断。

1. 患有活动型肺结核的孕妇,结核杆菌可通过感染胎盘,引起绒毛膜羊膜炎,影响胚胎、胎儿发育,诱发流产、早产。

2. 活动型肺结核具有下列情况之一者应作为肺结核可疑患者进行排查。

(1)低热、乏力、盗汗等结核中毒症状,无其他原因可解释。

(2)伴咳嗽、咳痰 2 周以上,或伴咯血等呼吸道症状者。

(3)既往有不孕病史的患者在妊娠各期出现难以解释的发热,伴或不伴呼吸道症状。

3. 活动型肺结核排查的方法可选择:痰抗酸杆菌涂片镜检 3 次;痰分枝杆菌培养及菌种鉴定;纯化蛋白衍生物(PPD)试验强阳性者,除孕早期外可行保护下胸部 X 线片、肺部 CT 或磁共振成像(MRI)等影像学检查中的任意一种。

4. 妊娠期肺结核的临床表现差异较大,依据结核活动程度和播散范围,可表现为无症状、有轻微症状和严重全身症状。根据肺结核与妊娠的关系分为肺结核合并妊娠和妊娠合并肺结核,包括妊娠期感染和诱发的静止期肺结核扩散或活动。肺结核合并妊娠多以咳嗽、低热等为肺结核的主要临床表现,查体时肺部可闻及中小水泡音、胸膜摩擦音等,可伴有母体孕期体重增加过缓、胎儿生长受限及早产等产科表现。妊娠合并肺结核多以急性发病,中、高热伴不同程度的中毒症状,查体时肺部可闻及双肺呼吸音增粗,偶可闻及细湿啰音,普通抗生素治疗效果不佳,可有或无产科表现。

5. 辅助检查,包括病原学检查、胸部影像学检查和血液生化及免疫学检查等。

(1)病原学检查:包括痰液或肺泡灌洗液的涂片或培养、结核抗原和抗体检测等。无创、可重复的病原学检查是妊娠合并肺结核诊断的首选检查方法,但敏感度均不理想。近年来建立的薄层琼脂培养法、薄片液基涂片和结核菌聚合酶链反应(PCR)联合探针检查等方法可有助于提高检查的敏感度。

(2)胸部影像学检查:包括胸部 X 线检查、CT 检查及 MRI 检查等,妊娠期考虑放射线检查对胚胎的影响,只有在高度怀疑肺结核,胸部影像学检查作为肺结核治疗前的重要临床指标时,经患者知情同意后检查,其中胸部 MRI 或 CT 检查适用于早期发现胸内隐匿部位,且 CT 检查的诊断价值优于胸区 X 线检查,而在妊娠早期 MRI 替代 CT 检查可避免放射线照射对胚胎发育的影响。

(3)血液生化及免疫学检查:包括血常规、红细胞沉降率及结核菌素试验等。目前国内多采用结核菌素标准的 PPD 试验进行结核菌素试验。特殊患者 PPD 试验阳性判断标准参考文献:直径≥5mm,特殊人群如人类免疫缺陷病毒感染者、近期肺结核接触者、接受泼尼松剂量≥15mg/d 且服药时间≥1 个月、胸部 X 线符合早期肺结核表现者等;直径≥10mm,特殊人群如近期有在肺结核流行区生活史的患者、有增加肺结核感染的致病条件的患者如糖尿病、PPD 由阴转阳的患者、医疗暴露的医务工作者等;直径≥15mm 的所有其他患者。

(4)肺结核的诊断及分类:根据筛查结果,可将肺结核分为疑似病例、临床诊断病例及确诊病例。

①疑似病例:有肺结核可疑症状的孕产妇,同时伴有与痰涂片阳性肺结核患者密切接触史或 PPD 试验强阳性。仅胸部影像学检查显示与活动性肺结核相符的病变。凡符合上述条件之一者为疑似病例。

②临床诊断病例:凡符合下列条件之一者为临床诊断病例:a.痰涂片 3 次阴性,胸部影像学检查显示与活动性肺结核相符的病变,且伴有咳嗽、咳痰、咯血等肺结核可疑症状。b.痰涂片 3 次阴性,胸部影像学检查显示与活动性肺结核相符的病变,且结核菌素试验强阳性。c.痰涂片 3 次阴性,胸部影像学检查显示与活动性肺结核相符的病变,且抗结核抗体检查阳性。d.痰涂片 3 次阴性,胸部影像学检查显示与活动性肺结核相符的病变,且肺外组织病理检查证实为结核病变;e.痰涂片 3 次阴性的疑似肺结核病例,经诊断性治疗或随访观察可排除其他肺部疾病者。

③确诊病例:a.痰涂片阳性肺结核。凡符合下列三项之一者为痰涂片阳性肺结核病例:2 份痰标本直接涂片抗酸杆菌镜检阳性;1 份痰标本直接涂片抗酸杆菌镜检阳性,加肺部影像学检查符合活动性肺结核影像学表现;1 份痰标本

直接涂片抗酸杆菌镜检阳性,加 1 份痰标本结核分枝杆菌培养阳性。b.菌培阳性肺结核。同时符合下列两项者为菌培阳性肺结核:痰涂片阴性;肺部影像学检查符合活动性肺结核影像学表现,加 1 份痰标本结核分枝杆菌培养阳性。c.肺部病变标本病理学诊断为结核病变者。

6. 妊娠合并肺结核诊断困难者,可进一步行支气管镜检查、痰结核分枝杆菌定量及肺组织活检等协助诊断。此外,妊娠本身是一种特殊状态,肺结核可在症状、体征和胸部 X 线表现及临床经过等呈"不典型"变化,尤其是合并免疫损害、糖尿病等基础疾病或诱发疾病,应注意鉴别诊断。

【处理要点】　依据《卫生部肺结核门诊诊疗规范(2012 年)》精要进行处理。

1. 妊娠合并肺结核治疗地点的选择及住院指征　非孕期肺结核的治疗,按前卫生部结核病防治指南的规定,应当转诊到当地结核病定点医疗机构进行治疗。对妊娠合并肺结核的治疗,建议选择开展产科服务的结核病定点医院进行,便于母胎情况的监测。住院指征为:①存在较重合并症或并发症者;②出现较重不良反应,需要住院进一步处理者;③需要有创操作(如活检)或手术者;④合并症诊断不明确,需要住院继续诊疗者;⑤其他情况需要住院者。无上述指征者可门诊随诊。

2. 治疗原则及治疗方案的选择　妊娠合并肺结核的抗结核治疗原则与非孕期相似,遵循早期、规律、全程、适量、联合的原则,具体治疗方案可根据孕龄、结核病是否活动及病情进展等综合决定,多数研究认为尽早、规范的抗结核治疗是改善母婴预后的关键。

(1)一般治疗:保证充分的休息及营养,及时治疗妊娠合并症及并发症。

(2)抗结核药物治疗:分为初治肺结核、复治肺结核及耐药肺。

3. 抗结核 3 种方案　对于妊娠合并肺结核的患者需要产科与内科医师共同制订抗结核治疗方案,监测治疗效果及妊娠结局。妊娠期首次发现的肺结核多为初治肺结核,根据肺结核是否活动,采用预防性和治疗性抗结核方案。

(1)预防性治疗的指征及方案:多数产科工作者对预防性治疗持慎重态度,尤其是妊娠 12 周之内。有作者提出有下列情况可考虑预防性治疗,时间建议选择在妊娠 28 周至产后 3 个月:①有与活动性肺结核患者密切接触史,且 PPD 试验强阳性;②PPD 试验由阴性转为阳性;③糖尿病患者 PPD 试验≥5mm 者;

④人类免疫缺陷病毒感染者 PPD 试验阳性。推荐使用异烟肼,0.3g/d 或 5mg/(kg·d)顿服,维生素 B_6 50mg/d,疗程为 6～12 个月。

(2)治疗的指征方案:治疗的指征方案适用于临床诊断和确诊病例,孕期推荐强化期 2 个月和巩固期 4 个月。强化期治疗可选药物有异烟肼(H)、利福平(R)、吡嗪酰胺(Z)和乙胺丁醇(E)。前卫生部结核病诊治指南建议初治患者治疗方案为 2HRZE/4HR,需注意初治强化期第 2 个月末痰涂片仍阳性,强化方案可延长 1 个月,总疗程 6 个月不变(巩固期缩短 1 个月)。若第 5 个月痰涂片仍阳性,第 6 个月阴性,巩固期延长 2 个月,总疗程为 8 个月。对粟粒型肺结核(无结核性脑膜炎者)上述方案疗程可适当延长,不采用间歇治疗方案,强化期为 3 个月,巩固期为 HR 方案 6～9 个月,总疗程为 9～12 个月。痰菌阴性肺结核患者可在上述方案的强化期中删除乙胺丁醇。

(3)治疗效果的判断:抗结核治疗效果可从临床表现好转作为主观判断指标,以痰涂片转阴、病灶吸收、肺部空洞闭合时间和红细胞沉降率下降速度作为客观指标,一般以治疗后 2 周、4 周、3 个月、6 个月作为监测的时间点。

(4)药物毒性反应的发生率为 5%～20%,妊娠期间发生率高于非孕期,抗结核治疗之前进行基线检测外,治疗后一旦出现相关症状,及时复查,无症状者每月至少复查 1 次肝肾功能及血常规,如肝酶大于正常 5 倍时必须停药。

(5)抗结核药物对胚胎和胎儿的影响:用药前需综合评估对母胎的利弊关系,知情同意后用药。异烟肼和乙胺丁醇为妊娠各期的首选药,二者均可通过胎盘屏障,但异烟肼毒性反应小,未发现对胎儿有致畸作用,而高浓度乙胺丁醇在动物实验中有导致腭裂、短肢、脑外露和脊柱畸形等报道,在人类未被证实。利福平,在动物实验中有致畸的报道,但人类未被证实,妊娠 12 周之内禁用,12 周后慎用。吡嗪酰胺尚缺乏妊娠期结核病治疗安全性的报道,鉴于其对胎儿的不良反应尚不清楚,应用时需谨慎。上述 4 种药物,在世界卫生组织妊娠期结核治疗的建议中均可选用。世界卫生组织和美国食品和药物管理局均将氟喹诺酮类和氨基糖苷类列为妊娠期禁用药。

4.手术治疗　妊娠合并肺结核一般不需要手术治疗,仅在病灶局限,反复咯血或肺结核瘤、空洞经保守治疗无效,考虑手术疗法对母婴有利情况下才实施。施行手术的时间建议在妊娠 16－28 周进行。术式应选择简单快速的方式进行,根据病变程度和范围而定,包括肺楔形切除、肺段切除、肺叶切除或一侧肺切除。

5. 产科处理　对妊娠合并肺结核的处理需要兼顾抗结核治疗和围产期保健,以最大程度保障母婴安全、降低疾病及治疗带来的风险。多数学者认为,肺结核并非终止妊娠的指征,但有以下情况时应建议终止妊娠。

(1)严重肺结核伴有肺功能减低,不能耐受继续妊娠及分娩者。

(2)活动性肺结核需要及时进行抗结核治疗,考虑药物对胎儿不良影响难以避免者。

(3)合并其他系统疾病不能继续妊娠者。

(4)艾滋病患者妊娠合并结核病。

(5)有产科终止妊娠的指征者。

(6)高龄、体质虚弱、经济条件差或无法随诊并已有子女的经产妇,应劝告终止妊娠并实施绝育。对经治疗后病情稳定的结核孕妇,应在预产期前1～2周住院待产。如无产科手术指征,应鼓励经阴道试产,在第一产程,应补足液体和营养需要,保证休息,密切观察产程进展和母体情况;第二产程,避免用力屏气导致肺泡破裂和病灶扩散,可适当助产缩短第二产程;第三产程预防产后出血等。产褥期应延长休假时间,注意增加营养,精神愉快,并按结核病完成复查和随诊。

6. 新生儿处理　新生儿出生后留脐带和胎盘检查是否感染结核菌。对母亲患活动性结核者,新生儿应检查结核菌素试验(PPD)、胸部 X 线片、腰椎穿刺和结核杆菌的涂片及培养,实行母婴隔离,禁止哺乳。若肺结核孕妇分娩时痰结核杆菌涂片为阴性,新生儿需接种卡介苗,但不必预防性治疗;如母亲分娩时结核杆菌涂片仍为阳性,且婴儿情况良好,则建议给予婴儿 3 个月的预防性治疗(异烟肼 5mg/kg,1/d),不接种卡介苗;3 个月后 PPD 试验如转为阴性,可停用异烟肼,接种卡介苗;如仍为阳性,再治疗 3 个月,PPD 试验转为阴性可给婴儿接种卡介苗。若婴儿有结核中毒症状,表现低热、吃奶少、咳嗽、消瘦等症状时,应给予全程抗结核治疗,以预防结核性脑膜炎的发生。如产后需用氟喹诺酮类和氨基糖苷类治疗的产妇禁止哺乳,服用其他药物的产妇产后如母体情况稳定可哺乳,喂奶前戴口罩防护,但母婴均需定期随访观察。

【注意事项】

1. 对接触过活动性肺结核,症状不明显,妊娠早期结核菌素试验阳性者,妊娠中、晚期可进行胸部 X 线检查确诊是否有活动性结核。

2. 活动性肺结核患者,尤其是病灶较广泛的中、重度患者,妊娠与分娩均能促使结核病情恶化,特别是重度而又未经抗结核治疗且又无产前检查的孕妇,妊娠和分娩将使病情加剧和(或)死亡。活动性肺结核,如血行播散性肺结核、慢性纤维空洞型肺结核患者如一旦怀孕,则有使病情进一步恶化的可能。由肺结核对妊娠的影响来看,特别是重症患者由于疾病可致慢性缺氧,则死胎或早产的发生率增加。但自从 20 世纪 70 年代抗结核药物的进展以来,凡经积极治疗者,对母婴预后已较以往有明显提高。

3. 当肺部组织腐蚀区的刺激性分泌物排至支气管时,可引起咳嗽,咳痰。

4. 对肺结核患者加强宣传,在肺结核活动期,暂缓结婚或待抗结核治疗病灶稳定 1 年以后,再考虑妊娠。

5. 糖尿病、麻疹、艾滋病、硅沉着病、营养不良、使用免疫抑制药和糖皮质激素易感染结核。

6. 由于结核病原体可在肺、肝、脾、脑膜、骨、关节、淋巴结、生殖器甚至胎盘存在,若发生结核血行播散,可引起胎盘感染,导致胎儿先天性结核感染的发生。

7. 加强产前保健,多数患者在孕前已明确诊断而及时治疗,妊娠均可获良好结局,如健康教育及孕期保健的重要性未被普遍重视,个别肺结核重度患者,一旦怀孕可发生不良后果。播散性或纤维空洞型肺结核未经治疗者,应在孕6－8 周内,行人工流产术后,经治疗病情稳定后再妊娠。

8. 药物治疗,妊娠期已不主张应用链霉素,可能因听神经受累致使有听力减退或完全丧失,所以在孕期不可再使用链霉素治疗。孕期结核病的第一线药物为异烟肼(INH)、乙胺丁醇,如再加用维生素 B_6 则可防止 INH 对胎儿潜在的神经毒性,所以 INH 与乙胺丁醇在妊娠各期为首选药。第二线药物则以利福平、氨硫脲或卡那霉素为主。利福平在孕 16 周以后使用则更安全。用药的疗程为病情基本控制后,再继续应用 1～1.5 年。对于伴有高热、不良反应明显的患者,可用对氨水杨酸钠 12g＋5％葡萄糖注射液 500ml,静脉滴注,1/d,持续1～2 个月;待病情好转后,再选用联合抗结核药物治疗。

9. 分娩期的处理。产程开始更注意热能的供应和休息,防止由热能供应不足或精神紧张而引起的宫缩乏力。第二产程多需产钳或胎头吸引器助产,以免疲劳过度使病情加重。如需剖宫产者,均行硬膜外麻醉为妥。产后注意出血感染。

10. 产褥期的处理。对于活动性肺结核产妇,必须延长休息和继续抗结核治疗及增加营养,并积极防治产褥期感染。新生儿应与患母隔离,并及时接种卡介苗。如果产妇为播散性肺结核患者,则其婴儿需用 INH 15~20mg/(kg·d),持续 1 年;如果结核菌素试验及胸 X 线片均阴性,则可用卡介苗;如皮肤试验阳性而胸片阴性,则需继用 INH 1 年;如皮肤试验及胸 X 线片均为阳性,则需另加其他抗结核药物。

11. 如遇有产后原因不明的发热,不能以宫内感染解释,则应考虑是否有肺结核病灶的扩散,应进一步行胸 X 线片检查,明确诊断。

12. 潜伏性结核感染,无近期结核接触史,或免疫功能低下者可等产后 3~4 个月给予治疗。

三、妊娠合并开放性肺结核

【高危评分】　临床危险性评估:20C。

【早期识别】

1. 咳嗽、不适、易疲劳、午后潮热、盗汗。

2. 胸膜炎性疼痛,痰中带血。

3. 肺上叶可闻湿啰音,呼吸音减弱,语音亢进。

4. 痰菌阳性。

【诊断要点】　依据中国《卫生部肺结核门诊诊疗规范(2012 年)》及依据中国《内科学》(第 8 版)中"肺结核"精要进行诊断。

1. 诊断同前妊娠合并肺结核活动型。

2. 传染开放性分为如下类型:①空洞性肺结核:多有支气管播散病变,临床症状较多,发热,咳嗽,咳痰和咯血等。空洞性肺结核患者痰中经常排菌。应用有效的化学治疗后,出现空洞不闭合,但长期多次查痰阴性,空洞壁由纤维组织或上皮细胞覆盖,诊断为"净化空洞",但有些患者空洞还残留一些干酪组织,长期多次查痰阴性,临床上诊断为"开放菌阴综合征",仍须随访。②结核球:多由干酪样病变吸收和周边纤维膜包裹或干酪空洞阻塞性愈合而形成。结核球内有钙化灶或液化坏死形成空洞,同时 80% 以上的结核球有卫星灶,可作为诊断和鉴别诊断的参考。③干酪性肺炎:多发生在机体免疫力和体质衰弱,又受到大量结核分枝杆菌感染的患者,或有淋巴结支气管瘘,淋巴结中的大量干酪样物质经支气管进入肺内而发生。大叶性干酪性肺炎 X 线呈大叶性密度均匀磨玻璃状阴影,逐渐出现溶解区,呈虫蚀样空洞,可出现播散病灶,痰中能查出结核分枝杆菌。④纤维空洞性肺结核:纤维空洞性肺结核的特点是病程长,反复进展恶化,肺组织破坏重,肺功能严重受损,双侧或单侧出现纤维厚壁空洞和广泛的纤维增生,造成肺门抬高和肺纹理呈垂柳样,患侧肺组织收缩,纵隔向患侧移位,常见胸膜粘连和代偿性肺气肿。结核分枝杆菌长期检查阳性且常耐药。

【处理要点】　依据《卫生部肺结核门诊诊疗规范(2012 年)》精要进行处理。处理方法同妊娠合并肺结核活动型。

【注意事项】

1. 隔离　开放性肺结核是指肺结核进展期与部分好转期患者,其痰中经常有结核杆菌排出,具有较强的传染性,故必须隔离治疗,直至痰液中结核杆菌培养阴性为止。

2. 咳嗽传播是结核病的主要传播途径　肺结核患者在咳嗽、大声谈话、打喷嚏、大笑时排出含有结核菌的"微滴核",这种"微滴核"长期悬浮于空气中而造成传染。患者的痰液要吐在纸上焚烧,痰杯浸泡在 2%石炭酸或 1%甲醛溶液中灭菌;患者的衣物及生活用品煮沸或太阳下暴晒灭菌。

3. 人对结核菌均易感　首次吸入结核杆菌都能造成感染。但感染后即直接发展成临床上的进行性结核患者极少,多终身处于"潜伏状态",其中仅有少数人因为机体抵抗力低才引起以内源为基础的继发性肺结核病发生。

4. 规范性化疗　具有结核毒性症状、痰菌阳性、X 线病灶具有炎症成分或是病灶正在进展或好转阶段的活动性肺结核患者,选用链霉素、利福平、异烟肼、乙胺丁醇、对氨水杨酸等抗结核药物进行规范、合理的化疗。

5. 隔离接触开放性肺结核患者的人员　应戴口罩,必要时须做结核菌素试验,阳性者应做胸部 X 线检查,阴性者应在不接触患者 2 个月后重复做 1 次结核菌素试验,以排除感染。

四、妊娠合并粟粒性肺结核

【高危评分】　临床危险性评估:20C。

【早期识别】

1. 结核接触史。

2. 持续高热、乏力、食欲缺乏。

3. 全身浅表淋巴结肿大。

4. 结核菌素试验阳性。

5. X 线片确诊(铅衣覆盖腹部)。

【诊断要点】　依据中国《内科学》(第 8 版)中"肺结核"精要进行诊断。

1. 血行播散型肺结核:含急性血行播散型肺结核(急性粟粒型肺结核)及亚急性、慢性血行播散型肺结核。

2. 急性粟粒型肺结核多起病急,持续高热,中毒症状严重。

3. 全身浅表淋巴结肿大,肝和脾大,有时可发现皮肤淡红色粟粒疹,可出现颈项强直等脑膜刺激征,眼底检查约 30% 的患者可发现脉络膜结核结节。

4. X 线胸片和 CT 检查开始为肺纹理重,在症状出现两周左右可发现由肺尖至肺底呈大小、密度和分布均匀的粟粒状结节阴影,结节直径 2mm 左右。

5. 亚急性、慢性血行播散型肺结核起病较缓,症状较轻,胸 X 线片呈双上、中肺野为主的大小不等、密度不同和分布不均的粟粒状。

6. 临床上应注意与肺炎、伤寒、败血症、组织细胞增生症及肺含铁血黄素沉着等相鉴别。

【处理要点】　依据《卫生部肺结核门诊诊疗规范(2012 年)》精要进行处理。处理同妊娠合并肺结核活动型。

【注意事项】

1. 怀孕后对可疑炎症,持续较长时间的发热,抗炎效果不好的情况下要尽早进行结核病的相关检查。

2. 妊娠后可能导致体内陈旧病灶的复发,若发生粟粒型肺结核,多于 3 个月内发生流产。

3. 抗结核药物,目前主张将化疗的全疗程分为两个阶段进行。即强化治疗阶段及维持治疗阶段。此方案可提高疗效。前者开始时即给予强有力的四联杀菌药物如 INH、RFP、PZA 及 SM。有严重中毒症状及呼吸困难者,在应用抗结核药物的同时,可用泼尼松 1~2mg/(kg·d)疗程 1~2 个月。

4. 粟粒型肺结核也称血性播散型肺结核,这是肺结核里最凶险的一种,若出现剧烈头痛是因为这种类型的肺结核容易引发结核性脑膜炎,而后者更是凶险,预后不佳。故若能早期诊断和彻底治疗仍可治愈,如延误诊断和治疗,则可导致孕妇死亡。

五、妊娠合并哮喘

【高危评分】 临床危险性评估:10B。

【早期识别】

1. 哮喘发作的历史。

2. 反复发作的喘息、呼吸困难、胸闷或咳嗽。

3. 发作时双肺呼气可闻及哮鸣音。

【诊断要点】 依据中国《支气管哮喘的防治指南(2016年)》精要进行诊断。

1. 典型哮喘的临床症状和体征 ①反复发作喘息、气急,伴或不伴胸闷或咳嗽,夜间及晨间多发,常与接触变应原、冷空气、物理、化学性刺激以及上呼吸道感染、运动等有关。②发作时双肺可闻及散在或弥漫性哮鸣音,呼气相延长。③上述症状和体征可经治疗缓解或自行缓解。

2. 不典型哮喘的诊断 临床上还存在着无喘息症状、也无哮鸣音的不典型哮喘,患者仅表现为反复咳嗽、胸闷或其他呼吸道症状。①咳嗽变异性哮喘:咳嗽作为唯一或主要症状,无喘息、气急等典型哮喘的症状和体征,同时具备变气流受限客观检查中的任一条,除外其他疾病所引起的咳嗽。②胸闷变异性哮喘:胸闷作为唯一或主要症状,无喘息、气急等典型哮喘的症状和体征,同时具备可变气流受限客观检查中的任一条,排除其他疾病所引起的胸闷。③隐匿性哮喘:指无反复发作喘息、气急、胸闷或咳嗽的表现,但长期存在呼吸道反应性增高者。随访发现有14%～58%的无症状呼吸道反应性增高者可发展为有症状的哮喘。

3. 分期 ①哮喘急性发作是指喘息、气急、咳嗽、胸闷等症状突然发生,或原有症状加重,并以呼气流量降低为其特征,常因接触变应原、刺激物或呼吸道感染诱发。②慢性持续期是指每周均不同频度和(或)不同程度地出现喘息、气急、胸闷、咳嗽等症状。③临床缓解期是指患者无喘息、气急、胸闷、咳嗽等症状,并维持1年以上。

【处理要点】　依据中国《支气管哮喘的防治指南（2016 年）》精要进行处理。

1. **哮喘发作的处理**　包括应用支气管扩张药物治疗和对症治疗。

（1）β₂肾上腺素能受体兴奋药：有极强的支气管舒张作用，是控制哮喘的一线药物。该类药物与 β 受体结合促进 cAMP 合成，使支气管平滑肌松弛，并且能稳定肥大细胞膜减少细胞介质释放。常用的 β₂ 受体兴奋药有特布他林、沙丁胺醇、异丙喘定，妊娠合并高血压者禁用有 α、β 受体兴奋作用的药如麻黄碱、肾上腺素等茶碱类药物，也能使支气管痉挛松弛，治疗哮喘有效。抗胆碱类药物阿托品虽然有利于平滑肌松弛扩张支气管，但由于其不良反应是抑制腺体分泌导致痰黏稠不易咳出、瞳孔散大等，故孕期不宜使用，但发现使用异丙托溴铵不影响心率和痰液咳出，偶有口干。

（2）重度哮喘和持续状态的处理：由于严重缺氧，可引起早产、胎死宫内必须紧急处理。首先使患者半卧位，气管插管正压给氧，氧压不宜超过 1.96kPa（20cmH₂O），以减轻缺氧症状，除按上述方法给予支气管扩张药物外，给予肾上腺皮质激素可迅速有效地控制哮喘持续状态。一般可用氢化可的松加入 5% 葡萄糖注射液静脉滴注，或用地塞米松＋50% 葡萄糖注射液静脉注射，每天用量视病情而定，一般可重复 2～4 次，也可口服泼尼松。

（3）对症治疗：患有支气管哮喘的孕妇，常表现精神紧张、烦躁不安，可适当给予抑制大脑皮质功能的药物如苯巴比妥、地西泮等，但应避免使用对呼吸有抑制功能的镇静药和麻醉药如吗啡、哌替啶等，以防加重呼吸功能衰竭和对胎儿产生不利影响。必要时静脉补充液体，注意纠正水电解质紊乱和酸中毒。为预防或控制呼吸道感染可做痰培养加药敏试验，选用有效且对胎儿无不良影响的广谱抗生素。

哮喘发作支气管痉挛时，支气管分泌物增多，如不及时清除就会阻塞呼吸道，加重缺氧和二氧化碳潴留，使炎性介质产生增多，加重病情的发展，因此促进排痰、保持呼吸道通畅至关重要，用雾化吸入法，使痰变稀薄，易于咳出必要时可用导管机械性吸痰，禁用麻醉性止咳药。碘化钾可影响胎儿甲状腺功能，故不宜使用。

2. **妊娠的处理**

（1）分娩期：孕妇临产后，首先应尽量使产妇保持安静状态。为防止哮喘发作临产后肌内注射可的松(醋酸可的松)12h后重复1次。为避免产妇用力使用腹压,减少体力消耗,可用低位产钳或胎头吸引器助产以缩短第2产程。哮喘病不是剖宫产的指征,若合并其他产科情况需行剖宫产者可于手术前1～2h静脉注射地塞米松或氢化可的松,术后再给维持量,以预防哮喘发作。手术麻醉以硬膜外麻醉为宜,应避免全身麻醉,因全身麻醉气管插管时可诱发支气管痉挛发作,硫喷妥钠有使哮喘恶化的可能不宜使用。术后加强监护,氧气吸入,适当给予支气管扩张药和给予抗生素预防感染。

(2)产褥期:由于分娩时体力消耗、精神紧张,大脑皮质功能失衡,通过丘脑兴奋迷走神经易诱发哮喘发作,因此产后要充分休息,减少哺乳次数。重症哮喘患者不宜哺乳。

(3)关于终止妊娠问题:一般认为哮喘病不是终止妊娠的指征,但是长期反复发作的慢性哮喘且伴有心肺功能不全的孕妇应考虑终止妊娠。

【注意事项】

1. 妊娠合并哮喘是一种多基因疾病,患哮喘的母亲的后代易患哮喘,如果第一胎有哮喘,第二胎患哮喘的可能性更大;若双亲均系哮喘患者,那么他们的后代几乎均患此病。

2. 喘息发作特别是重症哮喘和哮喘持续状态,不仅危及母亲,而且由于母体严重缺氧可致胎儿宫内缺氧,发育迟缓窘迫,甚至胎死宫内。孕妇急性重症哮喘可发生气胸、纵隔气肿、急性肺源性心脏病,甚至呼吸衰竭,致孕妇死亡。

3. 某些药物,如阿司匹林等类药物、大气污染、烟尘运动、冷空气刺激、精神刺激及社会、家庭心理等因素均可诱发哮喘,另外,反流食管炎可诱发支气管痉挛,因此睡眠前给予适当的抗酸药物,减轻胃酸反流,同时可抬高床头。

4. 妊娠3个月后可进行免疫治疗,用流行性感冒疫苗治疗慢性哮喘有较好疗效。

5. 妊娠期支气管哮喘急性发作应与心源性心力衰竭相鉴别。二尖瓣狭窄所致左侧心力衰竭多于夜间突然发生呼吸困难、端坐呼吸、咳嗽、咳泡沫痰、发绀等,两肺底或满肺可闻湿啰音和哮喘音。心脏扩大,心率快,心尖可闻奔马律。

6. 孕期合并高血压禁用麻黄碱药物:$β_2$肾上腺素能受体兴奋药有极强的支气管舒张作用,是控制哮喘的一线药物,常用的有特布他林、沙丁胺醇,注意妊娠合并高血压者禁用有 α、β 受体兴奋作用的药物如麻黄碱、肾上腺素等茶碱类药物,也能使支气管痉挛松弛,治疗哮喘有效。抗胆碱类药物阿托品虽然有利于平滑肌松弛扩张支气管,但由于其不良反应是抑制腺体分泌导致痰黏稠不易咳出,瞳孔散大等,故孕期不宜使用。

7. 重度哮喘和持续状态的处理:由于严重缺氧,可引起早产、胎死宫内必须紧急处理。首先使患者半卧位,气管插管正压给氧,氧气压力不宜超过 $20cmH_2O$,以减轻缺氧症状,除按上述方法给予支气管扩张药物外,给予肾上腺皮质激素可迅速有效地控制哮喘持续状态。一般可用氢化可的松＋5% 葡萄糖注射液静脉滴注,或用地塞米松＋50% 葡萄糖注射液静脉注射,每天用量视病情而定,一般可重复 2～4 次,也可口服泼尼松。

8. 禁用盐酸哌替啶:患有支气管哮喘的孕妇,常表现精神紧张、烦躁不安,可适当给予抑制大脑皮质功能的药物如苯巴比妥(鲁米那)、地西泮等,但应避免使用对呼吸有抑制功能的镇静药和麻醉药如吗啡、哌替啶等,以防加重呼吸功能衰竭和对胎儿产生不利影响。

9. 禁用麻醉性镇咳药物。哮喘发作支气管痉挛时,支气管分泌物增多,如不及时清除就会阻塞呼吸道,加重缺氧和二氧化碳潴留,使炎性介质产生增多,加重病情的发展,因此促进排痰、保持呼吸道通畅至关重要,用雾化吸入法,使痰变稀薄,易于咳出必要时可用导管机械性吸痰,禁用麻醉性镇咳药。碘化钾可影响胎儿甲状腺功能,故不宜使用。

10. 临产后产妇应尽量保持精神安静状态:为防止哮喘发作临产后肌内注射可的松(醋酸可的松)12h 后重复 1 次。为避免产妇用力使用腹压,减少体力消耗,可用低位产钳或胎头吸引器助产以缩短第 2 产程。哮喘病不是剖宫产的指征,若合并其他产科情况需行剖宫产者可于手术前 1～2h 静脉注射地塞米松或氢化可的松,术后再给维持量,以预防哮喘发作。手术麻醉以硬膜外麻醉为宜,应避免全身麻醉,因全身麻醉气管插管时可诱发支气管痉挛发作,硫喷妥钠有使哮喘恶化的可能不宜使用。术后加强监护,氧气吸入,适当给予支气管扩张药和给予抗生素预防感染。

11. 产后充分休息:由于分娩时体力消耗,精神紧张,大脑皮质功能失衡,通过丘脑兴奋迷走神经易诱发哮喘发作,因此产后要充分休息,减少哺乳次数。重症哮喘患者不宜哺乳。

六、妊娠合并哮喘伴肺功能不全

【高危评分】　临床危险性评估：20C。

【早期识别】

1. 哮喘发作的历史。

2. 发作时喉中哮鸣有声，呼吸困难，甚则喘息不能平卧。

3. 双肺呼气可闻及哮鸣音。

4. 动脉血氧减少。

【诊断要点】　依据中国《内科学》（第 8 版）中"急性呼吸衰竭"精要进行诊断。

哮喘病情轻重不一，刚开始发作时，可能只有单纯咳嗽，常易漏诊。发作明显时有呼吸困难、咳嗽及哮鸣，由于急性支气管痉挛致呼吸道梗阻，患者常有胸部发紧、喘鸣，可发生严重缺氧。体格检查：病人有缺氧表现，有辅助呼吸肌运动，呼气比吸气更为明显，听诊可听到弥漫的哮鸣音。胸部有过度充气的表现：胸腔前后径增大，横膈下降。哮鸣音与病情严重程度不成比例病情严重时，因无足够的气流而无哮鸣音存在。

根据哮喘发作的历史、体检化验检查可做出诊断。诊断标准如下。

1. 反复发作的喘息、呼吸困难、胸闷或咳嗽，并多与接触变应原、病毒感染、运动或某些刺激有关。

2. 发作时双肺可闻及散在或弥漫性的以呼气期为主的哮鸣音。

3. 上述症状经治疗可以缓解或自行缓解。

4. 排除可引起喘息或呼吸困难的其他疾病，如肿瘤梗阻或压迫呼吸道、喉头水肿、支气管内异物、肿瘤肺栓塞心力衰竭等情况。

5. 症状不典型者（如无明显喘息或体征），应最少具备以下 1 项试验阳性：①若基础 FEV_1（或 PEF）15％；②PEF 变异率（用呼吸峰流速仪测定，清晨及入夜各测 1 次）＞20％；③支气管激发试验（或运动激发试验）阳性。

6. 哮喘伴肺功能不全。①呼吸困难是呼吸衰竭最早出现的症状。多数患者有明显的呼吸困难，表现为频率、节律和幅度的改变。较早表现为呼吸频率增快，病情加重时出现呼吸困难，辅助呼吸肌活动加强，如三凹征。中枢性疾病或中枢神经抑制性药物所致的呼吸衰竭，表现为呼吸节律改变，如潮式呼吸、比奥呼吸等。②发绀是缺氧的典型表现,当动脉血氧饱和度<90％,可在口唇、指甲等处出现发绀时应加以注意。③急性缺氧可出现精神错乱、躁狂、昏迷、抽搐等症状。如合并急性 CO_2 潴留,可出现嗜睡、扑翼样震颤,甚至呼吸骤停。

【处理要点】　依据中国《内科学》(第 8 版)中"急性呼吸衰竭"精要进行处理。

1. 去除诱发因素和治疗合并症　过敏原持续暴露、社会心理因素及合并症的存在是哮喘难以控制的重要因素。治疗重症哮喘,首先要识别诱发因素,并避免接触各种过敏原及各种触发因素。对于存在心理因素、严重鼻窦炎、胃食管反流、阻塞性睡眠呼吸暂停综合征等合并症者给予积极有效的治疗。

2. 药物治疗　可用于重症哮喘治疗的药物,包括吸入性糖皮质激素(ICS)及口服激素、长效 $β_2$ 受体激动药(LABA)、白三烯受体拮抗药(LTRA)、缓释茶碱、LAMA 等。重症哮喘常常需要同时用大剂量 ICS 和口服激素。对于大剂量 ICS 维持治疗再联合其他控制药物仍未控制者,或反复急性加重需要口服激素的患者,建议加用口服激素作为维持用药,推荐初始量:泼尼松(龙)片 30～40mg/d;当哮喘症状控制并维持一段时间后,逐渐减少口服激素剂量,并确定最低维持剂量(一般≤10mg/d)长期口服治疗。重症哮喘的治疗仍然依靠最佳剂量的口服激素以及大剂量 ICS 联合 LABA、LTRA、缓释茶碱等控制药物。抗 IgE 单克隆抗体作为首个分子靶向药物,对重症过敏性哮喘的治疗显示了很好的疗效。

3. 围术期哮喘管理　围术期是从患者决定接受手术治疗开始,到手术治疗直至基本康复,在术前 5～7d 至术后 7～12d。围术期哮喘管理目标:降低围术期哮喘急性发作风险,降低麻醉、手术操作呼吸道不良事件的风险。

(1)术前准备:完整的术前评估与准备及哮喘的良好控制是保证围术期安全的关键。评估应包括症状评估及围术期急性发作风险评估。对于择期手术,哮喘评估应至少在术前 1 周进行。哮喘症状未控制及近期发生过急性发作的哮喘患者,其围术期发生支气管痉挛的风险增加。围术期哮喘患者推荐常规行肺功能检查,尤其对于症状未控制的哮喘患者。2014 版 GINA 指南推荐,所有哮喘患者择期手术应在达到良好哮喘控制后进行;对于急诊手术,则应充分权衡患者可能存在的气道风险与手术必要性。所有哮喘患者,围术期应规律应用维持药物。静脉激素治疗可能更适合于急诊手术患者。

(2)术中管理:神经肌肉阻滞药是最常见诱发过敏反应的药物,如阿曲库铵、米库溴铵等,均可诱导组胺释放效应,而罗库溴铵适用哮喘患者快速气管插管。七氟醚作为吸入性麻醉诱导药,其耐受性良好且具有支气管舒张作用。

(3)术后管理:术后良好的镇痛、加强呼吸训练、控制胃食管反流等可能有助于减少哮喘急性发作。无创正压通气对于气管拔管后持续呼吸道痉挛的哮喘患者可能获益。

4. 妊娠期哮喘

(1)妊娠期哮喘是指女性怀孕期间出现的哮喘。4%～8%孕妇患哮喘,约30%哮喘患者因妊娠而加重,多发生在妊娠第24－36周;妊娠哮喘不仅影响孕妇,还影响胎儿;未控制的妊娠哮喘会导致孕妇发生子痫或妊娠高血压综合征,还可增加围生期病死率、早产率和低体重儿的发生率。

(2)妊娠期哮喘治疗原则与典型哮喘相同,基于妊娠安全性考虑,药物选择要慎重,在妊娠过程中停用 ICS 可导致哮喘急性发作。LTRA 可减少症状,且不增加早产的风险。

(3)妊娠期哮喘的全程化管理可以减少哮喘症状波动或急性发作给孕妇和胎儿带来的负面影响。包括:①评估和监测哮喘病情:监测呼气峰流速(PEF)及变异率;②控制哮喘加重的因素,避免接触诱发因素;③妊娠哮喘急性发作时,咳嗽、胸闷、气急、喘息或 PEF 下降20%,胎动减少及 SaO_2,<90%时,应立即每20分钟吸入2～4吸沙丁胺醇,观察1h,无改善需立即就诊;④分娩期和哺乳期如有哮喘急性发作并哮喘症状不稳定且胎儿已成熟,可考虑终止妊娠。哮喘的控制是减少母体和胎儿风险的保证。

5. 呼吸衰竭的总体治疗原则　加强呼吸支持,包括保持呼吸道通畅、纠正缺氧和改善通气等,呼吸衰竭病因和诱因的治疗;加强一般支持治疗及对其他重要脏器功能的监测与支持。

【注意事项】

1. 呼吸系统最基本的机制是呼出二氧化碳,吸进氧气。任何原因引起的肺部疾病或呼吸系统的调节功能障碍,以致呼吸运动不能满足气体交换的需要,出现动脉血氧减少或伴有二氧化碳潴留的情况,称为肺功能不全。肺功能不全是怎么发生的呢? 正常的肺换气过程主要靠2个环节:一是正常的肺通气活动;二是气体通过呼吸膜的正常弥散过程。当这些环节受损时,就会出现气体交换障碍。

2. 妊娠改变了通气动力学,当肺功能不全时,危险较大,必须改善通气。在产科监护和帮助持续呼吸情况下,慢性呼吸功能不全者维持继续妊娠是可能的,但较为少见,但是长期反复发作的慢性哮喘且伴有肺功能不全的孕妇应考虑终止妊娠。

3. 喘息发作特别是重症哮喘和哮喘持续状态不仅危及母亲,而且由于母体严重缺氧可致胎儿宫内缺氧,发育迟缓窘迫,甚至胎死宫内,所以,应考虑终止妊娠。

第5章

妊娠合并血液系统疾病早期识别与处理

一、妊娠合并贫血

(一)中度贫血

【高危评分】 临床危险性评估:5A。

【早期识别】

1. 皮肤、黏膜稍苍白,疲倦、乏力。

2. 孕妇外周血血红蛋白(70~99g/L)。

3. 血细胞比容<0.33。

【诊断要点】 依据中国《妊娠期铁缺乏和缺铁性贫血诊治指南(2014年)》精要进行诊断。

1. 贫血根据 Hb 浓度分为 轻度贫血(100~109g/L)、中度贫血(70~99g/L)、重度贫血(40~69g/L)和极重度贫血(<40g/L)。

2. 妊娠期铁缺乏(ID) 指妊娠期血清铁蛋白<20μg/L。

3. 妊娠期孕妇缺铁性贫血(IDA) 指妊娠期因 ID 所致的贫血,Hb<110g/L。

4. ID 的高危因素 曾经患有贫血、多次妊娠、在 1 年内连续妊娠及素食等。存在高危因素的妊娠妇女,即使 Hb≥110g/L 也应检查是否存在 ID。

5. ID 临床表现 疲劳、易怒、注意力下降及脱发等。Hb 下降之前储存铁即可耗尽,故尚未发生贫血时也可出现上述症状。

6. IDA 临床表现 疲劳、面色苍白、乏力、心悸、头晕、呼吸困难、烦躁等,与贫血程度相关。

7. 血常规 IDA 患者 Hb、平均红细胞体积(MCV)、平均红细胞血红蛋白含量(MCH)和平均红细胞血红蛋白浓度(MCHC)均降低。

8. ID 导致　网织红细胞 Hb 含量下降、网织红细胞计数减少。即使不存在贫血,也应将血常规作为评价铁储存状态的指标之一。

9. 血清铁蛋白　血清铁蛋白是反映体内铁储备最具特异性的生化指标,是评估 ID 最有效和最简易的标准。血清铁蛋白<20μg/L 诊断 ID。贫血患者血清铁蛋白<20μg/L 时应考虑 IDA。血清铁蛋白<30μg/L 即提示铁耗尽的早期,需及时治疗。

【处理要点】　依据中国《妊娠期铁缺乏和缺铁性贫血诊治指南(2014 年)》精要进行治疗。

1. 铁剂治疗试验　该治疗试验同时具有诊断和治疗意义。小细胞低色素性贫血患者首选铁剂治疗试验,治疗 2 周后 Hb 升高,提示为 IDA。

2. 治疗原则　根据 ID 程度及贫血程度选择治疗方案:ID 和轻中度贫血者以口服铁剂治疗为主,并改善饮食结构,进食富含铁的食物。

3. 疗程　铁剂治疗至 Hb 恢复正常后,应继续口服铁剂 3～6 个月或至产后 3 个月。

4. 口服铁剂　一旦储存铁耗尽,仅通过食物难以补充足够的铁,通常需要补充铁剂。口服补铁有效、价廉且安全。

(1)诊断明确的 IDA 妊娠妇女应补充元素铁 100～200mg/d,治疗后 2 周复查 Hb 评估疗效,通常补充口服铁剂的推荐剂量。

(2)非贫血妊娠妇女如果血清铁蛋白<30μg/L,应补充元素铁 60mg/d,治疗 8 周后评估疗效。

(3)患血红蛋白病的妊娠妇女如果血清铁蛋白<30μg/L,可予口服铁剂。

(4)建议进食前 1h 口服铁剂以减少食物对非血红素铁吸收的抑制作用,可与维生素 C 共同服用增加吸收率,应避免与其他药物同时服用。

(5)口服铁剂的患者约有 1/3 出现剂量相关的不良反应,主要表现为恶心、呕吐、便秘、腹痛、腹泻等胃肠道症状。较低铁含量制剂可减轻胃肠道症状。若有胃肠道反应,治疗宜从小剂量开始,每 2～3 天逐渐加量,直至达到治疗剂量。

5. 产科处理

(1)患 IDA 的妊娠妇女需要终止妊娠或临产时,应积极采取措施,最大限度地减少分娩过程中失血。

(2)产后出血或在产前未纠正贫血者,在产后 48h 复查 Hb。

（3）Hb<110g/L 的无症状产妇,在产后补充元素铁 100～200mg/d,持续 3 个月,治疗结束时复查 Hb 和血清铁蛋白。

6. 饮食指导 所有妊娠妇女应给予饮食指导,以最大限度提高铁摄入和吸收。妊娠期铁的需要量比月经期高 3 倍,并随妊娠进展铁的需要量逐步增加。血红素铁比非血红素铁更容易吸收。膳食铁中 95% 为非血红素铁。含血红素铁高的食物有红色肉类、鱼类和禽类等。含维生素 C 高的食物可促进铁吸收,如水果、绿叶蔬菜、胡萝卜、土豆等。牛奶等奶制品可抑制铁吸收。其他抑制铁吸收的食物还包括谷物麸皮、高精面粉、豆类、坚果、咖啡、茶等。

【注意事项】

1. 注意加强营养,鼓励孕妇进高蛋白及含铁丰富的食物。如:黑木耳、海带、紫菜、猪(牛)肝、豆类、蛋类食品等,此类食品不但含铁丰富,而且容易吸收。教育孕、产妇改变不良的饮食习惯,避免偏食、挑食。

2. 硫酸亚铁,0.3g,3/d,如果同时服用维生素 C 100mg 更有助于铁的吸收,注意制酸药、鸡蛋、奶制品、面包和其他谷类食物等,如与铁剂同服可影响铁的吸收,因此在饭前 1h 和饭后 2h 内不宜口服硫酸亚铁。

3. 富马酸亚铁,0.2～0.4g,3/d,含铁量较高。对胃肠道刺激性小,注意有时也有上腹区不适、腹泻或便秘。

4. 枸橼酸铁胺,10%枸橼酸铁 10～20ml,3/d,适用于吞服药片困难者,但其为 3 价铁不易吸收,治疗效果较差一些,注意不宜用于重症贫血的患者。

5. 为满足妊娠的需要,并充分补充体内铁的贮存,应维持治疗到产 3 个月。如果规则用药后 3 周,血象仍无明显改善,则应考虑是否为缺铁性贫血。

6. 鼓励产妇进食,保证足够入量,避免产程过长或急产,加强胎心音监护,低流量持续吸氧。

(二)重度贫血

【高危评分】 临床危险性评估:10B。

【早期识别】

1. 面色苍白、水肿、头晕。

2. 孕妇外周血血红蛋白(40～69g/L)。

3. 血细胞比容<0.33。

【诊断要点】 依据中国《妊娠期铁缺乏和缺铁性贫血诊治指南(2014 年)》

精要进行诊断。

1. 根据 Hb 浓度诊断　重度贫血（40～69g/L）和极重度贫血（＜40g/L）。

2. 妊娠期铁缺乏（ID）　指妊娠期血清铁蛋白＜20μg/L。

3. 妊娠期孕妇缺铁性贫血（IDA）　指妊娠期因 ID 所致的贫血，Hb＜110g/L，是妊娠期 ID 最严重阶段。

4. 根据储存铁质量浓度分为 3 期　①铁减少期：血清铁蛋白＜20μg/L，转铁蛋白饱和度、红细胞游离原卟啉及 Hb 正常。②缺铁性红细胞生成期：红细胞摄入铁降低，血清铁蛋白＜20μg/L，转铁蛋白饱和度＜15％，红细胞游离原卟啉增加，Hb 正常。③IDA 期：血清铁蛋白＜20μg/L，转铁蛋白饱和度＜15％，红细胞游离原卟啉增加，Hb＜110g/L。

5. 体征　疲劳、面色苍白、乏力、心悸、头晕、呼吸困难、烦躁等，与贫血程度相关。

【处理要点】　依据中国《妊娠期铁缺乏和缺铁性贫血诊治指南（2014 年）》精要进行处理。

1. 治疗方案　根据 ID 程度及贫血程度选择。①重度贫血者口服铁剂或注射铁剂治疗，还可以少量多次输注浓缩红细胞。极重度贫血者首选输注浓缩红细胞，待 Hb 达 70g/L、症状改善后，可改为口服铁剂或注射铁剂治疗。②疗程：铁剂治疗至 Hb 恢复正常后，应继续口服铁剂 3～6 个月或至产后 3 个月。

2. 口服铁剂　一旦储存铁耗尽，仅通过食物难以补充足够的铁，通常需要补充铁剂。补铁有效、价廉且安全。①诊断明确的 IDA 妊娠妇女应补充元素铁 100～200mg/d，治疗后 2 周复查 Hb 评估疗效，通常使用口服铁剂的推荐剂量。②非贫血妊娠妇女如果血清铁蛋白＜30μg/L，应补充元素铁 60mg/d，治疗 8 周后评估疗效。③患血红蛋白病的妊娠妇女如果血清铁蛋白＜30μg/L，可予口服铁剂。④建议进食前 1h 口服铁剂以减少食物对非血红素铁吸收的抑制作用，可与维生素 C 共同服用增加吸收率，应避免与其他药物同时服用。⑤口服铁剂的患者约有 1/3 出现剂量相关的不良反应，主要表现为恶心、呕吐、便秘、腹痛、腹泻等胃肠道症状。较低铁含量制剂可减轻胃肠道症状。若有胃肠道反应，治疗宜从小剂量开始，每 2～3 天逐渐加量，直至达到治疗剂量。

3. 常用口服铁剂　多糖铁复合物 1 片 150mg，150～300mg/d；富马酸亚铁 1 片 200mg，1 片 60mg，1 次 60～120mg，3/d；琥珀酸亚铁 1 片 100mg，1 片

30mg,1 次 60mg,3/d;硫酸亚铁 1 片 300mg,1 片 60mg,1 次 60mg,3/d;硫酸亚铁控释片 1 片 525mg,1 片 100mg,100mg/d;葡萄糖酸亚铁 1 片 300mg,1 片 36mg,1 次 36～72mg,3/d;蛋白琥珀酸铁 1 支 15ml,1 支 40mg,40～80mg/d,2/d。

4. 注射铁剂　注射铁剂可更快地恢复铁储存,升高 Hb 水平,相比较口服铁剂可更快地出现血液学治疗反应。①适应证:不能耐受口服铁剂、依从性不确定或口服铁剂无效者,妊娠中期以后可选择注射铁剂。研究显示妊娠中晚期应用静脉铁剂治疗是安全的,目前还缺乏妊娠早期应用静脉铁剂的相关经验。②用量:注射铁剂的剂量取决于妊娠妇女体重和 Hb 浓度,目标是使 Hb 到 110g/L,可根据下列公式计算:总注射铁剂量（mg）= 体重（kg）×（Hb 目标值－Hb 实际值)(g/L)×0.24＋ 铁储存量（mg）;铁储存量＝500mg。③禁忌证:注射铁过敏史、妊娠早期、急慢性感染和慢性肝病。④主要不良反应:注射部位疼痛、头晕、头痛等症状,偶有致命性过敏反应。另外游离铁可引起组织毒性,故决定使用注射铁剂前,应检测血清铁蛋白水平,确诊 ID。注射铁剂应在有处理过敏反应设施的医院,由有经验的医务人员操作。⑤常用注射铁剂:a. 右旋糖酐铁:为三价铁右旋糖酐胶状复合物,相对分子质量为 5000～7500 kU,注射后血中浓度提高较慢,24～48h 达峰值,有发生严重过敏反应的风险。b. 蔗糖铁:氢氧化铁蔗糖复合物,其结构与生理状态下的铁蛋白结构相似,很少引起过敏反应,且铁的生物利用度更高,在发达国家已被广泛应用于临床补铁治疗。其缺点在于不能 1 次大剂量使用,常规 1g 的总量需要分数次输注,增加临床应用不便。

5. 输血　①Hb＜70g/L,建议输注浓缩红细胞;②Hb 在 70～100g/L,根据患者手术与否和心脏功能等因素,决定是否输注浓缩红细胞。输血同时可口服或注射铁剂。

6. 产科处理　①患 IDA 的妊娠妇女需要终止妊娠或临产时,应积极采取措施,最大限度地减少分娩过程中失血;②产后出血或在产前未纠正贫血者,在产后 48h 复查 Hb;③Hb＜110g/L 的无症状产妇,在产后补充元素铁 100～200mg/d,持续 3 个月,治疗结束时复查 Hb 和血清铁蛋白。

【注意事项】

1. 注意重度贫血对孕产妇的影响　可因心肌缺氧导致贫血性心脏病;胎

盘缺氧易发生妊娠高血压综合征或妊娠期高血压心脏病;产妇对失血性耐受性降低,易发生失血性休克;贫血降低产妇抵抗力,容易发生产褥感染。

2. 注意重度贫血对胎儿的影响　由于胎盘供氧和营养物质不足以满足胎儿生长需要,一般情况下,胎儿缺铁程度不会太严重,但当孕妇患重症贫血(Hb<50g/L)时,会因胎盘供氧和营养不足,引起胎儿发育迟缓、胎儿窘迫、早产或死胎。

3. 注意补铁以口服为主　注射用铁剂多用在妊娠后期重度缺铁性贫血或患者因严重胃肠道反应而不能接受口服给药者。使用后吸收快。其缺点是注射局部疼痛。约有 5% 患者可有全身不良反应或毒性反应,如头痛、头晕等,偶可发生致命的过敏性反应。常用的药物:右旋糖酐铁:含铁 50mg/ml,首次肌内注射 50mg,如无反应可增加到 100mg,每天或隔天 1 次肌内注射,15～20d 为 1 个疗程,一般每注射 300mg 可提高 Hb 10g/L。

4. 注意输血原则少量多次　对重度贫血的孕妇,当血红蛋白≤60g/L,妊娠足月面临分娩处理,须尽快提高血红蛋白。需要输血时,宜采取小量、多次、慢速输新鲜血以避免血容量增加过多而加重心脏负担。重度贫血的孕妇常伴有心功能不全,输血可诱发或加重左侧心力衰竭、肺水肿。

5. 重度贫血者　取新鲜血备用,并开放静脉。宫口开全后,可助产缩短第 2 产程,但应尽量避免意外的产伤。产后积极预防产后出血,胎儿肩娩出后立即静脉注射缩宫素 10～20U,同时用缩宫素 20U＋5% 葡萄糖注射液中静脉滴注,持续至少 2h。胎儿娩出后,仔细检查并认真缝合阴道伤口,严格无菌操作。产后使用抗生素预防产道感染。如有适应证需行剖宫产时,术中应尽量减少出血,注意掌握好输液或输血的总量和速度。

二、妊娠合并血小板减少症

(一)血小板<50×10⁹/L

【高危评分】　临床危险性评估:10B。

【早期识别】

1. 皮肤紫癜以下肢远端多见。

2. 可有鼻、齿龈及口腔黏膜出血。

3. 血小板数(20～50)×10⁹/L。

【诊断要点】 依据中国《成人原发免疫性血小板减少症诊断与治疗中国专家共识(2016 年版)》精要进行诊断。

1. 临床表现以皮肤黏膜出血为主,严重者可发生内脏出血,甚至颅内出血,出血风险随年龄增长而增加。部分患者仅有血小板减少而没有出血症状。部分患者有明显的乏力症状。

2. 至少 2 次血常规检查示血小板计数减少,血细胞形态无异常。

3. 脾一般不增大。

4. 骨髓检查,巨核细胞数增多或正常、有成熟障碍。

【处理要点】 依据中国《成人原发免疫性血小板减少症诊断与治疗中国专家共识(2016 年版)》精要进行处理。

1. 严密监测:对血小板减少孕妇要加强产前监护,积极防治合并症和并发症,预防重度血小板减少所致的出血倾向,至少每 2 周检查 1 次血常规,动态观察血小板变化。

2. 妊娠早期血小板计数$(30\sim50)\times10^9/L$,无出血倾向者,常不需特殊治疗,可给予维生素 B、维生素 C、芦丁、叶酸、铁剂辅助治疗,同时注意预防感染,防止病情恶化。妊娠早期血小板减少伴有出血,尤其是血小板计数$<30\times10^9/L$,应用糖皮质激素疗效不佳者可考虑终止妊娠。血小板计数$<20\times10^9/L$、临床有出血倾向,或妊娠中、晚期血小板计数$<50\times10^9/L$ 时,尤其分娩前或预产期时应积极治疗。

3. 糖皮质激素治疗。泼尼松 1mg/kg,3 次口服;或 10mg,3/d。使用 3～7d 后血小板计数上升,出血停止,以后视病情逐渐减至 5～10mg/d 维持量。有资料显示,妊娠期大量长期应用糖皮质激素,可致过期妊娠、胎儿生长受限及对胎儿产生免疫抑制和增加感染、胎膜早破、妊娠期高血压综合征的发生率。但是泼尼松通过胎盘进入胎儿循环前,87%的有效成分经胎盘内酶作用而灭活,所以妊娠期给予一般剂量泼尼松,对胎儿尚属安全。

4. 免疫球蛋白。免疫球蛋白可抑制抗体产生及与血小板结合,减少或避免血小板被吞噬,可用于单纯糖皮质激素治疗无效或效果欠佳者及重度血小板减少有出血倾向。常用剂量:400mg/(kg·d),连续 3～5d,约 75%的患者血小板上升,50%可达到正常水平,但停药后可有反跳现象。一般患者考虑先用激素,无效者再用大剂量丙种球蛋白,因为二者效果相当,但丙种球蛋白价格昂贵。如果情况紧急,或单纯激素治疗效果欠佳时,也可考虑二者同时应用。

5. 血小板抗体和人类白细胞抗原(HLA)抗体是血小板输注无效的主要原因,而抗体的产生与输注次数成正比关系。因此,血小板输注的效果是暂时性的,而且易产生抗血小板抗体,使以后的血小板输注无效。临床上我们根据患者血小板计数和有无出血倾向,在临产前或剖宫产时进行血小板静脉滴注,以发挥其最大作用。但 ITP 患者体内血小板只能存活 48～230min,正常人血小板可存活 8～12d,输入的血小板迅速被体内的抗体破坏,故可在术前 1h 内一次性输注。由于血小板的迅速破坏,特别是 ITP 患者,术后必须随访血小板的消长,并注意出血症状,必要时再次静脉滴注。

6. 非常值得注意的是对于 TTP 孕妇而言,禁用静脉滴注血小板,因血小板静脉滴注增加血栓形成,可加速病情的恶化。所以在免疫治疗和激素治疗的同时,可以选用抗血小板聚集药如吲哚美辛、阿司匹林、双嘧达莫,右旋糖酐 500ml,2/d,共 14d 等。有人认为至少部分患者抗血小板药物对 TTP 初次缓解和维持缓解起重要作用。因此,抗血小板药在综合治疗中起辅助作用,取得缓解后可作为维持治疗,疗程需长达 6～18 个月,停药过早易复发。单用时疗效较差,常与糖皮质激素合用。对于治疗 TTP,脾切除的方法目前意见仍不统一,多数人认为不宜单独行脾切除治疗本病,若病程 7d 内临床和生化表现不能改善,可及早考虑脾切除。

7. 血浆置换疗法。血浆置换疗法是一种对 TTP 疗效显著的一种治疗手段。自 1976 年开始采用本法治疗 TTP 后疗效迅速提高,达 67%～84%,使 TTP 预后大为改观。对于 PAIgG 不增高或经用大剂量激素无效的重症患者可考虑本疗法,特别适用于有心功能不全者,不宜用冷沉淀物作为血浆交换,以免大量 vWF 因子促发血管内血小板聚集。

8. 对于妊娠合并血小板减少的分娩方式,目前比较一致的意见如下。

(1)足月妊娠,血小板计数>50×10⁹/L,特别是已有产兆时,如无产科情况,可考虑经阴道试产。但要严密观察产程进展,尽量避免急产和滞产。分娩时常规行会阴侧切术,尽量不用胎头吸引术和产钳助产术,侧切口严密止血,仔细缝合,防止会阴血肿形成。

(2)足月及存活可能性较大的早产儿,血小板计数<50×10⁹/L,并有出血倾向时,可考虑剖宫产,术前备血,充分准备血源,术前 1h 输入血小板悬液尽可

能使血小板计数达 $50 \times 10^9 / L$ 以上,必要时术中、术后再次静脉滴注,以保持短期血小板升高,防止术时或术后发生腹区切口出渗血、子宫出血、颅内出血及脏器出血。

(3)无论是阴道分娩还是剖宫产,均应在胎儿娩出后立即给予缩宫素,确保子宫收缩良好,减少产后出血的发生。术后亦应严密监测血小板值。

【注意事项】

1. 注意血小板 $<50 \times 10^9 / L$ 才有临床症状。

2. 注意和系统性红斑狼疮血小板减少区分。系统性红斑狼疮常常伴发红细胞和白细胞减少,其中有 $14\% \sim 26\%$ 病例伴发血小板和巨核细胞减少,大多是由免疫异常所致。血小板破坏原因与血清内存在抗血小板抗体有关。

3. 注意和再生障碍性贫血,维生素 B_{12}、叶酸缺乏所引起的巨细胞性贫血,阵发性睡眠性血红蛋白尿后期,以及恶性肿瘤髓内浸润区分。在这些患者,血小板减少,巨核细胞减少,少数虽可增多,但血小板寿命正常。

4. 注意和脾功能亢进血小板减少区分。脾功能亢进使血小板在脾内潴留和破坏增多,引起血小板减少。除有脾大及血小板减少外,尚有白细胞减少及贫血,且有引起脾功能亢进的原发病如肝硬化、疟疾等。

5. 注意和 Evans 综合征引起的血小板减少区分。这是免疫性溶血性贫血的一种综合征,可以是原发性或继发性,临床上除有血小板减少所引起的出血症状外,尚有黄疸、贫血等征象,Coombs 试验常(+)。

6. 注意如血小板计数明显减少($<30 \times 10^9 / L$),临床出血倾向严重,则自发性流产或不得已而终止妊娠率高,并有发生死胎的报道。国外资料报道 ITP 患者妊娠期间,如不予治疗,流产发生率为 $7\% \sim 23\%$,孕妇死亡率 $7\% \sim 11\%$,胎儿死亡率 26.5%,但未见畸形报道。大多数人认为,如发生在妊娠前,在妊娠初期病情已缓解,或妊娠中发生 ITP,但病情不严重,都可以继续妊娠至足月分娩。

7. 注意妊娠合并 ITP 者,一般不必终止妊娠,可在内科监护、治疗至足月。

8. 注意分娩方式的选择,目前比较一致的意见。①足月妊娠,血小板计数 $>50 \times 10^9 / L$,特别是已有产兆时,如无产科情况,可考虑经阴道试产。但要严密观察产程进展,尽量避免急产和滞产。尽量不用胎头吸引术和产钳助产术,因为有一部分胎儿血小板减少会发生颅内出血风险。分娩时常规行会阴侧切术,侧切口严密止血,仔细缝合,防止会阴血肿形成。②足月及存活可能性较大的早产儿,血小板计数$<50\times10^9/L$,并有出血倾向时,可考虑剖宫产,术前充分准备血源,术前 1h 输入血小板悬液尽可能使血小板计数达 $50\times10^9/L$,必要时术中、术后再次静脉滴注,以保持短期血小板升高,防止术中或术后发生腹部切口出渗血、子宫出血、颅内出血及脏器出血。无论是阴道分娩还是剖宫产,均应在胎儿娩出后立即给予缩宫素,确保子宫收缩良好,减少产后出血的发生。术后亦应严密监测血小板。

9. 注意剖宫产并不减少新生儿颅内出血的危险,新生儿颅内出血与分娩方式无关。血小板$<60\times10^9/L$行剖宫产手术时不用硬膜外麻醉。

10. 注意产后断脐时立即抽脐血检测血小板,若发现减少给新生儿进行治疗。

11. 注意新生儿血小板减少时,建议不进行哺乳,因为母乳中含有血小板抗体,可使血小板进一步下降。

(二)血小板$<20\times10^9/L$

【高危评分】　临床危险性评估:20C。

【早期识别】

1. 皮肤紫癜以下肢远端多见。

2. 有鼻、齿龈及口腔黏膜出血。

3. 有贫血。

4. 血小板数$<20\times10^9/L$。

【诊断要点】　依据中国《成人原发免疫性血小板减少症诊断与治疗中国专家共识(2016 年版)》精要进行诊断。

1. 临床表现以皮肤黏膜出血为主,严重者可发生内脏出血,甚至颅内出血,出血风险随年龄增长而增加。部分患者仅有血小板减少而没有出血症状。部分患者有明显的乏力症状。

2. 至少 2 次血常规检查示血小板减少,血细胞形态无异常。

3. 脾一般不增大。

4. 骨髓检查:巨核细胞数增多或正常、有成熟障碍。

【处理要点】　依据中国《成人原发免疫性血小板减少症诊断与治疗中国专家共识(2016 年版)》精要进行处理。

1. 治疗原则

(1)血小板≥30×10^9/L、无出血且不从事增加出血危险工作(或活动)的成人特发性血小板减少性紫癜(ITP)患者发生出血的危险性比较小,可予观察和随访。

(2)以下因素增加出血风险:①出血风险随患者年龄增长和患病时间延长而增高;②血小板功能缺陷;③凝血因子缺陷;④未被控制的高血压;⑤外科手术或外伤;⑥感染;⑦服用阿司匹林、非甾体类抗炎镇痛药、华法林等抗凝药物。

(3)若患者有出血症状,无论血小板减少程度如何,都应积极治疗。在下列临床过程中,血小板计数的参考值:小手术:≥50×10^9/L;大手术:≥80×10^9/L;自然分娩:≥50×10^9/L;剖宫产:≥80×10^9/L。

2. 紧急治疗　重症 ITP 患者(PLT<10×10^9/L)发生胃肠道、泌尿生殖道、中枢神经系统或其他部位的活动性出血或需要急诊手术时,应迅速提高血小板计数至 50×10^9/L 以上。对于病情十分危急,需要立即提升血小板水平的患者应给予随机供者的血小板静脉滴注,还可选用静脉滴注丙种球蛋白(IVIg)[1000mg/(kg·d),1~2d]和(或)甲泼尼龙(1000mg/d,3d)和(或)促血小板生成药物。其他治疗措施包括停用抑制血小板功能的药物、控制高血压、局部加压止血、口服避孕药控制月经过多,以及应用纤溶抑制药(如氨甲环酸、6-氨基己酸)等。如上述治疗措施仍不能控制出血,可以考虑使用重组人活化因子Ⅶ(rhFⅦa)。

3. 新诊断 ITP 的一线治疗

(1)肾上腺糖皮质激素:①大剂量地塞米松(HD-DXM):40mg/d,4d,建议口服用药,无效患者可在半个月后重复 1 个疗程。治疗过程中应注意监测血压、血糖的变化,预防感染,保护胃黏膜。②泼尼松:起始剂量为 1.0mg/(kg·d)(分次或顿服),病情稳定后快速减至最小维持量(<15mg/d),如不能维持应考虑二线治疗,治疗 4 周仍无反应,说明泼尼松治疗无效,应迅速减量至停用。在糖皮质激素治疗时要充分考虑到药物长期应用可能出现的不良反应。长期应用糖皮质激素治疗的部分患者可出现骨质疏松、股骨头坏死,应及时进行检查并给予双膦酸盐预防治疗。长期应用糖皮质激素还可出现高血压、糖尿病、急性胃黏膜病变等不良反应,也应及时检查处理。另外,HBV DNA 复制水平较高的患者慎用糖皮质激素,治疗方案的制订应参照“中国慢性乙型肝炎防治

指南"。

（2）免疫球蛋白主要用于：①ITP 的紧急治疗；②不能耐受肾上腺糖皮质激素的患者；③脾切除术前准备；④妊娠或分娩前；⑤部分慢作用药物发挥疗效之前。常用剂量 400mg/（kg·d），5d 或 1000mg/kg 给药 1 次（严重者 1/d，连用 2d）。必要时可以重复。IVIg 慎用于 IgA 缺乏、糖尿病和肾功能不全的患者。

4. 成人 ITP 的二线治疗

（1）促血小板生成药物：包括重组人血小板生成素（thTPO）、艾曲波帕和罗米司亭，上述药物均有前瞻性多中心随机对照的临床研究数据支持。此类药物起效快（1～2 周），但停药后疗效一般不能维持，需要进行个体化的维持治疗。①thTPO：剂量 1.0μg/kg，1/d，14d，PLT≥100×10⁹/L 时停药。应用 14d 血小板计数不升者视为无效，应停药。②艾曲波帕：25mg/d（顿服），根据血小板计数调整剂量，维持 PLT≥50×10⁹/L。PLT≥100×10⁹/L 时减量，PLT≥200×10⁹/L 时停药，最大剂量 75mg/d。用药过程中需要监测肝功能。③罗米司亭：血小板生成素拟肽，首次应用从 1μg/kg，每周 1 次皮下注射开始，若 PLT＜50×10⁹/L 则每周增加 1μg/kg，最大剂量 10μg/kg。若持续 2 周 PLT≥100×10⁹/L，开始每周减量 1μg/kg。PLT≥200×10⁹/L 时停药。最大剂量应用 4 周血小板计数不升者视为无效，应停药。

（2）抗 CD20 单克隆抗体（利妥昔单抗）：有前瞻性多中心随机对照的临床研究数据。推荐剂量：375mg/m² 每周 1 次静脉滴注，共 4 次。一般在首次 4～8 周内起效。小剂量利妥昔单抗（100mg 每周 1 次，共 4 次）同样有效。

（3）脾切除术：在脾切除前，必须对 ITP 的诊断做出重新评价，建议检测血小板抗体（MAIPA 法或流式微球法）和 TPO 水平。脾切除指征：①糖皮质激素正规治疗无效，病程迁延 6 个月以上。②泼尼松治疗有效，但维持量＞30mg/d。③有使用糖皮质激素的禁忌证。对于切脾治疗无效或最初有效随后复发的患者应进一步检查是否存在副脾。

（4）其他二线药物治疗：由于缺乏足够的循证医学证据，以下药物需个体化选择治疗：①硫唑嘌呤：常用剂量为 100～150mg/d（分 2～3 次口服），根据患者白细胞计数调整剂量。不良反应为骨髓抑制、肝肾毒性。②环孢素 A：常用剂量为 5mg/（kg·d）（分 2 次口服），根据血药浓度调整剂量。不良反应包括肝肾损害、齿龈增生、毛发增多、高血压、癫痫等，用药期间应监测肝、肾功能。③达那唑:400～800mg/d,分 2～3 次口服,起效慢,需持续使用 3～6 个月。与肾上腺糖皮质激素联合可减少肾上腺糖皮质激素用量。达那唑的不良反应主要为肝损害、月经减少、偶有多毛发生,停药后可恢复。对月经过多者尤为适用。④长春碱类:长春新碱 $1.4mg/m^2$(最大剂量为 $2mg/m^2$)或长春地辛 4mg,每周 1 次,共 4 次,缓慢静脉滴注。不良反应主要有周围神经炎、脱发、便秘和白细胞减少等。

5. 疗效判断

(1)完全反应(CR):治疗后 PLT$\geqslant$$100\times10^9$/L,且没有出血。

(2)有效(R):治疗后 PLT$\geqslant$$30\times10^9$/L,并且至少比基础血小板计数增加 2 倍且没有出血。

(3)无效(NR):治疗后 PLT$<$$30\times10^9$/L,或者血小板计数增加不到基础值的 2 倍或者有出血。

(4)复发:治疗有效后,血小板计数降至 30×10^9/L 以下或者不到基础值的 2 倍或者出现出血症状。

在定义 CR 或 R 时,应至少检测 2 次血小板计数,其间至少间隔 7d。定义复发时至少检测 2 次,其间至少间隔 1d。

【注意事项】

1. 面对此类孕妇,临床医师首先要解决的问题是终止妊娠还是继续妊娠。当发生在妊娠前,且妊娠期未获缓解,病情趋向恶化者,以及重症,妊娠的最初就需要使用激素治疗者,应考虑终止妊娠。如决定孕期继续妊娠,治疗原则与单纯 ITP 相同,要保证胎儿正常发育。

2. 治疗首选泼尼松,血小板数的恢复程度与泼尼松每天剂量的大小有一定关系。剂量在 20mg 以下者疗效为 45%,剂量在 21～39mg 者为 62%,剂量 $>$40mg 者为 76%。所以可用 40～100mg/d,依据泼尼松治疗的临床疗效指标,一般泼尼松 1～3d 内即开始有所好转,至 5～10d 可出现明显效果。大剂量泼尼松治疗,一般不宜超过 10d,如果治疗 10d 而疗效仍不理想,即使再延长大剂量治疗的时间也不一定有更好的效果。

3. 注意脾切除是治疗本病较为有效的方法之一。脾切除的适应证以临床病情为依据,一般经激素治疗 6 个月以上无效,血小板$<$$10\times10^9$/L 者施行,有效率 70%～90%,然而脾切除可明显增加流产、早产、胎儿死亡的发生率。若

不是病情严重,其他治疗方法无效,一般应尽量避免在孕期手术。若手术常在妊娠 3～6 个月间进行。

4. 注意当血小板<10×10^9/L、有出血倾向、为防止脑出血,或者分娩、手术时可输血小板 10～12U,但要明白输血小板会刺激体内产生抗血小板抗体,加快血小板破坏的问题。

5. 由于抗血小板抗体可以通过胎盘屏障,进入胎儿血循环,破坏胎儿的血小板,致新生儿血小板减少性紫癜,严重者因颅内出血可危及生命。幸而,新生儿血小板减少为暂时性,随着体内抗体的消失可逐渐恢复正常,多数于出生后 1 个月,偶可持续 4～6 个月才达正常。新生儿发生血小板减少的机会与母体的血小板数多少有关,若母体血小板数<100×10^9/L,则 70%～80%新生儿患病。

6. 注意产时的影响主要是出血问题。由于孕妇体内血小板数降低,在分娩第 2 产程中用力屏气易引起产妇颅内出血;产后可致产道伤口出血不止,血肿形成。因子宫收缩无力所致的大出血少见,这是由于胎儿娩出后,子宫收缩强烈,压迫子宫肌纤维间开放的血窦,使之关闭而止血,所以 ITP 孕妇产后子宫出血量常在正常范围。

三、妊娠合并再生障碍性贫血

【高危评分】　临床危险性评估:20C。

【早期识别】

1. 贫血、皮肤、牙龈、鼻出血。

2. 感染。

3. 全血细胞减少。

4. 骨髓穿刺。

【诊断要点】　依据中国《内科学》(第 8 版)中"再生障碍性贫血"精要进行诊断。

1. 重型再生障碍性贫血　起病急,进展快,病情重;少数可由非重型进展而来。

(1)贫血:多呈进行性加重,苍白、乏力、头昏、心悸和气短等症状明显。

(2)感染:多数患者有发热,体温>39℃,个别患者自发病到死亡均处于难以控制的高热之中。以呼吸道感染最常见,感染菌种以革兰阴性杆菌、金黄色葡萄球菌和真菌为主,常合并败血症。

(3)出血:均有不同程度的皮肤、黏膜及内脏出血。皮肤表现为出血点或大片瘀斑,口腔黏膜有血疱,有鼻出血、牙龈出血、眼结膜出血等。深部脏器出血时可见呕血、咯血、便血、血尿、阴道出血、眼底出血和颅内出血,后者常危及患者的生命。

2. 非重型再生障碍性贫血 起病和进展较缓慢,病情较重型轻。

(1)贫血:慢性过程,常见苍白、乏力、头晕、心悸、活动后气短等。输血后症状改善,但不持久。

(2)感染:高热比重型少见,感染相对易控制,很少持续1周以上。上呼吸道感染常见,其次为牙龈炎、支气管炎、扁桃体炎,而肺炎、败血症等重症感染少见。常见感染菌种为革兰阴性杆菌和各类球菌。

(3)出血:倾向较轻,以皮肤、黏膜出血为主,内脏出血少见。多表现为皮肤出血点、牙龈出血,女性患者有阴道出血。出血较易控制。久治无效者可发生颅内出血。

3. 重型再生障碍性贫血(SAA)血象 呈重度全血细胞减少:重度正细胞正色素性贫血,网织红细胞百分数多<0.005,且绝对值<$15×10^9$/L;白细胞计数多<$2×10^9$/L,中性粒细胞<$0.5×10^9$/L,淋巴细胞比例明显增高;血小板计数<$20×10^9$/L。非重型再生障碍性贫血也呈全血细胞减少,但达不到SAA的程度。

4. 重型再生障碍性贫血骨髓象 多部位骨髓增生重度减低,粒、红系及巨核细胞明显减少且形态大致正常,淋巴细胞及非造血细胞比例明显增高,骨髓小粒皆空虚。

5. 非重型再生障碍性贫血 多部位骨髓增生减低,可见较多脂肪滴,粒、红系及巨核细胞减少,淋巴细胞及网状细胞、浆细胞比例增高,多数骨髓小粒空虚。骨髓活检显示造血组织均匀减少。

【处理要点】 依据中国《内科学》(第8版)中"再生障碍性贫血"精要进行处理。

1. 支持治疗 保护措施预防感染(注意饮食及环境卫生,重型再生障碍性贫血保护性隔离);避免出血,防止外伤及剧烈活动;杜绝接触各类危险因素(包括对骨髓有损伤作用和抑制血小板功能的药物);酌情预防性给予抗真菌治疗;必要的心理护理。

2. 对症治疗

(1)纠正贫血:通常认为血红蛋白<60g/L,且患者对贫血耐受较差时,可输血,但应防止输血过多。

(2)控制出血:用促凝血药,如酚磺乙胺(止血敏)等。合并血浆纤溶酶活性增高可用抗纤溶药,如氨基己酸(泌尿生殖系统出血患者禁用)。输浓缩血小板时血小板减少引起的严重出血有效。当任意供者的血小板输注无效时,改输HLA 配型相配的血小板。凝血因子不足(如肝炎)时,应予纠正。

(3)控制感染:感染性发热,应取可疑感染部位的分泌物或尿、大便、血液等作细菌培养;待细菌培养和药敏试验有结果后再换用敏感窄谱的抗生素。

(4)护肝治疗:应酌情选用护肝药物。

3. 免疫抑制治疗

(1)抗淋巴/胸腺细胞球蛋白(ALG/ATG):主要用于 SAA。马 ALG 10～15mg/(kg・d)连用 5d,兔抗人胸腺细胞免疫球蛋白(ATG) 3～5mg/(kg・d)连用 5d;用药前需做过敏试验;用药过程中用糖皮质激素防治反应;静脉滴注ATG 不宜过快,每日剂量应维持 12～16h;可与环孢素(CsA)组成强化免疫抑制方案。

(2)环孢素:3～5mg/(kg・d),疗程一般长于 1 年。使用时应个体化,应参照患者造血功能和 T 细胞免疫恢复情况、药物不良反应(如肝、肾功能损害、牙龈增生及消化道反应)、血药浓度等调整用药剂量和疗程。

(3)其他:有学者使用分化簇(CD3)单克隆抗体、麦考酚吗乙酯、环磷酰胺、甲泼尼龙等治疗重型再生障碍性贫血。

4. 促造血治疗

(1)雄激素:常用司坦唑醇 2mg,3/d;十一酸睾酮 40～80mg,3/d;达那唑0.2g,3/d;丙酸睾酮 100mg/d 肌内注射。疗程及剂量应视药物的作用效果和不良反应(如男性化、肝功能损害等)调整。

(2)造血生长因子:常用粒-单系集落刺激因子或粒系集落刺激因子;以及红细胞生成素。一般在免疫抑制治疗重型再生障碍性贫血后使用,剂量可酌减,维持 3 个月以上为宜。

5. 造血干细胞移植　40 岁以下、无感染及其他并发症、有合适供体的重型再生障碍性贫血患者,可考虑造血干细胞移植。

6. 疗效标准

(1)基本治愈:贫血和出血症状消失,血红蛋白 110g/L,白细胞 4×10^9/L,血小板 100×10^9/L,随访 1 年以上未复发,3 个月内不输血。

(2)缓解:贫血和出血症状消失,100g/L,白细胞 3.5×10^9/L 左右,血小板也有一定程度增加,随访 3 个月病情稳定或继续进步,3 个月内不输血。

(3)贫血明显改善和出血症状明显好转:不输血,血红蛋白较治疗前 1 个月内常见值增长 >30g/L,并能维持 3 个月,3 个月内不输血。

(4)无效:经充分治疗后,症状、血常规未明显改善。

【注意事项】

1. 妊娠合并再生障碍性贫血的风险性:妊娠不是再生障碍性贫血的病因,不诱发或促进再生障碍性贫血的发生,妊娠合并再生障碍性贫血往往是两者在妊娠时的偶合,或者有的患者妊娠前就已发病,妊娠以后病情加重才被认识而诊断。因此,不是所有再生障碍性贫血患者必须终止妊娠。但是,大量临床资料表明:再生障碍性贫血对妊娠可造成种种不利影响;妊娠合并再生障碍性贫血时,妊娠期高血压疾病发生率高且发病早,病情重,容易发生心力衰竭和胎盘早剥,容易发生流产、早产、胎死宫内、胎儿生长受限等。产后出血和感染率发生率高,是妊娠合并再生障碍性贫血孕产妇死亡的主要原因。

2. 血红蛋白 $\leqslant$60g/L 者可导致流产、早产、胎儿生长受限、死胎及死产。所以,若血红蛋白 $\leqslant$60g/L,妊娠早期应在充分准备的条件下住院人工流产。如果已到妊娠中期,由于引产的出血和感染的危险比自然分娩要大,且终止妊娠并不能减少再生障碍性贫血孕产妇的死亡率,因此可在积极支持疗法的同时继续妊娠。但是对于急性再生障碍性贫血治疗效果不佳,尤其造血细胞严重减少,出现母儿并发症,严重威胁母儿生命者,亦应考虑终止妊娠。对于继续妊娠的患者应和血液科医师密切配合。制订周密的治疗方案。必要时住院详细观察和治疗。接受严格系统的围生期保健。

3. 少数女性再生障碍性贫血患者在妊娠期发病,分娩后缓解,再次妊娠时再发病。

4. 注意因贫血、出血和感染对母儿造成不利的影响。是妊娠期应该大力防治的一种严重的血液病。

5. 注意和阵发性睡眠性血红蛋白尿症(PNH)区分。PNH 是以慢性血管内溶血为主的贫血,主要表现为贫血、出血及感染较少。血象可呈现全血减少,但网织红细胞增多,骨髓增生活跃,以红系增生为主。尿含铁血黄素试验(Rous 试验)、酸溶血试验(Ham 试验)及蛇毒因子溶血试验均呈阳性,CD55 及 CD59 阴性细胞明显增多(>10%)可确诊。

6. 注意和骨髓增生异常综合征(MDS)中的难治性贫血(RA)区分。可有全血细胞减少(或 1 系或 2 系细胞减少)。但骨髓增生活跃,呈现典型的病态造血及染色体改变,巨核细胞不减少。

7. 注意和低增生性急性白血病区分。可表现为全血细胞减少,外周血涂片中见不到原始细胞,骨髓有时亦会增生减低,很易诊断为再生障碍性贫血。但经多部位穿刺及骨髓中找到原始细胞可鉴别。

8. 注意和急性造血停滞区分。发病较急,往往有明确的诱因,骨髓呈增生活跃,仅 2 系或 2 系减少,巨核细胞不缺,病因去除后可自行缓解。

9. 积极防治妊娠并发症。妊娠足月以后,如无产科指征,应尽量阴道分娩,减少手术产,最好实行计划分娩;在宫颈成熟以后,经过输全血或成分血,血红蛋白 80g/L 左右,血小板>20×10⁹/L(2 万),在准备足够新鲜血的情况下促分娩发动。分娩时尽量避免组织损伤,仔细检查并完善缝合伤口。产后及时地使用宫缩药,加速胎盘剥离和排出。有效地促进子宫收缩,减少产后出血。临床产后常规使用抗生素预防感染。

10. 一般认为,孕期血红蛋白>60g/L 对胎儿影响不大。分娩后能存活的新生儿,一般血象正常,极少发生再障。分娩期尽量缩短第 2 产程,防止第 2 产程用力过度,造成脑等重要脏器出血或胎儿颅内出血。可适当助产,防止产伤,产后仔细检查软产道,认真缝合伤口,防止产道血肿形成。

11. 有产科手术指征者行剖宫产术时一并将子宫切除为宜,以免引起产后出血及产褥感染。

12. 在产褥期应密切观察有无感染的临床表现,继续以抗生素,辅以适当的促进子宫复旧的中药治疗。

第6章

妊娠合并内分泌疾病早期识别与处理

一、妊娠合并甲状腺疾病(不用药)

【高危评分】 临床危险性评估:5A。

【早期识别】

1. 临床症状不典型。

2. 三碘甲腺原氨酸(T_3)、甲状腺素(T_4)正常或稍低。

3. 促甲状腺激素(TSH)轻度增高或正常。

【诊断要点】 依据中国《妊娠和产后甲状腺疾病诊治指南(2012年)》精要进行诊断。

1. 亚临床甲状腺功能减退症 诊断标准:血清促甲状腺激素(TSH)>妊娠期特异参考值的上限(97.5^{th}),血清游离甲状腺素(FT_4)在参考值范围之内($2.5^{th} \sim 97.5^{th}$)。

2. 低甲状腺素血症 诊断标准:血清 FT_4 水平低于妊娠期特异参考值的第10个(P10)或者第5个百分位点(P5),血清 TSH 正常(妊娠期特异参考值的 $2.5^{th} \sim 97.5^{th}$)。另外要求甲状腺自身抗体阴性。

【处理要点】 依据中国《妊娠和产后甲状腺疾病诊治指南(2012年)》精要进行处理。

1. 亚临床甲状腺功能减退症

(1)妊娠期亚临床甲状腺功能减退症增加不良妊娠结局和后代神经智力发育损害的风险。

(2)对于甲状腺过氧化物酶抗体(TPOAb)阴性的亚临床甲状腺功能减退症妊娠妇女,既不予反对,也不予推荐左甲状腺素(L-T_4)治疗。

(3)对于 TPOAb 阳性的亚临床甲状腺功能减退症妊娠妇女,推荐给予 L-

T_4 治疗。

2. 低甲状腺素血症　单纯性低甲状腺素血症增加不良妊娠和后代神经智力发育损害的证据不足,所以不常规推荐 L-T_4 治疗。

【注意事项】

1. 亚临床甲状腺功能减退症,即 TSH 升高,而游离 T_4 在正常范围内的情况。

2. 这样的情况在人群中根据亚临床甲状腺功能减退症的定义应该在 5% 左右(按照人群中 90% 的人群检测范围确定出甲状腺功能的正常范围,因此有 5% 的人群必定是在那个第 5 百分位以下的),亚临床甲状腺功能减退症在 1999 年的 2 个观察性研究中发现亚临床甲状腺功能减退的患者出生的新生儿智力较正常甲状腺功能的新生儿要低,但是这是一个观察性研究的结论(证据级别 Ⅱ-2 和 Ⅲ-3 级),结论是不可靠的。2012 年 1 个新的随机对照研究中发现,亚临床甲状腺功能减退症的患者是否补充甲状腺激素对于孩子的认知功能在 3 岁的时候发现并无差异(证据级别 1 级),因此目前美国妇产科学院、美国临床内分泌医师协会均不推荐在全妊娠人群中进行甲状腺功能的筛查和治疗。

3. 甲状腺过氧化物酶抗体阴性的孕妇不用甲状腺素治疗。对于这些人群,TSH 的值应该 4～6 周检测 1 次,TSH 开始上升,还是应该开始补充治疗。

4. 甲状腺过氧化物酶抗体阳性的孕妇用甲状腺素激素治疗。

二、妊娠合并甲状腺疾病(用药)

【高危评分】　临床危险性评估:10B。

【早期识别】

1. 怕冷、水肿。

2. 心动过缓。

3. 深反射延迟。

4. TSH 升高,游离 T_4 下降。

【诊断要点】　依据中国《妊娠和产后甲状腺疾病诊治指南(2012 年)》精要进行诊断。

1. 临床甲状腺功能减退症(甲减)　诊断标准:血清 TSH＞妊娠期参考值上限(97.5^{th}),血清 FT_4＜妊娠期参考值下限(2.5^{th})。

2. 甲状腺自身抗体阳性　诊断标准：甲状腺过氧化物酶抗体（TPOAb）的滴度超过试剂盒提供的参考值上限。单纯甲状腺自身抗体阳性是指不伴有血清 TSH 升高和 FT_4 降低者，也称为甲状腺功能正常的甲状腺自身抗体阳性。

【处理要点】　依据中国《妊娠和产后甲状腺疾病诊治指南（2012 年）》精要进行处理。

1. 临床甲状腺功能减退症（甲减）

（1）如果血清 TSH＞10mU/L，无论 FT_4 是否降低，按照临床甲状腺功能减退症处理。

（2）妊娠期临床甲状腺功能减退症损害后代的神经智力发育，增加早产、流产、低体重儿、死胎和妊娠高血压等风险，必须给予治疗。

（3）血清 TSH 治疗目标是：T_1 期 0.1～2.5mU/L，T_2 期 0.2～3.0mU/L，T_3 期 0.3～3.0mU/L。一旦确定临床甲状腺功能减退症。立即开始治疗，尽早达到上述治疗目标。

（4）妊娠期临床甲状腺功能减退症选择 L-T_4 治疗。不给予 T_3 或者干甲状腺片治疗。

（5）已患甲状腺功能减退症妇女计划妊娠，需要将血清 TSH 控制到＜2.5mU/L 水平后怀孕。

（6）临床甲状腺功能减退症妇女怀孕后 L-T_4 替代剂量需要增加 25％～30％，根据血清 TSH T_1 期 0.1～2.5mU/L，T_2 期 0.2～3.0mU/L，T_3 期0.3～3.0mU/L 的治疗目标及时调整剂量。

（7）临床甲状腺功能减退症妇女妊娠前半期（1～20 周）甲状腺功能的监测频度是每 4 周 1 次，在妊娠 26～32 周至少应当检测 1 次血清甲状腺功能指标。

（8）临床甲状腺功能减退症孕妇产后 L-T_4 剂量应降至孕前水平，并需要在产后 6 周复查血清 TSH 水平，调整 L-T_4 剂量。

2. 甲状腺自抗体阳性

（1）甲状腺功能正常的甲状腺自身抗体阳性妇女妊娠期间需要定期监测血清 TSH。妊娠前半期，血清 TSH 应该每 4～6 周检测 1 次，在妊娠 26－32 周至少检测 1 次。如果发现 TSH 超过了妊娠特异性参考值范围，应该给予 L-T_4 治疗。

（2）甲状腺自身抗体阳性增加流产、早产等妊娠并发症的风险，但是干预治疗的随机对照试验(RCT)研究甚少,所以不推荐也不反对给予干预治疗。

(3)单纯甲状腺自身抗体阳性孕妇甲状腺功能可能出现:抗体阳性患者在妊娠前 3 个月,残留的甲状腺功能仍然可以满足妊娠的需求,但是在妊娠晚期,病态的甲状腺因为失代偿可出现亚临床甲状腺功能减退症或者临床甲状腺功能减退症。

【注意事项】

1. 注意甲状腺功能减退症对妊娠的影响。①妊娠高血压综合征的发生率增高。②易发生流产、早产、胎儿生长受限、胎死宫内、低体重儿、新生儿死亡等。甲状腺功能减退症患者基础代谢率较低,生理活动处于低水平,加上入量偏少,营养状态较正常孕妇差,为胎儿提供的宫内生长发育环境欠佳,易造成上述不良预后。另外由于先兆子痫及其他并发症所引起的早产,导致围生儿病死率增高。

2. 注意孕妇如含甲状腺抗体(抗过氧化物酶、抗微粒体、抗甲状球蛋白),不论甲状腺功能如何,流产的危险性均增加,自然流产的发生率为正常人的 2 倍。究竟是甲状腺抗体的毒性作用,还是它们仅是一种自身免疫异常的状态,或提示患者还具有其他足以引起反复流产的抗体(如抗磷脂抗体),还没有得到明确结论。总之抗甲状腺抗体的存在对胎儿和新生儿产生危害,与甲状腺功能关系不大。

3. 注意甲状腺功能减退症对胎儿、新生儿甲状腺功能的影响。孕妇甲状腺功能对其子代发育影响的机制至今还不太清楚。近年不少文献报道,有少量甲状腺素穿越胎盘进入胎体,在胎儿甲状腺功能表达之前,这些少量激素对胎儿脑髓发育非常重要。动物实验已证实,穿越胎盘进入胎体的少量甲状腺素对畜胎甲状腺功能开始以前的脑发育成熟极为重要。孕妇产前甲状腺功能减退可影响胎儿发育,包括机体全部功能等各个方面,主要是大脑的影响。尽管母体至胎儿甲状腺激素转运受限,但即使仅有少量的甲状腺激素进入胎儿体内,对患甲状腺功能减退的胎儿也有保护作用,尤以大脑为然。研究发现分娩前 3 个月开始早期治疗,其智力发育正常。如治疗延迟或胎儿出生时甲状腺素过低,则智力发育受到影响。

4. 注意如果胎儿严重缺碘,可造成大脑发育不可逆的损害,日后发展成以智力残缺为主要特征并伴有甲状腺功能减退的克汀病,如缺碘程度较轻,发展成亚临床克汀病。

5. 注意一旦确诊孕妇合并甲状腺功能减退,应立即给予治疗,要求在妊娠全过程维持正常的甲状腺激素水平。最理想的是在怀孕前即给予治疗,达到正常甲状腺激素水平后才怀孕。妊娠后仍须严密观察,因有些孕妇需要更大的替代剂量才能维持正常的甲状腺激素水平。妊娠期给予营养指导,注意宫内发育迟缓(IUGR)的发生及治疗。妊娠 37 周收入院,每周行无应激试验(NST)检查。甲状腺功能减退孕妇常易发生过期妊娠,虽不需要预产期前终止妊娠,但不宜超过 41 周,40 周后进行催产。

6. 治疗极为简单而有效,可以显著减少或预防并发症发生。应用药物有:①甲状腺片(甲状腺粉),80～120mg/d,定期随诊,根据甲状腺功能情况调整用量;②左甲状腺素片:左甲状腺素(L-T$_4$),系人工合成激素,剂量易标准化,优于甲状腺片(甲状腺粉),因而有取代之势。在妊娠期才得到诊断的甲状腺功能减退症孕妇初次剂量为 $150\mu g/d[2\mu g/(kg \cdot d)]$,4 周测血 TSH 浓度 1 次,根据 TSH 测值调整剂量。如 TSH$>$20mU/L,每天增加 L-T$_4$ 100μg;10～20mU/L,增加 75μg/d;$<$10mU/L,则增加 50μg/d。直至 TSH 浓度达正常、甲状腺激素恢复正常水平为止。以后测 TSH 可延长至 8 周 1 次,即分别于孕6-8 周、16-20 周及 28-32 周各检测 1 次。

7. 注意早孕期间空腹服药常不易耐受,可推迟至无恶心呕吐时间服用。硫酸亚铁与 T$_4$ 同服可形成不溶解的铁-甲状腺素复合物,降低甲状腺素的吸收量,因此两者必须间隔2h以上分别服用。

8. 分娩时给予产妇氧气吸入,鼓励进食,必要时输液,产程中行胎心监护。

9. 第二产程时,先天性甲状腺功能减退产妇多数有腹直肌力量不足,常无力屏气向下用力,不能很好增加腹压,必要时应用器械助产。

10. 做好新生儿复苏准备。

11. 产时留脐血,化验甲状腺功能及 TSH。慢性淋巴细胞性甲状腺炎母亲应留脐血查抗甲状腺抗体。第三产程后注意产后出血,给子宫收缩药。

12. 分娩后产妇注意。T$_4$ 剂量宜减少到孕前量$[1.6～1.7\mu g/(kg \cdot d)]$,或甲状腺素片 60mg/d。于产后 6-8 周检测血 TSH 浓度以判明上述剂量是否适宜。此后即按常规每年随诊 1 次,有异常情况时则增加复诊次数。如不能检测 TSH 值来指导 T$_4$ 替代治疗时,可检测 FT$_4$,维持其在正常值范围的 1/3 区。

13. 注意新生儿甲状腺功能减退症的治疗：新生儿甲状腺功能减退发生率为 1/4000，出生时并无临床表现，常在以后的生长发育中逐渐出现甲状腺功能减退的症状，更严重的是出现智力低下。要进行专科治疗才行。

三、妊娠合并甲状腺功能亢进症危象

【高危评分】　临床危险性评估：20C。

【早期识别】

1. 怕热之后变发热。

2. 心动过速变心房颤动。

3. 甲状腺肿伴突眼。

4. 精神失常至昏迷。

5. FT_3、FT_4↑，TSH↓。

【诊断要点】　依据中国《妊娠和产后甲状腺疾病诊治指南（2012 年）》精要进行诊断。

1. 妊娠甲状腺功能亢进综合征（SGH）发生在妊娠前半期，呈一过性，与人绒毛膜促性腺激素（HCG）产生增多，过度刺激甲状腺激素产生有关。临床特点是 8～10 周发病，心悸、焦虑、多汗等高代谢症状，血清 FT_4 和 TT_4 升高，血清 TSH 降低或者不能测及，甲状腺自身抗体阴性。SGH 需要与弥漫性毒性甲状腺肿（Graves 病）甲状腺功能亢进症鉴别，后者常伴有眼征及 TRAb、TPOAb 等甲状腺自身抗体阳性。

2. 血清 TSH＜0.1mU/L，FT_4＞妊娠特异参考值上限，排除 SGH 后，甲状腺功能亢进症诊断可以成立。

【处理要点】　依据中国《妊娠和产后甲状腺疾病诊治指南（2012 年）》精要进行处理。

1. 治疗以支持疗法为主，纠正脱水和电解质紊乱。不主张给予 ATD 治疗。

2. 控制妊娠期发生的甲状腺功能亢进症如何选择药物：妊娠早期（T1）期优先选择丙硫氧嘧啶（PTU），甲巯咪唑（MMI）为二线选择。妊娠中期（T_2）、妊娠晚期（T_3）期优先选择 MMI。不推荐 ATD 与左甲状腺素（L-T_4）联合用药。因为这样会增加 ATD 的治疗剂量，导致胎儿出现甲状腺功能减退症。

3. 妊娠期甲状腺功能亢进症控制的目标:使血清 FT_4 接近或者轻度高于参考值的上限。

4. 应用抗甲状腺药物治疗的妇女,FT_4 和 TSH 应当每 2～6 周监测 1 次。

5. 妊娠期间原则上不采取手术疗法治疗甲状腺功能亢进症。如果确实需要,甲状腺切除术选择的最佳时机是 T_2 期的后半期。

6. 如果患有 Graves 病甲状腺功能亢进症,或者既往有 Graves 病病史,应当在妊娠 20－24 周测定血清 TRAb。此时的 TRAb 滴度对评估妊娠结局有帮助。

7. 胎儿和新生儿甲状腺功能亢进症的诊断:对存在高滴度甲状腺球蛋白抗体(TRAb)的孕妇,需要从 T_2 期开始监测胎心率,超声检查胎儿的甲状腺体积。对于具有甲状腺功能亢进症高危因素的新生儿,应密切监测其甲状腺功能。

8. Graves 甲状腺功能亢进症哺乳期如何治疗:哺乳期抗甲状腺药物应当首选甲巯咪唑(MMI),20～30mg/d 是安全的。丙硫氧嘧啶(PTU)作为二线药物。ATD 应当在哺乳后服用。

【注意事项】

1. 注意甲状腺功能亢进危象是一种危及生命的情况,患者在应激情况下发展为甲状腺毒症。若存在甲状腺功能亢进症的严重症状,应考虑本病。

2. 注意出现体温升高、智力状态改变(从明显的精神失常到精神失常和昏迷),为甲状腺功能亢进症症状发作表现,加强重视。

3. 妊娠合并甲状腺功能亢进症的发病率为 1％～2％,本病常由子痫、胎盘早剥、充血性心力衰竭、感染及劳累触发。妊娠期甲状腺功能亢进症未控制而停止抗甲状腺药物治疗、行产科手术及产后感染和产后流血会诱发甲状腺功能亢进症危象,如不及时治疗可发生高热、频脉、心力衰竭、失神、昏迷。治疗应给以大量抗甲状腺药物,但需内科会诊协助产科处理。

4. 注意本病发生后控制体温方法宜用海绵吸温水,乙醇擦浴,不宜用水杨酸类,体外物理降温防止颤抖。在妊娠 24－28 周后应持续胎儿电子监护到甲状腺功能亢进危象纠正后,直到分娩或心血管系统代谢功能达正常。

5. 注意对甲状腺功能亢进症孕妇分娩的新生儿,需注意检查有无甲状腺功能减退、甲状腺肿或甲状腺功能亢进症,并做甲状腺功能检查。新生儿甲状腺功能亢进症可在出生后立即出现,或 1 周后才出现。

6. 注意通过脐血测定 T_4 和 TSH 浓度可估价新生儿甲状腺功能,新生儿甲状腺功能亢进症的治疗,包括甲巯咪唑 $0.5\sim1mg/(kg \cdot d)$,或丙硫氧嘧啶 $5\sim10mg/(kg \cdot d)$,分次服用,并加用复方碘溶液,每次 1 滴,3/d,有心力衰竭者应用洋地黄,激动者应用镇静药。

7. 妊娠期母亲服用过抗甲状腺药者,新生儿有可能出现暂时性甲状腺功能减退,应加以注意。

8. 手术治疗。妊娠期须施行甲状腺部分切除者很少,因妊娠期甲亢手术难度较大。如需手术最好在妊娠中期进行,术前应给予碘剂 $7\sim10d$。术后母体易合并甲状腺功能减退、甲状旁腺功能减退和喉返神经损伤,并且手术易引起流产和早产。手术并发症与非孕期相同,可有喉返神经损伤及甲状旁腺功能减退症(1‰~2‰)。早孕时手术治疗流产发生率约 8%。在妊娠 24 周甲状腺功能正常者也可手术。

四、妊娠合并糖尿病(不用药)

【高危评分】　临床危险性评估:5A。

【早期识别】

1. 空腹血糖(FPG)≥5.1mmol/L。

2. 葡萄糖耐量试验(OGTT)任 1 项≥(5.1、10.0、8.5)mmol/L。

【诊断要点】　依据中国《妊娠合并糖尿病诊治指南(2014)》和《国际妇产科联盟妊娠期糖尿病实用指南(2016 年)》精要进行诊断。

1. FPG≥5.1mmol/L。

2. OGTT 任一项≥(5.1、10.0、8.5)mmol/L。

3. 妊娠 24~28 周首先检查(空腹血糖)。FPG≥5.1mmol/L,可以直接诊断 GDM,不必行 OGTT;FPG<4.4mmol/L,发生 GDM 可能性极小,可以暂时不行 OGTT。FPG≥4.4mmol/L 且<5.1mmol/L 时,应尽早行 OGTT。

【处理要点】　依据中国《妊娠合并糖尿病诊治指南(2014 年)》和《国际妇产科联盟妊娠期糖尿病实用指南(2016 年)》精要进行处理。

1. 妊娠期血糖控制目标　GDM 患者妊娠期血糖应控制在餐前及餐后 2h 血糖值分别≤5.3mmol/L、6.7mmol/L。

2. **妊娠晚期孕妇** 应注意监测胎动,防止胎死宫内。

3. **运动对本病的治疗作用** 每餐 30min 后进行中等强度的运动。步行是常用的简单有氧运动,可自 10min 开始,逐步延长至 30min,其中可穿插必要的间歇,建议餐后运动,频率为 3～4 次/周。运动治疗的注意事项:①运动前行心电图检查以排除心脏疾病,并需确认是否存在大血管和微血管的并发症。②GDM 运动疗法的禁忌证:1 型糖尿病合并妊娠、心脏病、视网膜病变、多胎妊娠、宫颈功能不全、先兆早产或流产、胎儿生长受限、前置胎盘、妊娠期高血压疾病等。③防止低血糖反应和延迟性低血糖:进食 30min 后再运动,每次运动时间控制在 30～40min,运动后休息 30min。血糖水平＜3.3mmol/L 或＞13.9mmol/L 者停止运动。运动时应随身携带饼干或糖果,有低血糖征兆时可及时食用。④运动期间出现以下情况应及时就医:腹痛、阴道流血或流水、憋气、头晕、严重头痛、胸痛、肌无力等。⑤避免清晨空腹未注射胰岛素之前进行运动。

4. **分娩时机** 无需胰岛素治疗而血糖控制达标的妊娠糖尿病(GDM)孕妇,如无母儿并发症,在严密监测下可待预产期,到预产期 40 周仍未临产者,可引产终止妊娠。

5. **分娩方式** 糖尿病本身不是剖宫产指征。决定阴道分娩者,应制订分娩计划,产程中密切监测孕妇的血糖、宫缩、胎心率变化,避免产程过长。择期剖宫产的手术指征为糖尿病伴严重微血管病变,或其他产科指征。妊娠期血糖控制不好、胎儿偏大(尤其估计胎儿体重≥4250g 者)或既往有死胎、死产史者,应适当放宽剖宫产指征。

【注意事项】

1. **注意新生儿处理** ①新生儿出生后易发生低血糖,严密监测其血糖变化可及时发现低血糖。建议新生儿出生后 30min 内行末梢血糖检测;②新生儿均按高危儿处理,注意保暖和吸氧等;③提早喂糖水、开奶,必要时以 10％葡萄糖注射液缓慢静脉滴注;④常规检查血红蛋白、血钾、血钙及镁、胆红素;⑤密切注意新生儿肺透明膜病的发生。

2. **注意产后随访** 产后 6—12 周进行随访。指导其改变生活方式、合理饮食及适当运动,鼓励母乳喂养。随访时建议进行身高、体重、体质指数、腰围及臀围的测定,同时了解产后血糖的恢复情况。有条件者建议检测血脂及胰岛素水平,至少每 3 年 1 次随访。建议对糖尿病患者的子代进行随访以及健康生活方式的指导,可进行身长、体重、头围、腹围的测定,必要时检测血压及血糖。

五、妊娠合并糖尿病(用药)

【高危评分】　临床危险性评估:10B。

【早期识别】

1. 肥胖。

2. 空腹血糖(FPG)≥5.1mmol/L。

3. OGTT 任一项>(5.1、10.0、8.5)mmol/L。

【诊断要点】　依据中国《妊娠合并糖尿病诊治指南(2014)》和《国际妇产科联盟妊娠期糖尿病实用指南(2016 年)》精要进行诊断。

1. 妊娠合并糖尿病(GDM)　包括孕前糖尿病(PGDM)和妊娠期糖尿病(GDM)。

2. 符合以下 2 项中任意一项者,可确诊为 PGDM

(1)妊娠前已确诊为糖尿病的患者。

(2)妊娠前未进行过血糖检查的孕妇,尤其存在糖尿病高危因素者,首次产前检查时需明确是否存在糖尿病,妊娠期血糖升高达到以下任何 1 项标准应诊断为 PGDM。①空腹血浆葡萄糖(FPG)>7.0mmol/L;②75g 葡萄糖耐量试验(OGTT),服糖后 2h 血糖 ≥11.1mmo/L;③伴有典型的高血糖症状或高血糖危象,同时随机血糖>11.1mmol/L(200mg/dl);④糖化血红蛋白(HbA1c)>6.5%。

3. GDM　GDM 指妊娠期发生的糖代谢异常,妊娠期首次发现且血糖升高已经达到糖尿病标准,应将其诊断为 PGDM 而非 GDM。GDM 诊断方法和标准如下。

(1)推荐医疗机构对所有尚未被诊断为 PGDM 或 GDM 的孕妇,在妊娠 24-28 周以及 28 周后首次就诊时行 OGTT。75g OGTT 方法:OGTT 前禁食至少 8h,试验前连续 3d 正常饮食,即每日进食糖类>150g,检查期间静坐、禁烟。检查时,5min 内饮 75g 葡萄糖的液体 300ml,分别抽取孕妇服糖前及服糖后 1h、2h 的静脉血(从开始饮用葡萄糖水计算时间),放入含有氯化钠的试管中,采用葡萄糖氧化酶法测定血糖水平。75g OGTT 的诊断标准:服糖前及服糖后 1h、2h,3 项血糖值应分别低于 5.1mmol/L、10.0mmol/L、8.5mmol/L (92、180、153mg/dl)。任何一项血糖值达到或超过上述标准即诊断为 GDM。

(2)孕妇具有 GDM 高危因素或医疗资源缺乏地区,建议妊娠 24—28 周首先检查 FPG。FPG>5.1mmol/L,可以直接诊断 GDM,不必行 OGTT;FPG<4.4mmol/L,发生 GDM 可能性极小,可以暂时不行 OGTT。FPG<5.1mmol/L 时,应尽早行 OGTT。

(3)未定期检查者,如果首次就诊时间在妊娠 28 周以后,建议首次就诊时或就诊后尽早行 OGTT 或 FPG 检查。

【处理要点】 依据中国《妊娠合并糖尿病诊治指南(2014)》和《国际妇产科联盟妊娠期糖尿病实用指南(2016 年)》精要进行处理。

1. 自我血糖监测 采用微量血糖仪自行测定毛细血管全血血糖水平。新诊断的高血糖孕妇、血糖控制不良或不稳定者及妊娠期应用胰岛素治疗者,应监测血糖 7 次/d,包括三餐前 30min、三餐后 2h 和夜间血糖;血糖控制稳定者,每周应至少行血糖轮廓试验 1 次,根据血糖监测结果及时调整胰岛素用量;不需要胰岛素治疗的 GDM 孕妇,在随诊时建议每周至少监测 1 次全天血糖,包括末梢空腹血糖(FBG)及三餐后 2h 末梢血糖共 4 次。

2. 血糖控制目标 GDM 患者妊娠期血糖应控制在餐前及餐后 2h 血糖值分别≤5.3mmol/L、6.7mmol/L,特殊情况下可测餐后 1h 血糖≤7.8mmol/L;夜间血糖不低于 3.3mmol/L。PGDM 患者妊娠期血糖控制应达到下述目标:妊娠期餐前、夜间血糖及 FPG 宜控制在 3.3～5.6mmol/L,餐后峰值血糖 5.6～7.1mmol/L,HbA1c<6.0%。无论 GDM 或 PGDM,经过饮食和运动管理,妊娠期血糖达不到上述标准时,应及时加用胰岛素或口服降糖药物进一步控制血糖。

3. 胎儿监测 妊娠晚期应每 4～6 周进行 1 次超声检查,监测胎儿发育,尤其注意监测胎儿腹围和羊水量的变化等。

4. 需要应用胰岛素或口服降糖药物者 应自妊娠 32 周起,每周行 1 次无应激试验(NST)。可疑胎儿生长受限时尤其应严密监测。

5. 合并慢性高血压 妊娠期血压控制收缩压 110～129mmHg,舒张压 65～79mmHg。妊娠早期应用拉贝洛尔、钙离子通道阻滞药等药物,均不明显增加胎儿致畸风险,可在妊娠前及妊娠期应用。血管紧张素转化酶抑制药

（ACEI）类药物在妊娠早期应用，不增加胎儿先天性心脏病的发生风险，但妊娠中及晚期禁忌使用。

6. 应用二甲双胍　需考虑药物的可能益处或不良反应。如果患者愿意，可在医师指导下继续应用。

7. 餐次安排　少量多餐、定时定量进餐对血糖控制非常重要。早、中、晚三餐的能量应控制在每日摄入总能量的 10%～15%、30%、30%，每次加餐的能量可以占 5%～10%，有助于防止餐前过度饥饿。

8. 运动治疗　运动疗法可降低妊娠期基础胰岛素抵抗，是 GDM 的综合治疗措施之一，每餐 30min 后进行中等强度的运动对母儿无不良影响。

（1）运动时间：可自 10min 开始，逐步延长至 30min，其中可穿插必要的间歇，建议餐后运动。

（2）运动频率：适宜的频率为 1 周 3～4 次。

（3）注意事项：①GDM 运动疗法的禁忌证：1 型糖尿病合并妊娠、心脏病、视网膜病变、多胎妊娠、宫颈功能不全、先兆早产或流产、胎儿生长受限、前置胎盘、妊娠期高血压疾病等。②防止低血糖反应和延迟性低血糖：进食 30min 后再运动，每次运动时间控制 30～40min，运动后休息 30min。血糖水平＜3.3mmol/L 或＞13.9mmol/L 者停止运动。运动时应随身携带饼干或糖果，有低血糖征兆时可及时食用。③运动期间出现以下情况应及时就医：腹痛、阴道流血或流水、憋气、头晕、严重头痛、胸痛、肌无力等。④避免清晨空腹未注射胰岛素之前进行运动。

9. 胰岛素治疗

（1）常用的胰岛素制剂及其特点：①超短效人胰岛素类似物：门冬胰岛素可用于妊娠期。其特点是起效迅速，药效维持时间短。具有最强或最佳的降低餐后血糖的作用，不易发生低血糖，用于控制餐后血糖水平。②短效胰岛素：其特点是起效快，剂量易于调整，可皮下注射、肌内注射和静脉注射使用。静脉注射胰岛素后能使血糖迅速下降，半衰期 5～6min，故可用于抢救 DKA。③中效胰岛素：是含有鱼精蛋白、短效胰岛素和锌离子的混悬液，只能皮下注射而不能静脉使用。注射后必须在组织中蛋白酶的分解作用下，将胰岛素与鱼精蛋白分离，释放出胰岛素再发挥生物学效应。其特点是起效慢，药效持续时间长，其降低血糖的强度弱于短效胰岛素。④长效胰岛素类似物：地特胰岛素用于妊娠期,可用于控制夜间血糖和餐前血糖。

(2)胰岛素应用时机:糖尿病孕妇经饮食治疗 3～5d 后,测定 24h 的末梢血糖(血糖轮廓试验),包括夜间血糖、三餐前 30min 及三餐后 2h 血糖及尿酮体。如果空腹或餐前血糖≥5.3mmol/L(95mg/dl),或餐后 2h 血糖>6.7mmol/L(120mg/dl),或调整饮食后出现饥饿性酮症,增加热量摄后入血糖又超过妊娠期标准者,应及时加用胰岛素治疗。

(3)胰岛素治疗方案:最符合生理要求的胰岛素治疗方案为:基础胰岛素联合餐前超短效或短效胰岛素。基础胰岛素的替代作用可持续 12～24h,而餐前胰岛素起效快,持续时间短,有利于控制餐后血糖。应根据血糖监测结果,选择个体化的胰岛素治疗方案。①基础胰岛素治疗:选择中效胰岛素睡前皮下注射,适用于空腹血糖高的孕妇;睡前皮下注射中效胰岛素后空腹血糖已经达标但晚餐前血糖控制不佳者,可选择早餐前和睡前 2 次皮下注射,或者睡前皮下注射长效胰岛素。②餐前超短效或短效胰岛素治疗:餐后血糖升高的孕妇,进餐时或餐前 30min 皮下注射超短效或短效人胰岛素。③胰岛素联合治疗:中效胰岛素和超短效或短效胰岛素联合,是目前应用最普遍的一种方法,即三餐前皮下注射短效胰岛素,睡前皮下注射中效胰岛素。由于妊娠期餐后血糖升高显著,一般不推荐。

10. 口服降糖药 在 GDM 孕妇中的应用大多数 GDM 孕妇通过生活方式的干预即可使血糖达标,不能达标的 GDM 孕妇应首先推荐应用胰岛素控制血糖。目前,口服降糖药物二甲双胍和格列本脲。考虑对于胰岛素用量较大或拒绝应用胰岛素的孕妇,应用上述口服降糖药物的潜在风险远远小于未控制的妊娠期高血糖本身对胎儿的危害。因此,在知情同意的基础上,部分 GDM 孕妇可慎用。

2016 年 FIGO 指南则提出,格列本脲、二甲双胍等口服降糖药对中晚孕期 GDM 患者是安全有效的,可作为控制血糖的一线用药。对于 GDM 患者,口服降糖药价廉且方便,使用前不需接受培训,而且大部分 GDM 患者表示更倾向于接受口服降糖药治疗。因此,对于拒绝使用胰岛素的患者,或在胰岛素缺乏的地区,口服降糖药可作为替代治疗的选择。

(1)格列本脲:是临床应用最广泛的治疗 GDM 的口服降糖药,作用靶器官为胰腺,99％以蛋白结合形式存在,极少通过胎盘屏障。目前临床研究显示,妊娠中、晚期 GDM 孕妇应用格列本脲与胰岛素治疗相比,疗效一致,但前者使用方便,且价格便宜。但用药后发生子痫前期和新生儿黄疸需光疗的风险升高,少部分孕妇有恶心、头痛及低血糖反应。

(2)二甲双胍:可增加胰岛素的敏感性,目前的资料显示,妊娠早期应用对胎儿无致畸性,在多囊卵巢综合征的治疗过程中对早期妊娠的维持有重要作用。由于该药可以透过胎盘屏障,妊娠中晚期应用对胎儿的远期安全性尚有待证实。

11. 分娩时机及方式

(1)无需胰岛素治疗而血糖控制达标的 GDM 孕妇,如无母儿并发症,在严密监测下可待 40 周预产期,到预产期仍未临产者,可引产终止妊娠。

(2)PGDM 及胰岛素治疗的 GDM 孕妇,如血糖控制良好且无母儿并发症,在严密监测下,妊娠 39 周后可终止妊娠;血糖控制不满意或出现母儿并发症,应及时收入院观察,根据病情决定终止妊娠时机。

(3)分娩方式:糖尿病本身不是剖宫产指征。决定阴道分娩者,应制订分娩计划,产程中密切监测孕妇的血糖、宫缩、胎心率变化,避免产程过长。择期剖宫产的手术指征为糖尿病伴严重微血管病变,或其他产科指征。妊娠期血糖控制不好、胎儿偏大(尤其估计胎儿体重>4250g 者)或既往有死胎、死产史者,应适当放宽剖宫产指征。

12. 停用皮下注射胰岛素　手术前后、产程中、产后非正常饮食期间应停用所有皮下注射胰岛素,改用胰岛素静脉滴注,以避免出现高血糖或低血糖。应给孕产妇提供足够的葡萄糖,以满足基础代谢需要和应激状态下的能量消耗;供给胰岛素,防止糖尿病酮症酸中毒(DKA)的发生、控制高血糖、利于葡萄糖的利用;保持适当血容量和电解质代谢平衡。

13. 胰岛素使用方法　每 1~2 小时监测 1 次血糖,根据血糖值维持小剂量胰岛素静脉滴注。妊娠期应用胰岛素控制血糖者计划分娩时,引产前 1d 睡前正常使用中效胰岛素;引产当日停用早餐前胰岛素,并给予 0.9%氯化钠注射液静脉滴注;正式临产或血糖水平<3.9mmol/L 时,将静脉滴注的 0.9%氯化钠注射液改为 5%葡萄糖注射液/乳酸林格注射液,并以 100~150ml/h 静脉滴注,以维持血糖水平在 5.6mmol/L;如血糖水平>5.6mmol/L,则采用 5%葡萄糖液注射液加短效胰岛素,1~4U/h,静脉滴注。

14. **产后胰岛素的应用** 产后血糖控制目标以及胰岛素应用,参照非妊娠期血糖控制标准。①妊娠期应用胰岛素的产妇剖宫产术后禁食或未能恢复正常饮食期间,予静脉输液,胰岛素与葡萄糖比例为 1:(4～6),同时监测血糖水平及尿酮体,根据监测结果决定是否应用并调整胰岛素用量;②妊娠期应用胰岛素者,一旦恢复正常饮食,应及时行血糖监测,血糖水平显著异常者,胰岛素皮下注射,根据血糖水平调整剂量,所需胰岛素的剂量一般较妊娠期明显减少;③妊娠期无需胰岛素治疗的 GDM 产妇,产后可恢复正常饮食,但应避免高糖及高脂饮食。

15. **2016 年 FIGO 指南提出** 应关注 GDM 的产后随访问题。产后是对母儿近远期并发症进行及早干预的重要时期。产后管理不仅处理母儿在围产期出现的各种并发症,还包括对母儿远期发生肥胖、代谢综合征、糖尿病、高血压和心血管系统疾病的早期预防。产后 FPG 反复＞7.0mmol/L,应视为 PG-DM,建议转内分泌专科治疗。

16. **鼓励母乳喂养** 产后母乳喂养可减少产妇胰岛素的应用,且子代发生糖尿病的风险下降。

17. **新生儿处理** ①新生儿出生后易发生低血糖,严密监测其血糖变化可及时发现低血糖。建议新生儿出生后 30min 内行末梢血糖检测;②新生儿均按高危儿处理,注意保暖和吸氧等;③提早喂糖水、开奶,必要时以 10% 葡萄糖注射液缓慢静脉滴注;④常规检查血红蛋白、血钾、血钙及镁、胆红素;⑤密切注意新生儿肺透明膜病的发生。

18. **2016 年 FIGO 指南提出糖尿病的管理** 对较轻的 GDM 孕妇采用群体式管理模式和随访相结合的管理方法,并以门诊治疗为主;而对较重的 GDM 孕妇则采用个体化、有针对性的管理,从而改善 GDM 患者的母儿结局。

【注意事项】

1. 注意孕妇血糖监测。新诊断的高血糖孕妇、血糖控制不良或不稳定者及妊娠期应用胰岛素治疗者,监测血糖 7 次/d,包括三餐前 30min、三餐后 2h 和夜间血糖;不需要胰岛素治疗的 GDM 孕妇,在随诊时建议每周至少监测 1 次全天血糖,包括末梢空腹血糖(FBG)及三餐后 2h 末梢血糖共 4 次。

2. 注意妊娠期餐前、夜间血糖及 FPG 宜在 3.3～5.6mmol/L,餐后峰值血糖 5.6～7.1mmol/L,经过饮食和运动管理,妊娠期血糖达不到上述标准时,应及时加用胰岛素或口服降糖药物进一步控制血糖。

3. 注意胰岛素应用时机。糖尿病孕妇经饮食治疗 3～5d 后,测定 24h 的末梢血糖(血糖轮廓试验),包括夜间血糖、三餐前 30min 及三餐后 2h 血糖及尿酮体。如果空腹或餐前血糖≥5.3mmol/L,或餐后 2h 血糖≥6.7mmol/L,或调整饮食后出现饥饿性酮症,增加热量摄入后血糖又超过妊娠期标准者,应及时加用胰岛素治疗。

4. 妊娠期胰岛素应用的注意事项。①胰岛素初始使用应从小剂量开始,0.3～0.8U/(kg·d)。每天计划应用的胰岛素总量应分配到三餐前使用,分配原则是早餐前最多,中餐前最少,晚餐前用量居中。每次调整后观察 2～3d 判断疗效,每次以增减 2～4U 或不超过胰岛素每天用量的 20% 为宜,直至达到血糖控制目标。②胰岛素治疗期间清晨或空腹高血糖的处理:夜间胰岛素作用不足、黎明现象和 Somogyi 现象均可导致高血糖的发生。前 2 种情况必须在睡前增加中效胰岛素用量,而出现 Somogyi 现象时应减少睡前中效胰岛素的用量。③妊娠过程中机体对胰岛素需求的变化:妊娠中、晚期对胰岛素需要量有不同程度的增加;妊娠 32－36 周胰岛素需要量达高峰,妊娠 36 周后稍下降,应根据个体血糖监测结果,不断调整胰岛素用量。

5. 如血糖控制良好且无母儿并发症,在严密监测下,妊娠 39 周后可终止妊娠;血糖控制不满意或出现母儿并发症,应及时收入院观察,根据病情决定终止妊娠时机。

6. 手术前后、产程中、产后非正常饮食期间应停用所有皮下注射胰岛素,改用胰岛素静脉滴注,以避免出现高血糖或低血糖。

7. 产后复查,产后 FPG 反复≥7.0mmol/L,应视为 PGDM,建议转内分泌专科治疗。

8. 鼓励母乳喂养,产后母乳喂养可减少产妇胰岛素的应用,且子代发生糖尿病的风险下降。

六、妊娠合并糖尿病酮症酸中毒

【高危评分】　临床危险性评估:20C。

【早期识别】

1. 不明原因恶心呕吐、乏力、头痛甚至昏迷者。

2. 尿糖强阳性(＋＋＋＋)，尿酮体(＋＋)。

3. 血糖升高多在 16.7～33.3mmol/L。

4. 为高酮血症,高酮体 5mmol/L。

5. 电解质紊乱。

6. 代谢性酸中毒血(pH ＜7.35)。

【诊断要点】　依据中国《妊娠合并糖尿病诊治指南(2014)》精要进行诊断。

1. **尿酮体的监测**　尿酮体有助于及时发现孕妇糖类或能量摄取的不足,也是早期糖尿病酮症酸中毒(DKA)的一项敏感指标,发病诱因:妊娠期间漏诊、未及时诊断或治疗的糖尿病;胰岛素治疗不规范;饮食控制不合理;产程中和手术前后应激状态;合并感染;使用糖皮质激素等。

2. **临床表现**　恶心、呕吐、乏力、口干、多饮、多尿,少数伴有腹痛;皮肤黏膜干燥、眼眶下陷、呼气有酮臭味,病情严重者出现意识障碍或昏迷。

3. **实验室检查**　高血糖＞13.9mmol、尿酮体阳性、血 pH＜7.35、二氧化碳结合力＜13.8mmol/L、血酮体＞5mmol/L、电解质紊乱。

【处理要点】　依据中国《妊娠合并糖尿病诊治指南(2014)》精要进行处理。

1. **治疗原则**　给予胰岛素降低血糖、纠正代谢和电解质紊乱、改善循环、去除诱因。

2. **治疗具体步骤及注意事项**

(1)血糖过高者(＞16.6mmol/L),先给予胰岛素 0.2～0.4U/kg 静脉注射。

(2)胰岛素持续静脉滴注:0.9%氯化钠注射液＋胰岛素,按胰岛素 0.1U/(kg・h)或 4～6U/h 静脉滴注。

(3)监测血糖:从使用胰岛素开始监测血糖 1/h,根据血糖下降情况进行调整,要求平均每小时血糖下降 3.9～5.6mmol/L 或超过静脉滴注前血糖水平的30%。达不到此标准者,可能存在胰岛素抵抗,应将胰岛素用量加倍。

(4)当血糖降至 13.9mmol/L 时,将 0.9%氯化钠注射液改为 5%葡萄糖注射液或葡萄糖氯化钠注射液,每 2.4g 葡萄糖加入 1U 胰岛素,直至血糖＜11.1mmol/L、尿酮体阴性、并可平稳过渡到餐前皮下注射治疗时停止补液。

【注意事项】

1. **注意诱发因素**　①孕前糖尿病患者,妊娠后没有及时接受胰岛素治疗,或孕期胰岛素用量未及时调整。②未能及时诊断和治疗的 GDM 孕妇,且多数为糖尿病酮症酸中毒(DKA)发生后,其糖尿病才被诊断。③妊娠剧吐,没有及时减少胰岛素用量导致代谢紊乱,发生糖尿病酮症酸中毒。④妊娠合并糖尿病孕妇出现感染,或应用了影响血糖代谢的药物,如糖皮质激素、β 受体兴奋药等。临床表现在代偿期,常仅有口渴、多饮、多尿、疲倦等糖尿病症状。如不及时治疗,于 2~4d 可发展至失代偿阶段,病情恶化,表现为食欲缺乏、恶心、呕吐、极度口渴、尿量显著增多,常伴有头痛、烦躁、嗜睡等症状,呼吸深快,呼气中含有丙酮,如烂苹果气味。后期患者严重失水,尿量减少,皮肤黏膜干燥,眼眶下陷,声音嘶哑,脉细速,血压下降,四肢厥冷。晚期各种反射消失,陷入昏迷。

2. 易误诊为心肌梗死　因急性期天冬氨酸转氨酶(AST)、磷酸肌酸激酶(CPK)及磷酸肌酸激酶心型同工酶(CPK-MB)升高,临床上易误诊为急性心肌梗死,结合心电图、心脏彩色超声等检查可排除急性心肌梗死。

3. 注意妊娠合并糖尿病并发 DKA 是产科急重症　一旦确诊应给予及时而有效的治疗,需内科医师和产科医师协作、迅速积极地处理,以降低母胎病死率。治疗原则与非妊娠糖尿病 DKA 大致相同,包括积极补液,静脉滴注胰岛素降低血糖,纠正电解质紊乱,补充循环血容量和改善组织灌注,寻找并纠正诱因。

4. 注意补液是治疗糖尿病酮症酸中毒关键　注意事项:补液原则先快后慢、先盐后糖;注意出入量平衡。开始静脉胰岛素治疗且患者有尿后要及时补钾,避免出现严重低血钾。当 pH<7.1、CO_2 结合力<10mmol/L、HCO_3^-<10mmol/L 时可补碱,一般用 5% $NaHCO_3$ 100ml＋灭菌注射用水 400ml,以 200ml/h 静脉滴注,至 pH>7.2 或 CO_2 结合力>15mmol/L 时停止补碱。稀释血糖,改善肾灌注,使肾小球滤过率增加,促进葡萄糖及酮体排泄而降低血糖,纠正酮症。在治疗开始的 2h 内应快速补充 0.9%氯化钠注射液 1000ml,前 4h 输入所计算失水量 1/3 的液体,然后减慢补液速度,250ml/h,血糖<11.1mmol/L 时,可停止输液或进一步减少输液量,24h 输液量应包括已丢失的水量和部分继续失水量,一般为 4000~6000ml,严重失水者 6000~8000ml。补液期间可进食者,应鼓励多饮水,适当减少输液量。

5. 注意胰岛素治疗　不主张大剂量使用胰岛素,以免发生迟发性低血糖、严重低血钾、高乳酸血症,以及因血糖下降过快引起体液渗透压失衡而出现脑水肿;也不主张皮下注射胰岛素,因为血循环不佳影响吸收;肌内注射胰岛素理论上虽可达到较为稳定的胰岛素水平,但也同样存在因血循环灌注因素而影响胰岛素吸收的问题。最佳的方法是从静脉给予胰岛素,以 1~5U/h 的速度持续静脉滴注,可阻止酮症酸中毒的病理生理变化又不至于出现严重不良反应,具体用法如下:①血糖过高、休克和(或)严重酸中毒和(或)昏迷等重症患者,应酌情静脉注射首次负荷剂量 10~20U 胰岛素,然后静脉持续滴注小剂量胰岛素。②小剂量(短效)胰岛素治疗方案,通常将短效胰岛素加入 0.9% 氯化钠注射液中持续静脉滴注(应另建输液途径),亦可间歇静脉注射,剂量均为 0.1U/(kg·h)。使血清胰岛素 100~200mU/L,血糖下降速度一般以每小时降低 3.9~6.1mmol/L,由此可以估计出血糖下降到 13.9mmol/L 时所需的时间。每 1~2 小时复查血糖,若在补足液量的情况下 2h 后血糖下降不理想或进一步升高,提示患者对胰岛素敏感性较低,胰岛素剂量应加倍。当血糖降至 13.9mmol/L 时开始输入 5% 葡萄糖注射液,并按比例加入胰岛素。如血糖降至 11.1mmol/L,尿酮体转阴、尿糖(-)或(+)时可停止静脉滴注,并平稳过渡至皮下注射胰岛素。在决定停止静脉滴注前 1h,皮下注射短效胰岛素 8U,以防止血糖反跳,因为突然中断静脉胰岛素而皮下注射胰岛素仍未发挥作用时,可能使酮症恶化。③胰岛素治疗也可采用皮下连续输注式胰岛素泵治疗,它可以模拟正常胰岛素分泌模式,持续 24h 向患者体内输入微量胰岛素。胰岛素用量为 0.1U/(kg·h),当 pH 值正常,尿酮体转阴后改按胰岛素基础量 0.6~1.0U/(kg·h)给药,加餐前负荷量持续皮下注射胰岛素,监测 3 餐前、3 餐后2h 及睡前末梢血血糖,根据实测血糖值增减基础量。全天胰岛素用量×50%÷3 作为餐前大剂量,余 50% ÷24 作为基础量。根据各时点的血糖值,调整胰岛素的泵入量,每天复查尿酮体直至转为阴性。

6. 早孕期合并 DKA 尤其是长时间未得到纠正者,有引起胎儿畸形的可能。建议在酮症酸中毒得到纠正后,终止妊娠。

7. 中晚孕期合并 DKA 一般不会导致胎儿畸形,但长时间未予纠正可影响胎儿脑神经系统发育。因此,应积极治疗,尽快缓解病情,以减少对胎儿的影响。积极治疗母体 DKA 的同时必须持续监测并评估胎儿情况。一般经过吸氧、左侧卧位,纠正高血糖与酸中毒后,能够改善胎儿缺氧状况。孕妇病情稳定后,胎儿窘迫即明显好转。纠酸后,若胎儿窘迫持续存在,应尽早结束妊娠,以防胎死宫内。胎心监测无反应或反复的晚期减速可能提示胎儿有某种程度的危险,但并非立即分娩的指征。急症剖宫产虽然可能对胎儿有益,但可引起母体病情进一步加重。研究发现,一旦高血糖和酸中毒逆转,母体病情稳定,胎儿的危险性也明显降低。如果发生早产,可选用口服钙离子阻滞药硝苯地平或静脉滴注硫酸镁进行保胎,应尽量避免使用 β_2 受体激动药,以免影响血糖。

8. 分娩时机及分娩方式 原则上尽量期待至妊娠38－39周终止妊娠。血糖控制不满意,伴发血管病变,并发妊娠期高血压疾病重度子痫前期、严重感染、胎儿窘迫,促胎肺成熟治疗后应立即终止妊娠。分娩方式视病情决定,必要时适当放宽剖宫产指征。分娩期注意休息、镇静,给予适当饮食,严密控制血糖、尿糖及酮体变化,及时调整胰岛素用量,加强胎儿监护。

9. 阴道分娩 临产时情绪紧张及疼痛可使血糖波动,胰岛素用量不易掌握,严格控制生产时血糖水平对母儿均十分重要。临产后仍采用糖尿病饮食,产程中应停用皮下注射胰岛素,静脉滴注 0.9％氯化钠注射液加胰岛素,根据产程中测得血糖值调整静脉输液速度和胰岛素的用量,应在12h内结束分娩,如果产程过长易加重糖尿病酮症酸中毒、胎儿低氧和感染。

10. 剖宫产 手术前1d停止应用夜间中效胰岛素,手术日停止皮下注射短效胰岛素,在早上监测血糖、尿糖及尿酮体。根据其空腹血糖水平给予小剂量胰岛素持续静脉滴注。术后2～4h测血糖1次,直至饮食恢复。胎盘排出后,体内抗胰岛素物质迅速减少,胰岛素用量应减少至分娩前的1/3～1/2,并根据产后空腹血糖值调整用量。新生儿出生时应留脐血,进行血糖、胰岛素、胆红素、血细胞比容、血红蛋白、钙、磷、镁等测定。无论出生时新生儿状态如何,均应视为高危新生儿,需给予监护,注意保暖和吸氧。重点防止新生儿低血糖,应在开奶同时,定期滴服葡萄糖液。

第7章

妊娠合并肿瘤早期识别与处理

一、妊娠合并子宫肌瘤

【高危评分】 临床危险性评估:10B。

【早期识别】

1. 停经伴子宫增大。

2. 有时有疼痛。

3. B超提示。

【诊断要点】 依据中国《妊娠合并卵巢肿瘤和子宫肌瘤的诊断及处理(2011年)》精要进行诊断。

1. 大多数合并子宫肌瘤的孕妇无症状,有的孕前已患子宫肌瘤,有的在产检中发现,有的甚至在剖宫产中才被发现。

2. 超声检查简便易行,不仅可动态观察妊娠期间子宫肌瘤的变化,还可以明确子宫肌瘤的大小、部位、数目及其与胎盘的关系,诊断子宫肌瘤准确性较高。

3. 在妊娠早期,不论原有子宫肌瘤大小,在形态上发生显著变化的子宫肌瘤不及半数;在妊娠中期,直径<6cm的子宫肌瘤多保持不变或稍有增大,直径>6.0cm的子宫肌瘤则逐渐变小;至妊娠晚期,大多子宫肌瘤大小保持不变或有所缩小。

4. 妊娠合并子宫肌瘤常见的不适症状是疼痛。疼痛的发生与子宫肌瘤的大小及生长无关,而与子宫肌瘤变性有关。可行超声检查以明确诊断。

【处理要点】 依据中国《妊娠合并卵巢肿瘤和子宫肌瘤的诊断及处理(2011年)》精要进行处理。

1. 孕前子宫肌瘤手术 手术与否主要依据肌瘤对妊娠结局的影响如何。

黏膜下子宫肌瘤影响胚胎种植与生长,有增加流产及胎盘早剥的风险,故若发现此类型子宫肌瘤可予肌瘤剔除。肌壁间肌瘤对受孕的影响目前仍受到争议,而浆膜下子宫肌瘤并不影响受孕,倘若行子宫肌瘤剔除,子宫遗留瘢痕,将有瘢痕子宫妊娠相关并发症出现的隐患。妊娠合并子宫肌瘤的患者与子宫肌瘤剔除术后怀孕者的妊娠结局进行比较,提示孕前对较大的无症状肌瘤行肌瘤剔除并不能改善将来的妊娠结局。因此,孕前行子宫肌瘤剔除术需慎重。

2. 妊娠期间对子宫肌瘤的处理　妊娠合并子宫肌瘤的患者大多数期待治疗,对合并肌瘤变性者可行保守治疗。一般不主张在妊娠期间行子宫肌瘤剔除,因手术可导致失血过多、流产、早产、肌瘤剔除术后子宫壁切口在孕晚期破裂。除非出现以下情况:浆膜下子宫肌瘤蒂扭转;子宫肌瘤异常增大或嵌顿于盆腔,影响继续妊娠;肌瘤压迫邻近器官,出现严重不适症状;肌瘤红色变性、保守治疗无效。手术宜在 24 周前进行。根据孕妇具体情况决定是否终止妊娠。

3. 剖宫产术中对子宫肌瘤的处理　剖宫产术中发现子宫肌瘤是否剔除,多年来存在两种不同的观点。一种观点认为:孕期子宫血供丰富,剖宫产时剔除肌瘤出血较多,易造成产后出血,增加了手术难度,况且产后子宫肌瘤会逐渐缩小,故不主张在剖宫产同时行子宫肌瘤剔除术,产后定期随访。另一种观点则认为:子宫肌瘤影响子宫复旧,增加盆腔感染风险,而孕期子宫肌瘤大多边界清晰,较易分离,并不明显增加手术难度、出血量以及术后并发症,故主张剖宫产同时行子宫肌瘤剔除。目前越来越多的文献报道支持后一观点。但是,对于直径>8cm 的子宫肌瘤、不易暴露的肌瘤如子宫下段及宫颈肌瘤、黏膜下肌瘤、靠近子宫动静脉、输卵管间质部的大肌瘤应谨慎对待,以免造成大血管的破裂及输卵管、输尿管的损伤。对于年龄较大,无再生育要求、多发肌瘤、疑肌瘤恶变、胎盘植入肌瘤内者,可行子宫切除术。

4. 其他疾病的处理　对妊娠合并心脏病、心力衰竭、子痫、弥散性血管内凝血等危重孕妇,应尽量缩短手术时间,不主张在剖宫产同时行肌瘤剔除,以保证患者安全。

【注意事项】

1. 注意妊娠下腹痛　有两种可能情况:①浆膜下肌瘤可发生蒂扭转,多在妊娠中期;②最常见而又最具有临床重要意义的肌瘤红色变性,妊娠期子宫肌瘤红色变性发病率为 5％～8％,多发生于妊娠晚期及产褥期,孕妇诉子宫的某一处疼痛、拒按、伴发热。

2. 注意如果胎盘种植在子宫肌瘤部位　有可能影响胎盘的血液供应,导致胎儿生长受限。故妊娠期间的胎儿生长监测不应忽视,如存在胎儿生长受限,注意查找原因,改善胎盘功能。

3. 注意子宫肌瘤的再生性　对即使经历了剔除术的患者仍要注意检查妊娠伴发肌瘤的可能。

4. 注意妊娠早期合并子宫肌瘤的处理　对肌瘤的干预易导致流产,常采取保守或"和平共处"的策略。若肌瘤出现红色变性,无论在妊娠期或产褥期,应卧床休息,给予抗生素,可缓解。对于浆膜下肌瘤扭转、大型子宫肌瘤(直径>10cm)、有腹膜刺激症状者,应考虑肌瘤剔除。患者若放弃此次妊娠则可先行人工流产,短期内再行肌瘤剔除术,或人工流产同时行肌瘤剔除术。

5. 注意妊娠中期合并子宫肌瘤处理　肌瘤直径<6cm,且无症状者可定期产前检查,绝大多数不需特殊处理;肌瘤直径>6cm,随着子宫的增长肌瘤可能继续增大,而大型肌瘤易发生红色变性而刺激子宫收缩或有腹膜刺激症状者,处理意见不一致。若经过检查估计肌瘤剔除的手术技术操作困难不大,同时有下列手术适应证时,可考虑于妊娠中期行子宫肌瘤剔除术:①大型子宫肌瘤(>10cm),易于红色变性;②症状多,经常腹痛,有子宫收缩或阴道出血;③肌瘤退行性变较重而刺激腹膜,有急腹痛、低热、白细胞计数升高等局限性腹膜炎症状;④肌瘤与胎盘位置接近,可致产后子宫收缩不良而产后出血或胎盘滞留。

6. 注意妊娠晚期合并子宫肌瘤的处理　对于小型子宫肌瘤不予处理。如肌瘤直径≥8cm,无任何症状,可等至足月时行剖宫产术,剖宫产同时是否行子宫肌瘤剔除术存在争议。目前认为剖宫产术中同时行肌瘤剔除是安全的,但应严格掌握适应证,个体化对待。一般认为适用于以下情况:①黏膜下肌瘤;②带蒂或大部分突向浆膜下的子宫肌瘤;③肌壁间肌瘤位于切口附近或肌瘤剔除术后易于行子宫修补术。

7. 子宫肌瘤红色变性处理　临床首选保守治疗,包括心理安慰、卧床休息,适当抗生素应用,如有规律的宫缩可以给予宫缩抑制药。若保守治疗无效或疼痛剧烈无法缓解,可行肌瘤剔除术。在严格掌握适应证的前提下,对保守治疗无效者慎重选择病例,必要的妊娠期子宫肌瘤剔除术是可行的,而且并不增加流产率。手术最好是在妊娠5个月之前施行。

8. 分娩期及产后并发症处理　关于分娩,根据肌瘤大小、位置和是否阻碍胎儿下降等因素而定,多数不影响阴道分娩。若肌瘤较大、位于盆腔内,或影响子宫收缩致产力异常而滞产,则应考虑剖宫产术,可减少胎盘滞留、出血及感染等并发症。剖宫产时肌瘤剔除是安全可行的,一般不增加出血量,但若合并严重并发症,应尽量缩短手术时间,在保证产妇安全的前提下进行。子宫肌瘤可影响子宫收缩力而发生滞产和产后出血。在产程中的处理包括注意先露高低和胎方位及监测产程进展,及时发现难产和纠正难产。产后的处理包括加强子宫收缩药物的应用,以及子宫收缩和阴道出血的观察,治疗妊娠合并子宫肌瘤的产后出血重在阻断和预防。肌壁间肌瘤及黏膜下肌瘤影响子宫复旧,在产褥期有导致感染及晚期产后出血的可能,治疗措施除加强宫缩外还包括抗生素的应用。

9. 注意肌瘤剔除的时机选择　一般先做剖宫取胎,缝合子宫切口然后再剔除肌瘤。黏膜下肌瘤和肌壁间肌瘤大部分突向宫腔者先剖宫取胎后,剔除肌瘤再缝合子宫切口;若较大的肌瘤位于子宫下段切口处并影响胎儿娩出时,可先行剔除,但应注意操作迅速和避免出血,以免造成对胎儿的危害。

10. 注意肌瘤剔除的切口选择　剖宫产切口仍应选择子宫下段横切口,而子宫肌瘤剔除切口应灵活选择。浆膜下肌瘤,或向外突出的肌壁间肌瘤可以由浆膜面切开剔除或做肌瘤蒂根部缝扎;黏膜下肌瘤取宫腔内切口切除;若肌壁间肌瘤大部分突向宫腔,也可考虑取宫腔内切口,以最大限度减少对子宫的损伤和出血。

11. 注意肌瘤剔除的技术要点　开始肌瘤剔除前,常规使用宫缩药,确保子宫收缩状况良好。对子宫肌瘤部位周围的怒张大血管,可在肌瘤剔除前予以切断缝扎,以减少操作过程中的失血。在切开肌瘤包膜时,注意留下足够的浆膜层以备肌层缝合后的浆膜化用。剥离瘤体时,要注意找对瘤体与包膜间的层次,减少剥离过程中的出血。剥离过程中对包膜部位和肌瘤的营养血管及出血点进行逐个钳夹止血。当整个肌瘤被剔除后,在进行肌层缝合之前,最好是先采用可吸收细线(2-0 号较好)对出血的血管进行单独缝扎止血。切忌盲目追求手术速度,在无止血操作下硬性剥离瘤体,以致剔除后的创面出血较多或难以缝合止血,甚至导致子宫切除。应注意仔细缝合剔除后的瘤窝,避免留下无效腔,切忌勉强缝合遗留囊腔积血,导致感染。对于肌层的缝合要有足够的宽度,以免术后瘢痕愈合不良,再次妊娠时发生瘢痕破裂。缝合浆膜层防止术后粘连。

12. 注意肌瘤剔除的术后处理要点 ①密切注意产妇阴道出血、腹痛、体温变化等。②加强宫缩药及抗生素的应用是防止瘤窝出血和感染的重要步骤。可持续静脉滴注缩宫素,尤其在术后 6～8h;静脉应用广谱抗生素;还要注意应用抗厌氧菌类的药物。③严密观察,及时发现宫缩差和产后出血征兆,积极争取补救时机。④对于留下的子宫肌瘤或没有行剔除术者还应注意肌瘤变性的临床监测。

13. 其他并发症 如浆膜下肌瘤蒂扭转、子宫肌瘤嵌顿、子宫扭转极为少见,在保守治疗效果不佳时应行剖腹探查术。

二、妊娠合并卵巢囊肿

【高危评分】 临床危险性评估:10B。

【早期识别】

1. 突感一侧下腹剧痛(扭转有)。

2. 叩诊子宫旁有块物。

3. B超发现。

【诊断要点】 依据中国《妊娠合并卵巢肿瘤和子宫肌瘤的诊断及处理(2011年)》精要进行诊断。

1. 妊娠合并卵巢肿瘤的患者大多无临床症状 有报道,86.6%的妊娠合并卵巢肿瘤经超声检出。超声作为卵巢肿瘤的检查手段已被广泛应用于临床,其无创性及安全性特别适用于妊娠期妇女。超声不但可了解肿物的位置、形态、大小以及与子宫的关系,还能判断肿物的内容物及血流,结合盆腔检查综合判定卵巢肿瘤的类型。卵巢肿瘤需与卵巢瘤样病变鉴别,后者多为单侧,壁薄,直径<5cm,观察 2～3 个月,可自然消退;若附件区肿块持续存在或增大,卵巢肿瘤的可能性大。

2. 磁共振成像(MRI) 在妊娠期间使用是安全的,但其费用昂贵,不宜作为常规检查,仅在超声检查诊断困难、无法辨认肿瘤的来源或可疑邻近器官及淋巴结癌转移时使用。CA125 正常孕期有波动,通常不用于检测卵巢肿瘤是否存在,而用于监测肿瘤的治疗效果。

3. 妊娠合并卵巢囊肿蒂扭转的诊断　孕妇突感一侧下腹剧痛,伴恶心、呕吐,要考虑卵巢囊肿蒂扭转。文献报道 1%～7% 的卵巢肿物在孕期发生扭转,尤其多发于早孕期。由于临床表现与流产或早产相似,较易误诊或漏诊,可能与子宫增大、附件移位使疼痛的部位及性质发生变化有关,应详细询问病史并查体,并借助超声及其他相关实验室辅助检查来帮助诊断。当卵囊扭转时,超声可见卵巢明显增大,但不能根据卵巢血供的有无来排除卵囊扭转,一些发生卵囊扭转的病例在超声图像上可表现为卵巢血流图像正常。因此,超声检查结果仅供参考,主要根据临床表现来诊断。

【处理要点】　依据中国《妊娠合并卵巢肿瘤和子宫肌瘤的诊断及处理(2011 年)》精要进行处理。

1. 期待治疗　常规超声检查,早孕期妊娠合并卵巢肿物的发病率 8.8%,在孕 16－20 周其发病率下降至 0.35%,提示大部分卵巢肿物可自然消退。有报道直径＜6cm 的卵巢肿瘤在孕期大多维持原样或逐渐缩小,这些孕妇未经手术治疗,无一例发生卵囊扭转、恶变,妊娠结局良好。因此,对直径＜6cm 的良性肿瘤,可期待治疗。在剖宫产术中或分娩后 6 周考虑手术切除。

2. 超声介导下囊肿抽吸术　对单个卵巢肿物,特别是囊性肿物,可考虑在超声介导下行囊肿抽吸术。一方面可减少肿物体积,降低卵囊扭转、破裂的风险;另一方面可明确肿瘤性质,确定病理类型,为下一步治疗提供依据。但方法诊断的准确性受质疑,而且在抽吸过程中存在一定风险,可致肿瘤细胞溢出到盆腹腔,导致肿瘤种植扩散。因此,妊娠期间不推荐采用这种方法。若患者不适合期待疗法就应采用手术治疗以明确诊断。

3. 手术治疗

(1)手术治疗的原则:对于卵巢肿瘤＞8cm 和形态是多房、厚壁或半囊实性的,有手术治疗的指征;若卵巢肿瘤直径在 6～8cm,定期复查超声显示肿物持续存在或增大,应考虑行手术治疗。术中应慎防卵巢肿物破裂。避免导致肿瘤扩散或化学性腹膜炎。

(2)手术时机的选择:一般认为,妊娠 16 周之后,胎盘已能分泌足够的孕激素维持妊娠,手术后的流产率明显低于孕早期。而发现孕 24 周以后进行手术,对妊娠将产生明显不利的影响,早产发生率高。故妊娠合并良性的卵巢肿瘤择期手术宜选择在 16－24 孕周进行。而对高度怀疑恶性者,应及时实施手术。

（3）卵巢囊肿扭转的处理:尽管卵巢肿瘤出现扭转的发生率很低,但一旦发生即有手术指征。发病时往往腹痛剧烈,需急诊手术。术中将卵巢肿瘤剔除,将卵巢复位;若确定卵巢已坏死,需行切除术。若手术在孕 28－34 周之间进行,有诱发早产的可能,术前应予地塞米松促胎肺成熟。

4. 剖宫产术中发现卵巢肿瘤的处理　剖宫产术中应常规探查双侧附件,及时发现卵巢肿瘤。若有多个良性肿瘤,原则上应切除所有卵巢肿瘤,以免延误治疗,增加并发症及恶变风险;若可疑肿瘤恶变,治疗原则与非孕时相同。

【注意事项】

1. **注意临床上多见的**　黄素囊肿、单纯性卵巢囊肿、畸胎瘤、巧克力囊肿、浆液或黏液性囊腺瘤等。由于卵巢囊肿在子宫外,在盆腔有很大的活动范围,一般不影响胎儿;巧克力囊肿因为生发的原因,有部分囊壁很薄,稍有外力就容易破裂;畸胎瘤由于内容物中含有毛发、牙齿、脂肪,重量不均等,易于发生蒂扭转;黄体囊肿与妊娠有关,随着妊娠月份的增加,可以逐渐消失;卵巢囊肿可以长得很大,有的甚至像小儿头一样大。

2. **注意妊娠合并有卵巢囊肿对妊娠来说会有许多危害**　妊娠早期时肿瘤体积较大或嵌顿在盆腔中易引起流产;妊娠中期时增大的子宫将卵巢肿物从盆腔上提到空间较大的腹腔内易于发生卵巢囊肿蒂扭转或分娩后急剧缩小的子宫使盆腔空间增大时,也易引起卵巢囊肿蒂扭转。尤其畸胎瘤更易发生蒂扭转;临产时卵巢肿物可以阻塞产道而发生梗阻性难产或宫缩和儿头先露部可以压迫肿瘤造成破裂、出血。

3. **妊娠前发现囊肿应该注意**

（1）一定要做孕前检查,查清盆腔脏器有无异常,在检查的过程中就会发现卵巢囊肿,如果卵巢的囊肿直径＞5cm,就应先手术后再怀孕。现在的手术比较简单,用腹腔镜微创手术,既简单损伤也小。

（2）发现卵巢肿瘤,应该检查 CA125、CA199、CEA,AFP 肿瘤标志物,为鉴别肿物是良性还是恶性,以便尽早治疗。如果肿物很小,又是良性的,就可以先怀孕。

（3）卵巢肿物发生时一般无症状,如一侧腹痛,甚至伴有恶心、呕吐,应立即到医院检查,可能是发生了卵巢囊肿蒂扭转,立即手术治疗。时间延误会发生卵巢坏死。卵巢囊肿发生腹痛时还有一种情况就是发生破裂、出血,也应立即到医院及时治疗。

（4）一旦妊娠后发现卵巢肿物不要害怕，应该严密观察。

4. 妊娠期发现卵巢囊肿应该注意

（1）卵巢囊肿一般是在早期确定妊娠时做内诊而发现，妊娠早期发现的大约12％是黄素囊肿，有时能达到8～10cm，表现是囊性、可以活动、一侧发生、没有疼痛。一般3个月内就消失了，当3个月后再复查就没有了。

（2）当发现有卵巢囊肿时，应该做B超，帮助明确肿物的性质，进一步明确诊断。

（3）病理性的肿瘤，如巧克力囊肿、畸胎瘤、浆液性囊腺瘤等，在早孕时发现，3个月后再复查。如果是3个月后才发现的肿物，＞5cm，可在妊娠的18－20周时手术切除，因为这时胎盘形成，胚胎已经进入中期较为稳定，可以承受手术的打击。术后要注意休息和保胎治疗。

（4）卵巢囊肿不大，不妨碍子宫的生长，可等产后再做切除。如果发生了蒂扭转、破裂，应立即手术。如果恶性病变，也应立即手术。

（5）当孕晚期，卵巢肿瘤在子宫的下段，影响胎头入盆，应该果断地决定剖宫产。剖宫产的同时应该认真地探查两侧卵巢组织，并把卵巢肿物切除。

三、妊娠合并卵巢癌

【高危评分】　临床危险性评估:20C。

【早期识别】

1. 停经后腹胀。

2. B超发现有包块腹水。

【诊断要点】　依据中国《妊娠合并卵巢肿瘤和子宫肌瘤的诊断及处理（2011年）》精要进行诊断。

1. 妊娠早期多数卵巢肿物为非赘生性囊肿，如黄体囊肿、单纯囊肿和黄素化囊肿等，超声检查是诊断卵巢肿瘤最可靠方法。边界清晰无回声的囊性肿物多为非赘生性囊肿或良性肿瘤，实性有分隔者一般均为卵巢肿瘤，若肿物内回声不规则、强弱不均，囊壁轮廓不清、边缘不整、囊壁及分隔较厚，有突向囊腔的实性区，甚至伴有腹水时，特别是双侧附件肿物，卵巢恶性肿瘤的可能性较大。MRI在评价妊娠期卵巢肿瘤时可以安全使用，其优点是可提供三维平面图像、描绘组织面及内容物特点,尤其是超声不能明确的盆腔深部、肌肉及骨的情况,亦可通过 MRI 了解腹膜后淋巴结情况,总之,MRI 较超声诊断卵巢恶性肿瘤更准确。

2. 影像学检查结合肿瘤特异性血清标志物对卵巢恶性肿瘤的确诊率会更高。CA125 是最常用的肿瘤标志物,在妊娠早期就有 CA125 的产生,妊娠卵植入宫腔内后,血清 CA125 即有升高,妊娠 6～7 周达到高峰,以后逐渐下降,至中晚期血清中就检测不到。其产生机制通常认为是由于妊娠早期包蜕膜和真蜕膜未融合,母体蜕膜抗原经输卵管进入腹腔刺激母体产生,以后包蜕膜和真蜕膜融合,输卵管封闭,逐渐下降至消失。研究证实,胎儿的皮肤、胃肠道、心肌、腹膜、中肾管、胎膜和脐带等均能产生 CA125,并认为随着胎盘屏障的日益完善,导致血清中其水平下降。文献报道妊娠早期 CA125 为妊娠相关性 CA125,与肿瘤产生的 CA125 抗原具有相同的碳链结构,但是其寡糖链不同,妊娠相关性 CA125 在光镜下呈羊齿植物样结晶。因此,妊娠早期发现卵巢肿物应定期进行影像学检查及妊娠中期后血清 CA125 的检测。另外甲胎蛋白(AFP)、β-人绒毛膜促性腺激素(β-hCG)β 亚单位和乳酸脱氢酶(LDH)分别对内胚窦瘤、卵巢原发性绒癌和无性细胞瘤具有监测作用。妊娠期内胚窦瘤患者血清 AFP 水平是相应妊娠周均值的 12～24 倍,是开放性神经管畸形或其他胎儿畸形时的 3～4 倍,AFP 对于诊断妊娠期内胚窦瘤及预测复发更为敏感。癌胚抗原(CEA)对于胃肠道源性的转移性肿瘤具有一定的意义。但也有误诊情况发生,另外妊娠合并子宫内膜异位症(EMs),也易误诊。

3. 妊娠合并卵巢恶性肿瘤的超声声像图特征。①直径＞7cm;②实性或混合性肿物;③乳头状突起;④肿瘤内见分隔带特别是瘤壁厚或内含血管者;⑤双侧对称;⑥边界不清;⑦血供丰富;⑧低阻血流;⑨腹水。具备上述特征越多,即提示肿瘤恶性的可能性越大。若由有经验的超声医师对卵巢肿瘤进行良恶性鉴别,结果更为可靠。

【处理要点】　依据中国《妊娠合并卵巢肿瘤和子宫肌瘤的诊断及处理(2011 年)》精要进行处理。

1. 妊娠合并卵巢恶性肿瘤的处理　妊娠期卵巢恶性肿瘤较少见,且大多数属早期病例,产科治疗效果良好。妊娠合并卵巢恶性肿瘤,处理与非孕时相似,以手术为主,辅以化疗。终止妊娠的时机主要取决于孕周,结合孕妇与家属意愿决定。在早孕期发现恶性肿瘤,应尽快终止妊娠;在中孕期,若病情允许,可期待治疗以提高胎儿存活率;在晚孕期,估计胎儿成熟可终止妊娠。产科医师应与肿瘤科医师、麻醉科医师、新生儿科医师等根据患者病情共同制订具体的治疗方案,把握以下原则:①尽量维护母体身心健康;②尽力治疗可治恶性肿瘤;③尽量减轻肿瘤治疗对胎儿或新生儿的有害影响;④尽可能保护母体的生理和生育功能。

2. 局限在一侧卵巢且为低度恶性的肿瘤的处理　可考虑行保留生育功能保留子宫和对侧附件的手术,该类患者必须具备以下条件:①年轻、渴望生育;②ⅠA 期;③细胞分化良好;④对侧卵巢外观正常;⑤有条件随诊。完成生育后视情况再行手术切除子宫及对侧附件。

3. 绝大多数妊娠合并卵巢非上皮性恶性肿瘤或交界性肿瘤 FIGO 分期为Ⅰ期的处理　可行保留生育功能的手术。对临床分期较晚的卵巢交界性肿瘤,仍可行保留生育功能的手术。若患者仅有一侧卵巢或双侧交界性肿瘤,可单纯行卵巢肿物剔除术。术中应尽量避免触碰子宫,以防止诱发宫缩。ⅠA 期 G_1 级的卵巢非上皮性恶性肿瘤无需化疗,其他的患者均需化疗。若孕妇希望继续妊娠,推荐使用 6 个周期卡铂＋紫杉醇的化疗方案。分娩后再考虑行全面确定分期手术。早孕期化疗是禁忌的,因致畸率及流产率高。妊娠中晚期化疗胎儿先天性畸形的风险仍大于一般人群,化疗可能引起胎儿生长受限、低出生体重或影响中枢神经系统发育。对于此类患者,需将风险告知患者及家属,慎重选择。

4. 妊娠合并卵巢浸润性上皮癌的处理　需根据手术分期及组织学分级确定继续妊娠的价值、手术的方式及化疗方案。对于 FIGO ⅠA 期 G_1 的病例,可行保留生育功能的手术。而ⅠA 期 G_{2-3}、ⅠB 期、ⅠC 和ⅡA 的患者,需同时使用以铂类为主的化疗药物。

5. 对于晚期恶性肿瘤患者　处理方案多样,包括终止妊娠、分娩、期待治疗、孕期手术＋产后化疗、孕期手术＋术后化疗＋产后行全面分期手术。应根据疾病预后、孕周及患者意愿,多学科专家共同商讨后制订治疗方案。

【注意事项】　依据《妊娠合并卵巢恶性肿瘤的诊断与治疗(2010 年)》。

1. 妊娠早期　有强烈妊娠要求的妇女,妊娠早期发现附件肿物应严密随访至妊娠中期,不急于做处理,除非出现急腹症表现。

2. 妊娠中期　对怀疑恶性卵巢肿瘤的妊娠妇女,手术均应于妊娠中期进行,可选择开腹手术,手术方式可选择患侧附件切除＋腹膜活检＋大网膜活检＋对侧附件活检或切除。手术时间不宜过长,范围不宜过大,基本能判断分期即可,否则易造成流产,术后应行保胎治疗。对于妊娠期间能否接受化疗,绝大多数学者出于对胎儿的考虑持否定态度。总之,卵巢恶性肿瘤合并妊娠的患者可接受化疗,通常其化疗方案对母儿是安全的。但因病例数较少,缺乏随机对照研究的证据,需在权衡利弊并与患者及家属充分沟通取得同意后方可施行。此外,化疗对新生儿的远期影响尚需前瞻性研究观察。在妊娠中期行简单的卵巢恶性肿瘤分期手术,明确分期后,选择适合的化疗方案。妊娠晚期行剖宫产手术,同时行"卵巢癌二次探查手术"。

3. 妊娠晚期及产后　估计胎儿存活希望较大时应积极剖宫产同时行卵巢恶性肿瘤全面分期手术,新生儿均能存活。术后根据手术病理分期再行化疗,早期卵巢恶性肿瘤合并妊娠预后较好,晚期则预后较差。进行国际妇产科联盟(FIGO)分期的患者,产后均应行卵巢恶性肿瘤标准化疗方案足疗程化疗,化疗期间随访血清标志物及影像学检查,与一般卵巢恶性肿瘤患者相同。

4. 注意分娩方式　目前 FIGO 推荐用剖宫产终止妊娠,除非锥切后切缘阴性者可经阴道分娩。这是因为阴道分娩是妊娠合并宫颈癌复发最强的独立危险因素,可能增加癌细胞的扩散概率。此外还可增加难产、出血和会阴切口肿瘤复发等。

四、妊娠合并宫颈癌

【高危评分】　临床危险性评估:20C。

【早期识别】

1. 停经。

2. 阴道不规则流血或排液。

3. 宫颈 TCT 检查。

【诊断要点】

1. 注意妊娠合并宫颈癌的早期一般不影响妊娠,中、晚期患者不利于妊娠。但宫颈癌恶病质影响母体健康,且为了治疗孕妇须行人工流产、放射治疗,亦使妊娠提前终止、放弃胎儿或增加胎儿的死亡率,妊娠合并宫颈癌的病因是若宫颈癌合并妊娠因漏诊而经阴道分娩时,往往引起宫颈撕裂、大出血、感染等影响母儿生命。

2. 妊娠合并宫颈癌的病因是多次结婚。高危男子是宫颈癌发病因素的论点已被重视,凡配偶或性伴有阴茎癌、前列腺癌或其前妻曾患宫颈癌,均为高危男子。与高危男子有性接触的妇女易患宫颈癌。近年发现,通过性交感染某些病毒如单纯疱疹病毒Ⅱ型、人乳头瘤病毒、人巨细胞病毒等可能与宫颈癌发病有一定关系。分子生物学研究结果显示,90%以上宫颈癌伴有 HPV 感染,主要为 16、18 亚型。

3. 注意停经后出现阴道不规则流血或排液。疼痛是晚期子宫颈癌的症状,转移症状癌瘤向前方扩散可以侵犯膀胱,患者出现尿频、尿急、尿痛和血尿,常被误诊为泌尿系统感染而延误诊断。癌瘤向后蔓延可以侵犯直肠,而有排便困难、里急后重、便血等症状,进一步发展可出现阴道-直肠瘘。肿瘤压迫(侵犯)阻塞输尿管,导致肾盂积水,妊娠合并宫颈癌的表现为一侧腰痛,甚至剧痛,进一步发展为肾衰竭,以致尿毒症。较易发现患者锁骨上淋巴结及腹股沟淋巴结肿大。

4. 注意宫颈细胞涂片检查可早发现和处理早期宫颈癌。妊娠的任何阶段均应做阴道镜及宫颈活检。活检能明确诊断和协助临床分期,原位癌和浸润癌合并妊娠时处理上有原则的区别。

5. 注意妊娠期宫颈锥切可导致大出血、感染、流产、早产等较严重的母儿并发症,应尽可能避免锥切。浸润癌已确诊者禁忌宫颈锥切术。

6. 注意其他辅助检查对于ⅠA 和<1cm 的ⅠB 期子宫颈癌患者,病灶往往局限于子宫颈,禁止行任何放射学检查。对于大病灶的ⅠB 期或者高危型组织学子宫颈癌(腺癌或小细胞型)患者,在遮挡腹区的前提下进行胸片检查评估肺转移状态是允许的。妊娠期还可通过盆腔 MRI 清晰描述盆腔解剖结构,评估肿瘤对周围脏器的侵犯程度,判断淋巴结有无转移及输尿管有无异常扩张等。

7. 妊娠期行宫颈细胞学检查应注意。①细胞学涂片:妊娠合并宫颈癌的检查评价困难,正常情况下,妊娠期宫颈由于高雌激素作用,宫颈组织学发生一系列的生理性变化,出现不成熟化生、宫颈基质蜕膜化、腺瘤样增生、微腺型增生,以及 A-S 反应等所致;②过度诊断:妊娠期宫颈鳞状上皮厚度增加,可发生基底旁细胞增生活跃、核深染及核分裂象,鳞状上皮乳头状瘤样增生,造成过度诊断;③检查时机:如孕前未行宫颈细胞学检查,应在孕早期进行;对妊娠期出现的阴道出血一定要行阴道检查除外宫颈病变,对妊娠后期发生的阴道出血即使明确为前置胎盘也不能完全排除宫颈病变的可能;如可疑宫颈病变,应行细胞学涂片检查,即使孕前有正常的涂片结果,必要时也要复查。

8. 妊娠期行阴道镜检查时应注意。①由于阴道壁松弛,脱垂于镜头前,影响宫颈的观察,需应用大号阴道窥器,但应以患者的最大耐受为限度;或者用一避孕套剪去前端的突起,套在窥器上,可阻挡阴道壁向宫颈脱出;②妊娠期黏稠的宫颈黏液会阻挡视野,5%醋酸可溶解黏液将其去除,若黏液不能满意去除,可用棉棒轻柔处理,使各象限均能检查到;③妊娠期组织脆性增大,妊娠合并宫颈癌的检查动作要轻柔,如果血管较多的宫颈上皮受创并流血,检查可留待以后进行;④妊娠期鳞柱交界外移,移行带内缘易见到,但宫颈阴道不易见到,应避免遗漏;⑤妊娠期宫颈延长,阴道镜及窥器的操作手法很重要,需进行反复的操作,才能获得宫颈 4 个象限的检查结果。如同非妊娠期妇女,必须使鳞柱交界完全暴露。综上所述,由于妊娠期宫颈及阴道壁的生理改变,在很大程度上影响了阴道镜的检查结果。因此,在对细胞学异常的妊娠期妇女进行阴道镜检查时,最好是由对妊娠期阴道镜改变富有经验的临床医师来实施阴道镜评估。

9. 妊娠期行宫颈活检时应注意。①若无异常阴道镜图像,一般不做宫颈活检;②妊娠期显著宫颈水肿及血管形成可使活检时发生多量出血,常是活跃性出血,故活检时应使用锐利的活检钳,且取材不宜过深、过广,活检后应延长活检部位压迫止血的时间或用硝酸银棒止血,一般很少电凝止血;③少量出血即可影响妨碍阴道镜仔细观察,故一般应先做宫颈后唇活检,最后做前唇活检。

10. 搔刮颈管不仅刺激前列腺素分泌,可能导致流产,还可导致感染或胎膜早破、早产,以及无法控制的出血等潜在风险。因此禁止在妊娠期进行宫颈刮搔刮术。

【处理要点】　依据《子宫颈上皮内瘤变或原位腺癌的处理指南(2006 年)》进行处理。

1. 妊娠期行子宫颈锥切术。①时机选择:最好选择在孕中期,孕 14－20 周为宜,在估计近分娩的 4 周内不应做锥切,如已达妊娠末 3 月,则可延迟到产后进行。②明确妊娠期宫颈锥切的目的是妊娠合并宫颈癌的诊断,而不是治疗。这是因为孕期做宫颈锥切后持续性宫颈病变的危险明显高于非妊娠人群。Hacket 等(1982)报道在产后做子宫切除或再锥切者,几乎 50% 的标本中有宫颈上皮内瘤变(CIN)。③如果必须行锥切术,由于妊娠期鳞柱交界外移,可减小锥切深度(<10mm)。推荐妊娠期以"硬币样切除代替圆锥形切除术",可避免颈管损伤而致过多的出血甚至流产,同时建议在靠近阴道反折处的宫颈均匀缝合 6 针止血,即"六针法"。

2. 因各种放射性检查在妊娠期对胎儿会有不同程度的影响,故临床医师必须谨慎选择。目前尚无研究表明 MRI 可以阻碍胎儿的发育,但强磁场和电离辐射对胎儿有一定的损害,故妊娠期通常不做 MRI 检查,而且各种造影剂可通过胎盘,孕妇最好不使用造影剂。

3. 妊娠合并宫颈癌的治疗应达到 3 个目的:健康的足月成熟儿,控制疾病,保留生育能力。

(1)妊娠合并 CIN 采用 2006 版 ASCCP 子宫颈上皮内瘤变或原位腺癌的处理指南。

(2)组织学诊断的妊娠期 CINⅠ,建议随访,而不是治疗;妊娠妇女的 CINⅠ,不宜治疗,且不宜进行额外的阴道镜或细胞学检查。

(3)组织学诊断的妊娠期 CINⅡ、CINⅢ,无浸润性病变或者妊娠已届晚期,以间隔≥12 周的频率进行阴道镜和细胞学检查。只有在病变表现恶化,或者细胞学提示为浸润性癌时,建议再次活检。只有怀疑为浸润癌时,妊娠合并宫颈癌的治疗才建议行诊断性锥切术。除非确诊为浸润癌,否则不可以治疗。应在分娩 6 周以后采用细胞学与阴道镜检查进行重新评估。

(4)妊娠合并宫颈浸润癌

①ⅠA 期:对于组织学为鳞状细胞癌,切缘阴性的ⅠA1 宫颈癌患者,如果患者渴望生育而且有条件长期随访则不需要进行任何处理,4 个月 1 次阴道镜密切随访直至胎儿成熟后经阴道分娩。部分ⅠA1 患者(<0.5%)可以复发死亡,对于已经完成生育的、无随访条件的患者应给予筋膜外子宫全切术不伴淋巴结清扫术。此外,淋巴血管区域浸润及组织分化差是复发的独立危险因素,妇科肿瘤学协会(SGO)建议对其采取改良的根治性子宫全切术伴淋巴结清扫术。而ⅠA2 期宫颈癌有潜在的淋巴结转移率,无论是否伴有淋巴血管区域浸润,均应行改良的根治性子宫全切术及盆腔淋巴结清扫术。

②ⅠB～ⅡA期：一般认为在无妊娠合并宫颈癌的手术禁忌证的情况下，对于年轻的早期宫颈癌患者优先考虑手术治疗。对妊娠＜20周，无妊娠渴望或者胎儿已成熟时应立即采用手术治疗，而内生型的、深部浸润的、分化程度差的鳞状细胞癌或腺癌也应立即手术治疗，即根治性子宫全切术＋盆腔淋巴结清扫术。对妊娠＞20周，而且患者渴望继续妊娠的ⅠB期宫颈癌患者，妊娠合并宫颈癌的治疗应该每2～4周进行盆腔检查1次，临床可疑疾病进展时行盆腹腔MRI检查。如果没有迹象表明疾病进展则可实施延迟治疗，其中ⅠB1期最长可延迟12周，ⅠB2期最长可延迟6周。延迟治疗期间行激素治疗，32周始行羊膜腔穿刺确定胎肺成熟度，延迟治疗至胎儿肺成熟。对妊娠＞20周，对保留胎儿要求强烈的ⅡA期宫颈癌患者，可行先期化疗及激素治疗延长妊娠时间，并严密监测延迟至胎儿肺成熟后，先行经典的剖宫产术，后行根治性子宫全切术及盆腔淋巴结清扫术。对于有手术禁忌证或者自愿选择放疗的患者，放疗可以在分娩前后进行。如果患者不渴望生育而要求立即治疗，外照射可以在胎儿仍在体内时进行，一般给予4500cGy外照射后可自然流产。但妊娠＞20周时，放疗前应先引产。

③ⅡB期以上：妊娠＜20周时，先行体外放射治疗，促使自然流产，流产后继续体外及腔内放射治疗；妊娠＞20周时，根据患者对妊娠的渴望程度决定，如果孕妇盼子心切，可行先期化疗，等待胎儿成熟后行剖宫产，妊娠合并宫颈癌的治疗再行全量放射治疗；否则剖宫取胎后行全量放射治疗。

【注意事项】

1. 对于妊娠妇女，CINⅡ、CINⅢ进展为浸润性宫颈癌的风险非常低，而产后的自然消退率相对较高，且妊娠期治疗CIN会出现大出血、流产、早产及低出生体重儿等严重并发症，复发或持续存在率亦高。因此，妊娠期宫颈病变治疗的唯一指征是浸润性癌。

2. 选择放疗的患者，放疗开始后，一般早孕期35d左右会发生自然流产，中孕期则是45d，部分可达60～70d。若体外放疗结束后，仍未发生自然流产，通常发生在妊娠16周以上，妊娠合并宫颈癌的治疗应行不切除盆腔淋巴结的改良根治性子宫切除术以切除残余的中心肿瘤，或者先行剖宫术取胎清除宫腔，在终止妊娠后1～2周再采用传统的腔内放疗。

3. 选择手术治疗的患者，妊娠＜20周时，应予根治性子宫全切术（让胎儿留在宫腔)＋盆腔淋巴结清扫术;妊娠＞20 周时,应先行经典的剖宫产术,后行根治性子宫全切术＋盆腔淋巴结清扫术。

4.延迟治疗指无论妊娠何期发现宫颈癌,如患者保留胎儿愿望强烈,拒绝终止妊娠和立即治疗,应采取保守观察的方法,待胎儿尽可能成熟后,终止妊娠的同时或以后再根据宫颈癌的期别及妊娠合并宫颈癌患者具体情况采取相应处理措施。目前有关延迟治疗的报道尚局限Ⅰ期,对于Ⅱ期以上的病例,尚不清楚延迟治疗会不会影响孕妇生存率。一旦确定行延迟治疗,对局部晚期宫颈癌进行先期化疗被认为是预防疾病进展的一个尝试,但一定要密切监测病情变化,且必须在 34 周前终止妊娠。

5.近年来,多数学者认为对进展期宫颈癌采用先期化疗延续妊娠时间提高胎儿出生结局是可行的。化疗药物对胎儿的影响取决于用药的时间、妊娠周数及药物种类。一般认为在妊娠早期,尤其是孕 3－10 周时,药物对胎儿的影响最大。化疗药物中,甲氨蝶呤、氟尿嘧啶和环磷酰胺等烷化剂对胎儿的毒性较大。故孕妇进行先期化疗时,注意不选用烷化剂,并避免在妊娠早期化疗,妊娠合并宫颈癌的治疗可以防止胎儿畸形的发生,但仍有胎儿宫内发育受限的可能。

6.放疗对妊娠的影响,可诱发未来儿童与成人的白血病和实体瘤,相对危险增加 1.5 倍,影响除剂量依赖外,直接与妊娠期限有关。其中种植前期或种植(受精后 9～10d)为致死性;组织器官分化早期(受精 10d 至妊娠 8 周)可致畸形和生长障碍;组织器官分化晚期/胚胎早期(12－16 周)可致神经发育与生长发育障碍及小头畸形。

第8章

妊娠合并其他疾病早期识别与处理

一、妊娠合并癫痫

(一)轻度癫痫

【高危评分】 临床危险性评估:5A。

【早期识别】

1. 孕前多有发作史。

2. 局部肢体的抽动。

3. 意识丧失。

4. 全身抽搐。

【诊断要点】 依据《临床诊疗指南·癫痫病分册(2015年)》精要进行诊断。

1. 癫痫不是单一的疾病实体,而是一种有着不同病因基础、临床表现各异,但以反复癫痫发作为共同特征的慢性脑疾病状态。重新认识癫痫对临床的指导如下:首先,明确了解癫痫是多种因素所致的电-临床变化,如自身免疫性脑炎所致的癫痫持续状态、多发性硬化合并癫痫等各种病理状态。其次,随着诊断手段的发展,绝大多数癫痫均可寻求到致痫病灶。最后,癫痫是一种慢性脑部疾病状态,除癫痫发作外,还合并认知减退、行为异常、抑郁等脑部功能异常及相应社会、心理的变化。对于癫痫疾病的理解不能从单一途径、单一致病机制考虑,需要进行综合分析和判断。

2. 新诊疗指南提倡将癫痫诊断分5个步骤,判断是否癫痫,判断癫痫类型中将发作类型及癫痫综合征的类型分作2步,在寻求癫痫病因后增加了确定残障和共患病的情况。

3. 癫痫为发作性疾病,形式表现多样,就诊时常无发作,病史采集在诊断中的作用非常重要。完整的病史应该包括现病史(重点发作史)、出生史、既往史、家族史以及疾病的社会心理影响等。在病史中需要重视轻微发作的询问,如青少年肌阵挛型癫痫中晨起后肢体"抖动"情况,以免遗漏。

4. 脑电图是明确是否癫痫发作、区分发作类型及癫痫综合征、评估再发风险的重要辅助检查。发作期异常脑电活动是诊断癫痫发作的金标准。然而,需要注意的是:脑电图正常不能排除癫痫诊断;不能仅依据发作间期放电确定受累范围;正常人群中约 1% 可检测到癫痫样放电。随着电生理技术的进展,视频脑电图监测已在临床广泛应用,各种颅内电极脑电图技术也日趋成熟,为癫痫诊疗方案建立提供有力帮助。然而,在任何情况下,脑电图的结果必须紧密结合临床表现,方能进行正确判断。

5. 神经影像学检测是寻求癫痫病因的重要手段,可分为结构性及功能性成像技术。临床工作中结合需要进行合理选择。提倡将头颅 MRI 成像作为癫痫的首选成像手段,对有特殊需求的,如结节性硬化等,可选用 CT 成像技术。

6. 国际抗癫痫联盟于 2014 年发布了癫痫的临床实用性定义,提出诊断癫痫的条件:①至少 2 次间隔>24h 的非诱发性(或反射性发作);②1 次非诱发性(或反射性发作),在未来 10 年再发风险与 2 次非诱发性发作再发风险相当(至少 60%);③诊断某种癫痫综合征。鉴于再发风险的评估目前尚无规范化建议,本可操作性定义现暂供临床工作参考。

【处理要点】　依据《临床诊疗指南·癫痫病分册(2015 年)》和《关于成人癫痫患者长程管理的专家共识(2013 年)》精要进行处理。

1. 计划妊娠　对癫痫有效控制且可能减停药物的女性癫痫患者,建议在停用抗癫痫药物(AEDs)6 个月后可考虑计划妊娠。如果癫痫患者不可能停用药物而计划怀孕,癫痫专科医师应尽量将 AEDs 调整至单药治疗的低剂量,再建议患者怀孕,并告知如下风险:癫痫发作本身及 AEDs 均对胎儿有负面影响。如丙戊酸>800mg/d 可增加胎儿致畸的风险。推荐癫痫女性孕前 3 个月服用叶酸<5mg/d,以减少叶酸代谢相关致胎儿畸形的风险。

2. 妊娠及围产　应与产科医师密切合作,共同随访和监护女性癫痫孕产妇。管理的主要目标是尽量减少孕期癫痫发作和 AEDs 对胎儿的影响。因妊娠期血药浓度易波动,建议癫痫孕妇每 3 个月根据 AEDs 血药浓度监测结果调整用药。减少 AEDs 对胎儿的影响主要从以下方面入手:①AEDs 的致畸性:在能够控制癫痫发作的情况下,尽可能避免多药治疗。在单药治疗的患者中尽可能降低药物剂量。常用 AEDs 中以丙戊酸和苯巴比妥的致畸率最高,应尽量避免在妊娠期妇女中使用。如果因为病情需要而必须选择丙戊酸治疗,应当使用<800mg/d 剂量的单药治疗。有证据表明,新型 AEDs 如拉莫三嗪等致畸率较低。其他新型 AEDs 尚无大规模妊娠登记。②妊娠期生理变化可影响 AEDs 的代谢。因此,妊娠期需定期监测 AEDs 血药浓度,并结合临床发作情况及药物不良反应调整 AEDs 剂量,尽量控制癫痫发作。③AEDs 对后代认知功能的影响:研究发现胎儿期暴露于丙戊酸的后代智力可能受负面影响,且与剂量相关。④大部分癫痫产妇都能正常分娩,但疼痛、压力、情绪过度紧张、睡眠不足、过度换气等因素均可增加分娩期癫痫发作的危险,建议患者到有条件的医院生产。⑤AEDs 致维生素 K 缺乏:服用酶诱导型 AEDs 的癫痫孕妇的产儿易出现新生儿维生素 K 缺乏,建议癫痫女性在妊娠最后 1 个月口服维生素 K 10mg/d,并应在新生儿出生后立即肌内注射维生素 K 以避免新生儿出血。⑥建议患者在分娩前做好哺乳及照顾婴儿的准备,分娩后需及时调整 AEDs 剂量,尤其是妊娠中 AEDs 剂量较大的患者,产后 AEDs 的浓度上升,调整不及时将可能会导致药物中毒。

3. 哺乳期　AEDs 均可通过血液进入母乳,使接受母乳喂养的婴儿间接获得 AEDs。但目前普遍认为母乳喂养利大于弊,故提倡母乳喂养。母乳中 AEDs 浓度既受母亲血药浓度的影响,也受 AEDs 母乳通过率的影响,故母亲在哺乳期应服用可控制癫痫发作的 AEDs 最小剂量,同时应选择母乳通过率较低的药物以降低对婴儿的影响,如拉莫三嗪、氯巴占、奥卡西平等。

【注意事项】

1. 注意癫痫的发病原因。颅脑外伤、遗传因素、热性惊厥、脑肿瘤或脑血管异常、酒精及其他药物所致的戒断症状、急性全身性代谢紊乱或急性中枢神经系统损害。

2. 注意全面性强直-阵挛发作(GTCS):在特发性癫痫中(过去称大发作),以意识丧失和全身抽搐为特征。发作可分为 3 期。①强直期:所有的骨骼肌呈现持续性收缩。②阵挛期:待至震颤幅度增大并延及全身,成为间歇的痉挛,即进入阵挛期。每次痉挛都继发短促的肌张力松弛,阵挛频率逐渐减慢,松弛期逐渐延长。本期持续 0.5～1s。③惊厥后期:阵挛期以后,尚有短暂的强直痉挛,造成牙关紧闭和大小便失禁。

3. 妊娠合并癫痫检查。体格检查、神经系统检查、血生化检测、脑电图检查、头颅 MRI 或 CT 扫描等检查有助于本病诊断。

4. 注意孕期不用药癫痫发作需要及时处理，保持呼吸道通畅，防止吸入与外伤；地西泮 10mg 缓慢静脉注射，隔 15～20min 可重复应用，总量＜30mg，连续发作时，还可加用苯妥英钠 200～300mg＋5％葡萄糖注射液 20～40ml，缓慢静脉注射，用量因血药浓度而定，注射速度＜50mg/min。

5. 妊娠合并癫痫，术前谈话要将抗癫痫药物对胎儿的致畸、窒息死亡及妊娠易引起癫痫的恶化和复发等各种并发症向孕妇及家属讲明。妊娠合并癫痫现在多以剖宫产终止妊娠，严格产前监护，避免诱发癫痫发作的各种不良因素，如情绪紧张、疲劳、各种刺激、噪声等，为孕妇提供一个安静舒适的优良环境。要由有经验的麻醉师负责，避免术中发生低血压和呼吸抑制等并发症，合理使用镇静药物，预防术中癫痫大发作。术后合理使用镇痛泵。术中仔细操作，预防和治疗产科并发症如产后出血等。预防新生儿窒息，做好新生儿复苏的准备工作。

6. 产后要专人陪护，应用地西泮、苯妥英钠等抗癫痫药物，防止术后癫痫大发作。

7. 癫痫产妇虽然可以哺乳，但要讲明药物影响，专人照看，避免癫痫大发作时误伤婴儿。

(二)癫痫需药物控制

【高危评分】　临床危险性评估:10B。

【早期识别】

1. 孕前多有发作史并服药控制。

2. 曾有局部肢体的抽动。

3. 曾有全身抽搐。

【诊断要点】　依据《临床诊疗指南·癫痫病分册(2015 年)》精要进行诊断。

【处理要点】　依据《临床诊疗指南·癫痫病分册(2015 年)》精要进行处理。

1. 癫痫的最终目标不仅是控制发作，更重要的是提高患者生活质量　随着医学的进步，针对癫痫已开展了多种治疗方案，可在不同情况下进行优化选择或采取综合性干预措施，重在对疾病长期全面的管理。主要癫痫治疗方案包括药物治疗、外科治疗、生酮饮食及神经调控治疗等。抗癫痫药物(AEDs)治疗是目前癫痫治疗中最主要的治疗方案,常作为首选方案。抗癫痫药物使用前需与患者或监护人充分讨论,达成一致,开始治疗的原则如下:①第 2 次癫痫发作后;②已有 2 次发作,发作间隔期 1 年以上,可暂时推迟药物治疗;③有下述情况者,首次发作后即需开始治疗:脑功能缺陷;脑电图明确痫样放电;不能承受再次发作风险;头颅影像检查显示脑结构损害。药物选择需要依据癫痫发作分类、癫痫综合征及患者的个体情况。药物治疗的总体原则在于:依据发作类型与综合征选药;尽可能单药治疗;对于儿童、妇女等特殊人群需考虑患者特点;第 1 种药物治疗失败后需考虑选用不同机制、药动学及不良反应无相互增加、具有疗效协同增强作用的"合理的多药治疗";治疗中需关注抗癫痫药物不良反应;如合理使用一线抗癫痫药物仍有发作,拟判断为药物难治性癫痫前需严格评估癫痫的诊断。

2. 癫痫外科治疗是除药物以外最主要的治疗方案　外科的手术适应证:药物难治性癫痫;病变相关性癫痫,如局灶性脑皮质发育不良、海马硬化等。拟行手术者,术前需严格评估确定致痫区的准确部位及周围大脑皮质重要功能区的分布,需在有经验的癫痫专科中心完成。其他治疗,如生酮饮食,可用于难治性儿童癫痫、葡萄糖转运体缺陷症、丙酮酸脱氢酶缺乏症的治疗。神经调控治疗,如迷走神经刺激术、经颅电刺激、经颅磁刺激术均可作为辅助治疗的选择。

3. 癫痫持续状态治疗　为了防止癫痫发作演变成完全的癫痫持续状态。依据癫痫发作持续时间及对治疗的反应,对全面性惊厥性癫痫持续状态进行分类如下:①早期 SE,癫痫发作＞5min;②确定性 SE,癫痫发作＞30 min;③难治性 SE,发作通常＞60 min,对二线药物治疗无效,需全身麻醉治疗;④超级难治性 SE,全身麻醉治疗 24 h 仍不能终止发作,其中包括减停麻醉药物过程中复发。

【注意事项】

1. 注意长期无发作者妊娠期　应将药物减量直至完全停用(最理想),停药阶段要加强防护。若妊娠期间出现癫痫症状,要遵循癫痫药物治疗的一般选药原则。妊娠合并癫痫的治疗主要是:①根据发作的类型选药;②根据癫痫综合征选药;③根据特殊的病因进行治疗。

2. 孕期管理除常规的孕期保健外,要注意　①补充维生素 D 及叶酸。维生素 D 400U/d,1/d;叶酸 1mg/d,3/d,均口服治疗。②监测胎儿发育:妊娠

18－24 周行 B 超筛查胎儿畸形,有条件者妊娠合并癫痫的治疗可行超声心动图检查以排除先天心脏畸形;采用妊娠图或定期 B 超监测胎儿生长发育;妊娠 30－32 周后,是否要常规定期进行胎心监护尚有不同意见,但若有宫内低氧高危因素者则应及时进行监护。

3. 抗癫痫药物应用

(1)苯巴比妥:①可用于除失神发作以外的各型癫痫;②可控制癫痫持续状态。苯妥英钠:①大发作:疗效最好,可作为首选药;②部分性发作:可作为首选药;③可用于控制癫痫持续状态;④小发作禁用。

(2)扑米酮:对大发作和部分性发作优于苯巴比妥,对小发作无效。

(3)卡马西平:①除小发作外,其他发作均有较好疗效;②大发作和部分性发作的首选药之一。

(4)乙琥胺:治疗小发作的首选药,对其他癫痫无效。

4. 癫痫大发作或癫痫持续状态的处理　保持呼吸道通畅,防止吸入与外伤。

5. 原使用抗癫痫药物者应取血,测血药浓度　药物:①首选地西泮 10mg,妊娠合并癫痫的治疗缓慢静脉注射,隔 15～20min 可重复应用,总量＜30mg;②连续发作时,还可加用苯妥英钠 200～300mg 加入 5％葡萄糖注射液 20～40ml,缓慢静脉注射,用量依血药浓度而定,注射＜50mg/min,必要时 30min 后可再注射 100mg。有心律失常、低血压或肺功能损害者要慎用;③发作不止时还可用异戊巴比妥钠 300～500mg＋灭菌注射用水 10ml,缓慢静脉注射,一旦出现呼吸抑制则应停止上述处理,仍不能控制时可采用副醛或全身麻醉。预防脑水肿:可用地塞米松首次 10mg,以后 5mg,每 4～6 小时 1 次,肌内注射或静脉注射。

6. 分娩方式　如果无产科手术指征,应尽量阴道分娩。

7. 产程中用药　①孕期未用维生素 K 者临产后应给维生素 K_1 10mg,肌内注射;②抗癫痫药物宜经静脉注射或肌内注射给予,产程长者应进行血药浓度监测。

8. 新生儿娩出后　留脐血测凝血酶原时间与活动度,并及时肌内注射维生素 K_1 5mg。

9. 详细检查　新生儿有无畸形。

10. **注意产后处理** 不可立即将药物减量,妊娠合并癫痫的治疗应定时进行血药浓度监测,调整药量。关于母乳喂养的问题一致认为接受药物治疗的癫痫产妇可以进行母乳喂养,原因是药物在乳汁中的含量远低于母血中的浓度。避孕可以采用工具或节育器,由于抗癫痫药物诱导肝 P450 酶的活性而加速了雌激素的代谢,使用低剂量口服避孕药容易发生突破性出血及避孕失败,如欲使用,应选择含炔雌醇 $50\mu g$ 的口服避孕药物。

11. **注意新生儿的特殊问题**

(1)新生儿凝血障碍:发生于生后 24h 内(有些发生于胎儿),出血部位可见于胸腔或腹膜后,严重者致命;不同于一般的新生儿出血疾病发生于出生后2~5d。因此产后 24h 内要严密观察,以便及时发现出血情况,定时检查凝血酶原时间有助于诊断。凝血酶原时间延长者,还可重复肌内注射维生素 K_1,发生出血时可以输入新鲜冷冻血浆及凝血因子。

(2)药物撤退综合征:妊娠晚期使用巴比妥类药物,剂量 60~120mg/d 或使用扑米酮者,婴儿对药物常发生依赖。妊娠合并癫痫的治疗有 20% 左右的婴儿于出生后 1 周内表现兴奋、不安静、啼哭、震颤或入睡困难等,并不出现抽搐,通过加强护理可以度过此阶段,多需要 1 周左右。

(3)长期随访:了解身体、精神及智力等的发育情况。

二、妊娠合并梅毒阳性

【高危评分】 临床危险性评估:5A。

【早期识别】

1. 硬下疳。

2. 全身皮疹。

3. RPR 阳性。

【诊断要点】 依据中国《妊娠合并梅毒的诊断和处理专家共识(2012 年)》精要进行诊断。

1. 梅毒是由梅毒螺旋体引起的一种慢性传染病,临床表现复杂,几乎可侵犯全身各器官,造成多器官损害。梅毒对孕妇和胎儿均危害严重,梅毒螺旋体可以通过胎盘感染胎儿。自妊娠 2 周起梅毒螺旋体即可感染胎儿,引起流产。妊娠 16—20 周后梅毒螺旋体可通过感染胎盘播散到胎儿所有器官,引起死胎、死产或早产。

2. 梅毒螺旋体侵入人体后,经过 2~4 周的潜伏期,在侵入部位发生炎症反应,形成硬下疳,称为一期梅毒。出现硬下疳后,梅毒螺旋体由硬下疳附近的淋巴结进入血液扩散到全身。经过 6~8 周,几乎所有的组织及器官均受侵,称为二期梅毒。二期梅毒的症状可不经治疗而自然消失,又进入潜伏状态,称为潜伏梅毒。当机体抵抗力降低时,可再次出现症状,称为二期复发梅毒,可以复发数次。根据病期可将梅毒分为早期梅毒与晚期梅毒。早期梅毒:病期在 2 年以内,包括:①一期梅毒(硬下疳);②二期梅毒(全身皮疹);③早期潜伏梅毒。晚期梅毒:病期在 2 年以上,包括:①皮肤、黏膜、骨、眼等梅毒;②心血管梅毒;③神经梅毒;④内脏梅毒;⑤晚期潜伏梅毒。

3. 诊断。对所有孕妇在怀孕后首次产科检查时行梅毒血清学筛查,最好在怀孕 3 个月内开始首次产科检查。对梅毒高发地区孕妇或梅毒高危孕妇,在妊娠末 3 个月及临产前再次筛查。一期梅毒可直接从病灶皮肤黏膜损害处取渗出物,暗视野显微镜下如见活动的梅毒螺旋体即可确诊。各期梅毒均可通过血清学和脑脊液检查诊断。妊娠合并梅毒以潜伏梅毒多见,强调血清学筛查。

诊断梅毒的实验室检查方法:①暗视野显微镜检查:早期梅毒皮肤黏膜损害处渗出物可查到活动的梅毒螺旋体。②血清学检查:非螺旋体试验包括快速血浆反应素试验(RPR)、性病研究实验室试验(VDRL);螺旋体试验包括螺旋体明胶凝集试验(TPPA)、荧光螺旋体抗体吸收试验(FTA-ABS)。非螺旋体试验或螺旋体试验可相互确诊。非螺旋体试验用心磷脂作抗原,检查血清中抗心磷脂抗体。如上述试验阳性,还可做定量试验,用于疗效判断。但当患者有自身免疫性疾病、近期有发热性疾病、妊娠或药瘾时可出现假阳性反应,进一步确诊需做螺旋体试验。螺旋体试验的抗原为梅毒螺旋体本身,以检查血清中抗梅毒螺旋体特异性抗体。螺旋体试验检测抗梅毒螺旋体 IgG 抗体,感染梅毒后该抗体将终身阳性,故不能用于疗效、复发或再感染的判定。③脑脊液检查:包括脑脊液非螺旋体试验、细胞计数及蛋白测定等。需要脑脊液检查除外神经梅毒的情况包括:神经系统或眼部症状和体征;治疗失败;人获得性免疫缺陷病毒(HIV)感染;非螺旋体试验抗体效价≥1∶32(明确病期 1 年内者除外);非青霉素治疗(明确病期<1 年者除外)。

【处理要点】　依据中国《妊娠合并梅毒的诊断和处理专家共识(2012 年)》

精要进行处理。

梅毒如未经治疗,可导致胎儿自然流产或死产(17％～46％)、早产或低出生体重(25％)、新生儿死亡(12％～35％)或婴儿感染(21％～33％),不良围产发生率为36％～81％。导致不良围产的因素包括:早期梅毒(特别是二期梅毒)、非螺旋体试验抗体高滴度[如 RPR 或 VDRL 滴度≥1:16 和孕早期未及时诊治(如治疗后 30d 内分娩)。国外研究中,对妊娠合并梅毒规范治疗,二期梅毒治疗后可预防 94％的新生儿患先天性梅毒,一期梅毒和晚期潜伏梅毒治疗后可预防新生儿患先天性梅毒,如在妊娠 20 周内治疗,则可预防 99％的新生儿患先天性梅毒。国内研究中,通过及时诊断和治疗妊娠合并梅毒,99％的孕妇可获得健康婴儿。

1. 一般原则　妊娠合并梅毒的治疗原则为及早和规范治疗。首选青霉素治疗有双重目的,一方面治疗孕妇梅毒,另一方面预防或减少婴儿患先天性梅毒。在妊娠早期治疗有可能避免胎儿感染;在妊娠中晚期治疗可能使受感染胎儿在分娩前治愈。如孕妇梅毒血清学检查阳性,又不能排除梅毒时,尽管曾接受过抗梅毒治疗,为保护胎儿,应再次接受抗梅毒治疗。梅毒患者妊娠时,如果已经接受正规治疗和随访,则无需再治疗。如果对上次治疗和随诊有疑问,或此次检查发现有梅毒活动征象,应再接受一个疗程的治疗。

2. 治疗方案　妊娠合并梅毒不同病期的治疗与非妊娠期梅毒治疗相似。

(1)一期梅毒、二期梅毒、病程不到 1 年的潜伏梅毒:苄星青霉素:240 万U,肌内注射,每周 1 次,连续 2 周。或普鲁卡因青霉素:80 万 U,肌内注射,1/d,10～14d。

(2)病程超过 1 年或病程不清楚的潜伏梅毒、梅毒瘤树胶肿及心血管梅毒:苄星青霉素:240 万 U,肌内注射,每周 1 次,连续 3 周(共 720 万 U)。或普鲁卡因青霉素:80 万 U,肌内注射,1/d,10～14d。

(3)神经梅毒:水剂青霉素:300 万～400 万 U,静脉滴注,4h 1 次,连续10～14d。之后继续应用苄星青霉素:240 万 U,肌内注射,每周 1 次,连续 3 周(共720 万 U)。或普鲁卡因青霉素:240 万 U,肌内注射,1/d,加丙磺舒 500mg,口服,4/d,两药合用,连续 10～14d。

3. 特殊情况的处理

(1)对青霉素过敏者:首先探究其过敏史可靠性。必要时重做青霉素皮肤试验。对青霉素过敏者,首选口服或静脉滴注青霉素脱敏后再用青霉素治疗。脱敏无效时,可选用头孢类抗生素或红霉素治疗。如头孢曲松 500mg,肌内注射,1/d,共 10d。或红霉素 500mg,4/d,口服,连续 14d。注意头孢曲松可能和青霉素交叉过敏。之前有严重青霉素过敏史者不应选用头孢曲松治疗或进行青霉素脱敏。尚缺乏头孢类抗生素经胎盘到胎儿的药动学及其预防先天性梅毒效果的已有报道。分娩后选择多西环素治疗。

(2)吉-海反应:吉-海反应为驱梅治疗后梅毒螺旋体被杀死后释放出大量异种蛋白和内毒素,导致机体产生强烈变态反应。表现为:发热、子宫收缩、胎动减少、胎心监护暂时性晚期胎心率减速等。孕妇与胎儿梅毒感染严重者治疗后吉-海反应、早产、死胎或死产发生率高。对孕晚期非螺旋体试验抗体高滴度(如 RPR≥1:32 阳性)患者治疗前口服泼尼松(5mg,口服,4/d,共 4d),可减轻吉-海反应。

(3)产科处理:妊娠合并梅毒属高危妊娠。妊娠期在 24-26 周超声检查注意发现胎儿先天性梅毒征象,包括:胎儿肝脾大、胃肠道梗阻、腹水、胎儿水肿、胎儿生长受限及胎盘增大变厚等。超声检查发现胎儿明显受累常常提示预后不良。未发现胎儿异常者无需终止妊娠。驱梅治疗时注意监测和预防吉-海反应。分娩方式根据产科指征确定。在分娩前已接受规范驱梅治疗并对治疗反应良好者,排除胎儿感染后,可以母乳喂养。

(4)其他问题:孕妇禁用四环素和多西环素。应用红霉素治疗不能预防先天性梅毒。许多孕妇治疗失败与再感染有关,性伴侣必须同时检查和治疗。所有妊娠合并梅毒孕妇在治疗前应同时检查 HIV 及其他性传播疾病(STD)。

【注意事项】

1. 通过及时诊断和治疗妊娠合并梅毒,99% 的孕妇可获得健康婴儿　一期梅毒和晚期潜伏梅毒治疗后可预防新生儿患先天性梅毒,如在妊娠 20 周内治疗,则可预防 99% 的新生儿患先天性梅毒;二期梅毒治疗后可预防 94% 的新生儿患先天性梅毒。

2. 梅毒危害性　可侵犯全身器官,造成多器官损害。梅毒对孕妇和胎儿均危害严重,梅毒螺旋体可以通过胎盘感染胎儿。自妊娠 2 周起梅毒螺旋体即可感染胎儿,引起流产。妊娠 16-20 周后梅毒螺旋体可通过感染胎盘播散到胎儿所有器官,引起死胎、死产或早产。

3. **梅毒的表现**　梅毒螺旋体侵入人体后,经过 2～4 周的潜伏期,在侵入部位发生炎症反应,形成硬下疳,称为一期梅毒。出现硬下疳后,梅毒螺旋体由硬下疳附近的淋巴结进入血液扩散到全身。经过 6～8 周,几乎所有的组织及器官均受侵,称为二期梅毒。二期梅毒的症状可不经治疗而自然消失,又进入潜伏状态,称为潜伏梅毒。当机体抵抗力降低时,可再次出现症状,称为二期复发梅毒,可以复发数次。根据病期可将梅毒分为早期梅毒与晚期梅毒。早期梅毒:病期在 2 年以内,包括:①一期梅毒(硬下疳);②二期梅毒(全身皮疹);③早期潜伏梅毒。晚期梅毒:病期在 2 年以上,包括:①皮肤、黏膜、骨、眼等梅毒;②心血管梅毒;③神经梅毒;④内脏梅毒;⑤晚期潜伏梅毒。

4. **梅毒筛查**　对所有孕妇首次产科检查时做梅毒血清学筛查,最好在怀孕 3 个月内开始首次产科检查。对梅毒高发地区或梅毒高危的孕妇,在妊娠末 3 个月及临产前再次筛查。一期梅毒可直接从病灶皮肤黏膜损害处取渗出物,暗视野显微镜下如见活动的梅毒螺旋体即可确诊。各期梅毒均可通过血清学和脑脊液检查诊断。妊娠合并梅毒以潜伏梅毒多见,强调血清学筛查。①暗视野显微镜检查:早期梅毒皮肤黏膜损害处渗出物可查到活动的梅毒螺旋体。②血清学检查:非螺旋体试验包括 RPR、VDRL;螺旋体试验包括 TPPA、FTA-ABS。非螺旋体试验或螺旋体试验可相互确诊。非螺旋体试验用心磷脂作抗原,检查血清中抗心磷脂抗体。如上述试验阳性,还可做定量试验,用于疗效判断。但当患者有自身免疫性疾病、近期有发热性疾病、妊娠或药瘾时可出现假阳性反应,进一步确诊需做螺旋体试验。螺旋体试验的抗原为梅毒螺旋体本身,以检查血清中抗梅毒螺旋体特异性抗体。螺旋体试验检测抗梅毒螺旋体 IgG 抗体,感染梅毒后该抗体将终身阳性,故不能用于疗效、复发或再感染的判定。

5. **妊娠合并梅毒的治疗原则**　及早和规范治疗。首选青霉素治疗有双重目的,一方面治疗孕妇梅毒,另一方面预防或减少婴儿患先天性梅毒。在妊娠早期治疗有可能避免胎儿感染;在妊娠中晚期治疗可能使受感染胎儿在分娩前治愈。如孕妇梅毒血清学检查阳性,又不能排除梅毒时,尽管曾接受过抗梅毒治疗,为保护胎儿,应再次接受抗梅毒治疗。梅毒患者妊娠时,如果已经接受正规治疗和随访,则无需再治疗。如果对上次治疗和随诊有疑问,或此次检查发现有梅毒活动征象,应再接受一个疗程的治疗。

6. 分娩方式　根据产科指征确定。在分娩前已接受规范驱梅治疗并对治疗反应良好者,排除胎儿感染后,可以母乳喂养。

7. 孕妇的随访　早期梅毒经足量规范治疗后 3 个月非螺旋体试验抗体滴度下降 2 个稀释度,6 个月后下降 4 个稀释度。一期梅毒 1 年后非螺旋体试验转为阴性,二期梅毒 2 年后转为阴性。晚期梅毒治疗后非螺旋体试验抗体滴度下降缓慢,大约 50% 患者治疗后 2 年非螺旋体试验仍阳性。妊娠合并梅毒治疗后,在分娩前应每个月行非螺旋体试验,抗体高滴度患者治疗后 3 个月,如非螺旋体抗体滴度上升或未下降 2 个稀释度,应予重复治疗。低抗体滴度(如 VDRL≤1:2,RPR≤1:4)患者治疗后非螺旋体试验抗体滴度下降常不明显,只要治疗后非螺旋体试验抗体滴度无上升,通常无需再次治疗。分娩后按非孕妇梅毒随访。

8. 新生儿的随访　根据妊娠合并梅毒孕妇分娩前是否诊断或有效治疗,新生儿可能有以下 4 种情况。

(1)对妊娠合并梅毒孕妇所分娩婴儿,体检无异常发现,婴儿血非螺旋体试验抗体滴度≤4 倍母血抗体滴度,若母亲符合下列情况:①母亲在怀孕前得到恰当治疗;②孕期和分娩时非螺旋体试验抗体滴度稳定地维持在低水平(VDRL≤1:2,RPR≤1:4),无需对婴儿进行有关临床和实验室的检测,也无需对婴儿进行治疗,或给予苄星青霉素,5 万 U/kg,肌内注射 1 次。

(2)对妊娠合并梅毒孕妇所分娩婴儿,体检无异常发现,婴儿血非螺旋体试验抗体滴度≤4 倍母血抗体滴度,若母亲符合下列情况:①已经在分娩前 1 个月恰当治疗者;②经抗梅毒治疗后,非螺旋体试验抗体滴度降低超过 4 倍;③晚期潜伏梅毒血非螺旋体试验抗体滴度维持在低水平;④孕妇无梅毒复发或再感染证据者,无需对婴儿进行有关临床和实验室的检测。上述婴儿也可选择单纯观察或给予苄星青霉素,5 万 U/kg,肌内注射,1 次。

(3)对妊娠合并梅毒孕妇所分娩婴儿,体检无异常发现,婴儿血非螺旋体试验抗体滴度≤4 倍母血抗体滴度,若母亲符合下列情况:①患梅毒而未经治疗或未恰当治疗者;②分娩前 1 个月内开始梅毒治疗者;③妊娠期应用非青霉素疗法治疗者;④经抗梅毒治疗后,非螺旋体试验抗体滴度未获预期降低或升高者;⑤缺乏充分抗梅毒治疗证据者。符合上述条件婴儿的检测包括:脑脊液检查,长骨 X 线片检查,血液常规检查。上述检查诊断或高度怀疑先天性梅毒的患儿需要进行以下治疗:方案1:水剂青霉素,出生7d内,5万U/kg,12h1次,静脉滴注;出生7d后,5万U/kg,8h1次,静脉滴注,连续10d。方案2:普鲁卡因青霉素,5万U/kg,1/d,肌内注射,连续10d。方案3:苄星青霉素,5万U/kg,肌内注射,共1次。

(4)诊断或高度怀疑先天性梅毒的依据:①先天性梅毒的临床症状和体征;②从病变部位、胎盘或脐带处找到梅毒螺旋体;③体液抗梅毒螺旋体IgM抗体(+);④婴儿血非螺旋体试验抗体滴度较母血增高>4倍。对诊断或高度怀疑先天性梅毒患儿的检查项目:脑脊液检查;血常规检查;根据临床需要做其他检查如长骨X线片检查、胸片、肝功能检查、颅脑超声、眼底检查和脑干视觉反应。对诊断或高度怀疑先天性梅毒的患儿按先天性梅毒治疗。治疗方案:方案1:水剂青霉素,出生7d内,5万U/kg,12h1次,静脉滴注;出生7d后,5万U/kg,8h1次,静脉滴注,连续10d。方案2:普鲁卡因青霉素,5万U/kg,1/d,肌内注射,连续10d。

三、妊娠合并人获得性免疫缺陷病毒阳性

【高危评分】　临床危险性评估:5A。

【早期识别】

1. 发热皮疹关节痛。

2. 淋巴结肿大。

3. HIV抗体阳性。

【诊断要点】　依据《艾滋病诊疗指南第三版(2015)》精要进行诊断。

1. 临床表现与分期　从初始感染HIV到终末期是一个较为漫长复杂的过程,在这一过程的不同阶段,与HIV相关的临床表现也是多种多样的。根据感染后临床表现及症状严重程度,HIV感染的全过程可分为急性期、无症状期和艾滋病期。

(1)急性期:通常发生在初次感染HIV后2～4周。部分感染者出现HIV病毒血症和免疫系统急性损伤所产生的临床症状。大多数患者临床症状轻微,持续1～3周后缓解。临床表现以发热最为常见,可伴有咽痛、盗汗、恶心、呕吐、腹泻、皮疹、关节疼痛、淋巴结肿大及神经系统症状。此期在血液中可检出HIV-RNA和P24抗原,而HIV抗体则在感染后数周才出现。CD4$^+$T淋巴细

胞计数一过性减少,CD4$^+$/CD8$^+$T 淋巴细胞比值亦可倒置。部分患者可有轻度白细胞和血小板减少或肝功能异常。

(2)无症状期可从急性期进入此期,或无明显的急性期症状而直接进入此期。此期持续时间 6～8 年。其时间长短与感染病毒的数量和型别、感染途径、机体免疫状况的个体差异、营养条件及生活习惯等因素有关。在无症状期,由于 HIV 在感染者体内不断复制,免疫系统受损,CD4$^+$T 淋巴细胞计数逐渐下降,同时具有传染性。

(3)艾滋病期:为感染 HIV 后的最终阶段。患者 CD4$^+$T 淋巴细胞计数＜200/μl,HIV 血浆病毒载量明显升高。此期主要临床表现为 HIV 相关症状、各种机会性感染及肿瘤。HIV 相关症状:主要表现为持续一个月以上的发热、盗汗、腹泻;体重减轻 10% 以上。部分患者表现为神经精神症状,如记忆力减退、精神淡漠、性格改变、头痛、癫痫及痴呆等。另外还可出现持续性全身性淋巴结肿大,其特点为:①除腹股沟以外有 2 个或 2 个以上部位的淋巴结肿大;②淋巴结直径≥1cm,无压痛,无粘连;③持续时间＞3 个月。

2. 诊断标准　诊断原则:HIV/AIDS 的诊断需结合流行病学史(包括不安全性生活史、静脉注射毒品史、静脉滴注未经抗 HIV 抗体检测的血液或血液制品、HIV 抗体阳性者所生子女或职业暴露史等),临床表现和实验室检查等进行综合分析,慎重诊断。

成人及 18 个月龄以上儿童,符合下列一项者即可诊断:①HIV 抗体筛查试验阳性和 HIV 补充试验阳性(抗体补充试验阳性或核酸定性检测阳性或核酸定量＞5000 拷贝/ml);②分离出 HIV。

18 个月龄及以下儿童,符合下列一项者即可诊断:①HIV 感染母亲所生和 HIV 分离试验结果阳性;②为 HIV 感染母亲所生和两次 HIV 核酸检测均为阳性(第二次检测需在出生 4 周后进行)。

(1)急性期的诊断标准。患者近期内有流行病学史和临床表现,结合实验室 HIV 抗体由阴性转为阳性即可诊断,或仅根据实验室检查 HIV 抗体由阴性转为阳性即可诊断。

(2)无症状期的诊断标准有流行病学史,结合 HIV 抗体阳性即可诊断,或仅实验室检查 HIV 抗体阳性即可诊断。

(3)艾滋病期的诊断标准有流行病学史、实验室检查 HIV 抗体阳性,加下述各项中的任何一项,即可诊断为艾滋病。或者 HIV 抗体阳性,而 CD4$^+$ T 淋巴细胞数<200/μl,也可诊断为艾滋病。①不明原因的持续不规则发热 38℃以上,>1 个月。②腹泻(粪便次数>3/d),>1 个月;③6 个月之内体重下降 10% 以上;④反复发作的口腔真菌感染;⑤反复发作的单纯疱疹病毒感染或带状疱疹病毒感染;⑥肺孢子菌肺炎(PCP);⑦反复发生的细菌性肺炎;⑧活动性结核或非结核分枝杆菌病;⑨深部真菌感染;⑩中枢神经系统占位性病变;⑪中青年人出现痴呆;⑫活动性巨细胞病毒感染;⑬弓形虫脑病;⑭马尔尼菲青霉病;⑮反复发生的败血症;⑯皮肤黏膜或内脏的卡波西肉瘤、淋巴。

【处理要点】　依据《艾滋病诊疗指南第三版(2015)》精要进行处理。

1. HIV 母婴垂直传播阻断　预防艾滋病母婴传播应该综合考虑 3 个原则。①降低 HIV 母婴传播率;②提高婴儿健康水平和婴儿存活率;③关注母亲及所生儿童的健康。预防艾滋病母婴传播的有效措施:尽早服用反转录病毒药物干预+安全助产+产后喂养指导。

2. 抗反转录病毒药物干预

(1)所有感染 HIV 的孕妇不论其 CD4$^+$ T 淋巴细胞计数多少或临床分期如何,均应终身维持治疗。推荐方案:AZT+3TC+LPV/r,如果孕妇出现 Hb≤90g/L,或者基线时中性粒细胞低于 0.75×10^9/L,可使用 TDF 替换 AZT。替换方案:TDF/AZT +3TC+NVP(NVP 只可以用于 CD4$^+$ T 淋巴细胞<250/μl 的女性),TDF+3TC +EFV(妊娠 3 个月内禁用 EFV,由于 EFV 对胎儿有潜在的不良风险,育龄妇女在使用期间应避免怀孕)。所以对那些有怀孕意愿的或者不采取避孕措施的妇女,应选用不含 EFV 的其他抗病毒治疗方案。艾滋病感染母亲所生儿童应在出生后尽早(6~12h)开始服用抗病毒药物,常规给予 AZT 或 NVP,至出生后 4~6 周,对于孕期抗病毒治疗不满 4 周或产时发现感染的孕产妇所生儿童服用抗病毒药物延长至生后 6~12 周。

(2)安全助产对于已确定 HIV 感染的孕妇,主动提供预防艾滋病母婴传播咨询与评估,由孕产妇及其家人在知情同意的基础上做出终止妊娠或继续妊娠的决定。对于选择终止妊娠的 HIV 感染孕妇,应给予安全的人工终止妊娠服务,应尽早手术,以减少并发症的发生。对于选择继续妊娠的孕妇,应给予优质的孕期保健、产后母乳喂养等问题的咨询,并采取相应的干预措施。应当为 HIV 感染孕妇及其家人提供充分的咨询,告知住院分娩对保护母婴安全和实施预防 HIV 母婴传播措施的重要作用,帮助其及早确定分娩医院,尽早到医院待产。医疗保健机构应当为 HIV 感染孕产妇提供安全的助产服务,尽量避免可能增加 HIV 母婴传播危险的会阴侧切、人工破膜、使用胎头吸引器或产钳助产、宫内胎儿头皮监测等损伤性操作,减少在分娩过程中 HIV 传播的概率。

(3)产后喂养指导,应当对 HIV 感染孕产妇所生儿童提倡人工喂养,避免母乳喂养,杜绝混合喂养。医务人员应当与 HIV 感染孕产妇及其家人就人工喂养的接受性、知识和技能、负担的费用、是否能持续获得足量、营养和安全的代乳品、及时接受医务人员综合指导和支持等条件进行评估。对于具备人工喂养条件者尽量提供人工喂养,并给予指导和支持;对于因不具备人工条件而选择母乳喂养的感染产妇及其家人,要做好充分的咨询,指导其坚持正确的纯母乳喂养,且在整个哺乳期间必须坚持抗病毒治疗,喂养时间最好不超过 6 个月。同时,应为 HIV 感染孕产妇所生儿童提供常规保健、生长发育监测、感染状况监测、预防营养不良指导、免疫接种、艾滋病检测服务(包括抗体检测和早期核酸检测)等服务。

【注意事项】

1. 注意 AIDS 又称艾滋病,是由人免疫缺陷病毒(HIV)感染引起的性传播疾病。HIV 感染引起 T 淋巴细胞损害,导致持续性免疫缺陷,多器官机会性感染及恶性肿瘤,最终导致死亡。艾滋病病毒可通过胎盘血液循环造成宫内感染,分娩过程中接触的产道分泌物、血液及产后的母乳喂养亦可感染新生儿。

2. 由于妊娠期孕妇的免疫功能降低,因此,妊娠期感染艾滋病病毒后,病情发展较为迅速,症状较重。艾滋病病毒可通过胎盘血液循环造成宫内感染,分娩过程中接触的产道分泌物、血液及产后的母乳喂养亦可感染新生儿。HIV 感染之孕妇在妊娠期可通过胎盘传染给胎儿。或分娩时经软产道及出生后经母乳喂养感染新生儿。

3. 由于妊娠期孕妇的免疫功能降低,因此,妊娠期感染艾滋病病毒后,病情发展较为迅速,症状较重。

4. 实验室检查 HIV 感染确诊依靠实验室检查。应对高危人群进行 HIV 抗体检测,HIV 抗体阳性方可确诊为急性 HIV 感染。无任何临床表现,HIV 抗体阳性,CD4 淋巴细胞总数正常,CD4/CD8 值＞1,血清 p24 抗原阴性应诊断为无症状 HIV 感染。

5. 注意本病临床表现复杂多样,易与许多疾病相混淆。本病急性期应与传染性单核细胞增多症及其他感染性疾病如结核、结缔组织疾病等相鉴别。淋巴结肿大应与血液系统疾病相鉴别,特别要注意与良性性病性淋巴结综合征相鉴别。后者淋巴结活检为良性反应性滤泡增生,血清学检查提示多种病毒感染。本病的免疫缺陷改变须与先天性或继发性免疫缺陷病相鉴别。

6. 注意机会性感染

(1)原虫感染:①弓形体病:常有头痛、发热、脑膜脑炎、视网膜脉络膜炎等,诊断主要靠检测血中抗弓形体 IgM 抗体(+)或头颅 CT 见典型环圈状病变。②隐孢子虫肠炎:主要有腹泻,为水样便,有时量很多,可致脱水及电解质紊乱。

(2)细菌性感染:有革兰阳性球菌和革兰阴性杆菌常继发于一些并发症,最多见的是结核杆菌和鸟型分枝杆菌,临床肺结核进展很快,可见空洞和痰菌阳性,治疗较困难亦有全身播散性结核。

(3)真菌感染:①常见口腔念珠菌感染,亦有食管气管或结肠念珠菌感染。②卡氏肺孢子虫肺炎:近年发现卡氏肺孢子虫的 DNA 更像真菌,因此将之归在真菌性感染。主要表现为低热、干咳少痰,呼吸困难活动后加重,体检有轻度发绀,两肺偶有痰鸣音,很少闻及湿啰音,血气氧分压下降明显,胸片可见肺纹理增多,或斑片阴影,严重时两肺有大片融合阴影呈毛玻璃状,若作纤维支气管镜灌洗液检查可找到卡氏肺囊虫滋养体和包囊。③隐球菌脑膜炎及组织胞浆菌或青霉素的全身性感染亦屡见报道。

(4)病毒性感染:可见乙型肝炎病毒(HBV)、丙型肝炎病毒(HCV)、单纯疱疹病毒(HSV)、带状疱疹病毒(HZV)、巨细胞病毒(CMV)和 EB 病毒等感染。

7. 注意对已感染 HIV 的妇女进行"不供血,终止妊娠,固定性伴侣,避孕套避孕"的宣教。艾滋病患者和 HIV 抗体阳性者均不宜妊娠,一旦妊娠应早期终止;如继续妊娠,应告知胎儿的危险性。

8 产时缩短破膜距分娩的时间:尽量避免使胎儿暴露于血液和体液危险增加的操作,如胎儿头皮电极、胎儿头皮 pH 测定。

9 注意分娩时新生儿眼和脸的保护。

四、妊娠合并淋病

【高危评分】 临床危险性评估:5A。

【早期识别】

1. 尿道口红肿刺痒痛。

2. 尿道口溢脓如泪滴状。

3. 分泌物淋菌培养。

【诊断要点】　依据中国《梅毒、淋病、生殖器疱疹、生殖道沙眼衣原体感染诊疗指南(2014)》精要进行诊断。

1. 淋病是一种经典的性传播疾病　由淋病奈瑟菌(淋球菌)感染所致,主要表现为泌尿生殖系统黏膜的化脓性炎症。而女性则为宫颈炎、子宫内膜炎和盆腔炎。

2. 流行病学史　有不安全性行为,多性伴或性伴感染史,有与淋病患者密切接触史,新生儿的母亲有淋病史。

3. 临床表现　女性无并发症淋病:约 50% 女性感染者无明显症状。常因病情隐匿而难以确定潜伏期。

(1)宫颈炎:阴道分泌物增多,呈脓性,子宫颈充血、红肿,子宫颈口有黏液脓性分泌物,可有外阴刺痒和烧灼感。

(2)尿道炎:尿痛、尿急、尿频或血尿,尿道口充血,有触痛及少量脓性分泌物,或挤压尿道后有脓性分泌物。

(3)前庭大腺炎:通常为单侧性,大阴唇部位局限性隆起,红、肿、热、痛。可形成脓肿,触及有波动感,局部疼痛明显,可伴全身症状和发热。

(4)肛周炎:肛周潮红、轻度水肿,表面有脓性渗出物,伴瘙痒。

【处理要点】　依据中国《梅毒、淋病、生殖器疱疹、生殖道沙眼衣原体感染诊疗指南(2014)》精要进行处理。

1. 淋菌性尿道炎、子宫颈炎、直肠炎推荐方案:头孢曲松 250mg,单次肌内注射;或大观霉素 2g(宫颈炎 4g),单次肌内注射;如果衣原体感染不能排除,加抗沙眼衣原体感染药物。替代方案:头孢噻肟 1g,单次肌内注射;或其他第 3 代头孢菌素类,如已证明其疗效较好,亦可选作替代药物。如果衣原体感染不能排除,加抗沙眼衣原体感染药物。

2. 妊娠期感染推荐方案:头孢曲松 250mg,单次肌内注射;或注射用盐酸大观霉素 4g,单次肌内注射。如果衣原体感染不能排除,加抗沙眼衣原体感染药物,禁用四环素类和喹诺酮类药物。

【注意事项】

1. 注意妊娠期任何阶段的淋菌感染 对妊娠预后均有影响。妊娠早期，淋菌性宫颈管炎可导致感染性流产与人工流产后感染。妊娠晚期易因淋菌性宫颈管炎使胎膜脆性增加，易发生胎膜早破患者产后常发生产褥感染。

2. 注意感染早期表现 孕妇感染淋菌后潜伏期 1～14d，无症状淋病即隐性淋病，不表现症状，但无症状带菌者成为主要的传染源。无合并症淋病潜伏期 3～5d。急性期由于尿道炎和宫颈炎有以下两大妊娠合并淋病的症状：①尿路刺激征，出现尿痛、尿急和尿频，挤压尿道旁腺有脓液溢出；②白带增多或伴外阴瘙痒，检查宫颈充血、宫口流出脓性分泌物如泪滴状。有合并症淋病除有淋病症状外，可合并子宫内膜炎、盆腔炎。40%～60%患者在月经终止时出现淋病症状，因在此期宫颈黏膜栓脱落，淋菌上行性感染至子宫内膜，输卵管甚至蔓延至盆腔。急性盆腔炎表现为下腹痛、脓性白带和发热。

3. 注意妊娠合并淋病检查 ①尿道口、宫颈管等处分泌物涂片；②分泌物培养。

4. 注意妊娠合并淋病诊断 ①取尿道口、宫颈管等处分泌物涂片行革兰染色，在多核白细胞内见到多个革兰阴性双球菌，可做出初步诊断；②分泌物培养是目前筛查淋病的金标准方法，可见圆形、凸起的潮湿、光滑、半透明菌落，边缘呈花瓣状。取菌落做涂片，见典型双球菌可确诊。

5. 注意妊娠合并淋病治疗 治疗原则为尽早彻底治疗。遵循及时、足量、规则用药原则。淋病孕妇主要选用抗生素治疗。通常首选头孢曲松钠，1/d，肌内注射，并加用红霉素，4/d，口服，连用 7～10d 为 1 个疗程。对 β-内酰胺类抗生素过敏者，改用大观霉素，1/d，肌内注射，并加用红霉素，7～10d 为 1 个疗程。孕期禁用喹诺酮类药物。性伴侣应同时进行治疗。疗程治疗结束后，需复查淋菌是否存在，连续进行 3 次宫颈分泌物涂片及淋菌培养均为阴性始属治愈。若治疗一个疗程后淋菌仍为阳性，则应按耐药菌株感染对待，及时更换药物。

6. 治疗注意事项 对青霉素过敏和过敏体质者、严重肾功能不全者慎用头孢噻肟，长期用药可致二重感染；阿莫西林的不良反应包括过敏性休克、皮疹，有时可发生药物热；按淋病的临床类型，特别是针对有无并发症，进行合理性治疗。妊娠合并淋病的治疗根据不同病情选用适合的药物，有条件可在用药前先作药敏试验；对本病的治疗，多采用单次剂量，治疗后 4～8d 应做随访，涂片及培养均为阴性，方为治愈；应注意有无衣原体或其他病原体的合并感染；妊娠期淋球菌感染，禁用喹诺酮类（引起软骨组织损害）、四环素（引起孕妇脂肪肝、胰腺炎甚至死亡；引起胎儿的骨生长抑制及齿釉发育不全）、依托红霉素（引起肝肾功能损害）等药物。

7. 注意妊娠合并淋病预防　在淋病高发地区，孕妇应于产前常规筛查淋菌，最好在妊娠早、中、晚期各做 1 次宫颈分泌物涂片镜检淋菌，推荐进行淋菌培养，以便及早确诊并得到彻底治疗。淋病孕妇娩出的新生儿，应预防用药，青霉素静脉滴注，红霉素眼膏涂双眼。值得注意的是，新生儿可以发生播散性淋病，于生后不久出现淋菌关节炎、脑膜炎、败血症等，治疗不及时可致死亡。

8. 胎膜早破可能引起羊膜腔感染综合征，分娩时出现滞产　对胎儿的影响是容易发生早产和胎儿宫内感染。淋菌感染者早产发病率约 17％。胎儿感染易发生胎儿窘迫、胎儿宫内发育迟缓，甚至导致死胎、死产。

9. 分娩时正确处理产程　严格消毒，产后继续抗生素治疗。

10. 分娩后若有损伤　易引起子宫内膜炎、输卵管炎、播散性淋病。

11. 新生儿生后 1～2 周内发生淋菌结膜炎、肺炎，甚至出现淋菌败血症　胎儿幸存经阴道娩出，可以发生新生儿淋菌结膜炎、肺炎，甚至出现淋菌败血症，导致围生儿死亡率明显增加。淋菌感染的潜伏期为 1～14d，故新生儿淋菌结膜炎多在出生后 1～2 周内发病，可见双眼眼睑肿胀，结膜发红，睫毛粘在一起，睁眼时流出脓性分泌物，局部加压有脓液溢出。若未能及时治疗，结膜炎继续发展，引起淋菌眶蜂窝织炎，也可浸润角膜形成角膜溃疡、云翳，甚至发生角膜穿孔或发展成虹膜睫状体炎、全眼球炎，导致失明。

五、妊娠合并尖锐湿疣

【高危评分】　临床危险性评估：5A。

【早期识别】

1. 外阴瘙痒、灼痛。

2. 乳头样、菜花样或鸡冠样赘生物。

【诊断要点】　依据中国《尖锐湿疣诊疗指南（2014）》精要进行诊断。

1. 流行病学　有多性伴，不安全性行为，或性伴感染史；或与尖锐湿疣患者有密切的间接接触史,或新生儿母亲为 HPV 感染者。

2. 临床表现 ①潜伏期:3 周至 8 个月,平均 3 个月;②症状与体征:女性为大小阴唇、尿道口、阴道口、会阴、肛周、阴道壁、宫颈等,皮损初期表现为局部细小丘疹,针头至绿豆大小,逐渐增大或增多,向周围扩散、蔓延,渐发展为乳头状、鸡冠状、菜花状或团块状赘生物。损害可单发或多发。色泽可从粉红至深红(非角化性皮损)、灰白(严重角化性皮损)乃至棕黑(色素沉着性皮损)。少数患者因免疫功能低下或妊娠而发生大体积疣,可累及整个外阴、肛周以及臀沟,称巨大型尖锐湿疣。患者一般无自觉症状,少数患者可自觉痒感、异物感、压迫感或灼痛感,可因皮损脆性增加、摩擦而发生破溃、浸渍、糜烂、出血或继发感染。女性患者可有阴道分泌物增多。亚临床感染和潜伏感染:亚临床感染的皮肤黏膜表面外观正常,如涂布 5% 醋酸溶液(醋酸白试验),可出现境界清楚的发白区域。潜伏感染是指组织或细胞中含有 HPV 而皮肤黏膜外观正常,病变增生角化不明显,醋酸白试验阴性。

3. 实验室检查 主要有组织病理检查和核酸检测。①病理学检查:乳头瘤或疣状增生、角化过度、片状角化不全、表皮棘层肥厚、基底细胞增生、真皮浅层血管扩张,并有淋巴细胞为主的炎症细胞浸润。在表皮浅层(颗粒层和棘层上部)可见呈灶状、片状及散在分布的空泡化细胞;有时可在角质形成细胞内见到大小不等浓染的颗粒样物质,即病毒包涵体;②核酸扩增试验:扩增 HPV 特异性基因(L1、E6、E7 区基因)。目前有多种核酸检测方法,包括荧光实时PCR、核酸探针杂交试验等。应在通过相关机构认定的实验室开展。

【处理要点】 依据中国《尖锐湿疣诊疗指南(2014)》精要进行处理。

1. 一般原则 尽早去除疣体,尽可能消除疣体周围亚临床感染和潜伏感染,减少复发。

2. 医院外治疗 推荐方案为 0.5% 鬼臼毒素酊(或 0.15% 鬼臼毒素乳膏):外用 2/d,连续 3d,随后,停药 4d,7d 为 1 个疗程。如有必要,可重复治疗,不超过 3 个疗程。或 5% 咪喹莫特乳膏,涂药于疣体上,隔夜 1 次,每周 3 次,用药10h 后,以肥皂和水清洗用药部位,最长可用至 16 周。

3. 医院内治疗 ①推荐方案:CO$_2$激光或高频电治疗、液氮冷冻、微波、光动力治疗;②替代方案:30%~50%三氯醋酸溶液,单次外用。如有必要,隔1~2 周重复 1 次,最多 6 次;或外科手术切除;或皮损内注射干扰素。使用冷冻头的液氮冷冻方法禁用于腔道内疣体的治疗,以免发生阴道直肠瘘等。30％～50％三氯醋酸溶液适宜治疗小的皮损或丘疹样皮损,不能用于角化过度或疣体较大的、多发性的以及面积较大的疣体。在治疗时应注意保护周围正常皮肤和黏膜。不良反应为局部刺激、红肿、糜烂、溃疡等。

4. **治疗方法选择**　男女两性外生殖器部位可见的中等以下疣体(单个疣体直径<0.5 cm,疣体团块直径<1 cm,疣体数目<15 个):以往一些指南主张外用药物治疗。但国内很多学者不同意这种观点,一方面,1cm 的疣体已经很大,15 个以内的疣体已经很多,外用药物治疗不如物理治疗及时;另一方面,及早清除疣体,减少创伤面在尖锐湿疣的治疗上是一个原则,这点对减少复发尤为重要。

(1)宫颈尖锐湿疣:对宫颈外生性疣的患者,在开始治疗之前,需要确定HPV 型别、明确 CIN 的等级、行脱落细胞学检查并且活检了解病灶是否存在癌变情况。宫颈外生性疣应请妇科专家会诊。确诊的低危型宫颈尖锐湿疣可采用 CO_2 激光、微波等治疗方法,也可用 30％～50％三氯醋酸溶液治疗。

(2)阴道尖锐湿疣:液氮冷冻治疗(不推荐用冷探头,因可能有阴道穿孔及瘘管形成的危险),也可选择高频电刀、CO_2 激光、微波等治疗方法。

(3)尿道尖锐湿疣:液氮冷冻治疗或 10％～25％鬼臼树脂安息香酊。疣体涂药,待其干燥,然后才能与正常黏膜接触。如有必要,1 周重复 1 次。尽管对应用鬼臼毒素和咪喹莫特治疗尿道口远端疣的评估资料有限,一些专家还是主张在一些患者中应用这种治疗。光动力疗法在尿道尖锐湿疣的治疗上有独特的效果已被国内多项实验所证实。

(4)肛周疣:液氮冷冻治疗,或 30％～50％三氯醋酸:只在疣体上涂少量药液,待其干燥时可见表面形成一层白霜,然后用滑石粉或碳酸氢钠或液体皂中和未反应的酸液。如有必要,1～2 周后重复 1 次,最多 6 次。手术治疗:部分肛周疣的患者同时伴有直肠疣,应进行直肠指检和(或)肛镜检查。直肠疣的处理应请肛肠科专家会诊。光动力疗法:单个疣体直径<0.5 cm,疣体团块直径<1cm 者可直接采用光动力疗法治疗,超出以上疣体大小建议采用其他物理疗法联合光动力疗法治疗,合并有直肠疣时可单独采用光动力疗法配合柱状光源或采用物理方法联合光动力疗法治疗。

(5)巨大尖锐湿疣:多采用联合治疗方案。在治疗前需做病理活检明确组织是否发生癌变。首要的治疗是去除疣体,可以选择手术或者高频电刀切除疣体,然后配合光动力治疗或外用药物治疗。

5. 亚临床感染　对于无症状的亚临床感染尚无有效的处理方法,一般也不推荐治疗,因为尚无有效方法将 HPV 清除出感染细胞,且过度治疗反而引起潜在不良后果。处理以密切随访及预防传染他人为主。对于醋酸白试验阳性的可疑感染部位,可视具体情况给予相应治疗(如激光、冷冻)。有研究提示,光动力疗法可能对亚临床感染有效。

无论是药物治疗或物理治疗,可先做醋酸白试验,尽量清除亚临床感染,以减少复发。

6. 妊娠期的处理　妊娠期忌用鬼臼毒素和咪喹莫特。由于妊娠期疣体生长迅速,孕妇的尖锐湿疣在妊娠早期应尽早采用物理方法如液氮冷冻或手术治疗。需要告知患尖锐湿疣的孕妇 HPV-6 和 HPV-11 可引起婴幼儿的呼吸道乳头瘤病,患尖锐湿疣的妇女所生新生儿有发生该病的危险性,如无其他原因,没有足够的理由建议患尖锐湿疣的孕妇终止妊娠,人工流产可增加患盆腔炎性疾病和 HPV 上行感染的危险性。患尖锐湿疣的孕妇,在胎儿和胎盘完全成熟后和羊膜未破前可考虑行剖宫产,产后的新生儿应避免与 HPV 感染者接触;必要时需请妇产科和性病科专家联合会诊处理。也可以外用三氯醋酸治疗。

【注意事项】

1. 感染人乳头瘤病毒后潜伏期一般为 2 周到 8 个月,妊娠合并尖锐湿疣的症状可见淡红色菜花样乳头增生性损害,根部有蒂。宫颈皮损触之易出血,肛周皮损呈散在性分布的赘生物。会阴部皮肤轻度糜烂,表面附有淡黄色污秽分泌物,伴有恶臭。

2. 如遇到困难可行活组织检查,需经病理检查或聚合酶链反应(PCR)检测 HPV 病毒而确诊。

3. 可再次感染复发。复发病例治疗同前,对治愈后反复发作的尖锐湿疣,应及时取活体组织送病理检查,排除恶变,在醋酸白试验 用 3%～5%醋酸外擦或湿敷,2～5min 后,病灶稍膨隆、局部变白为阳性处活检,亚临床感染可用醋酸试验确诊。

4. 减少对孕妇及胎儿损害为原则,不同孕周采用不同的治疗方法,并兼顾患者配偶及性伴侣的治疗。物理或手术治疗。在妊娠 36 周前,采用手术直接切除病灶组织能够快速有效地解决病根及病症,并且不会导致尖锐湿疣后续演变出现的一系列问题。常用的方式为手术切割、冷冻疗法、激光治疗、电灼治疗和微波治疗。具体采用哪种方式需要根据实际病症的大小及严重程度来选择。

5. 产时注意患有尖锐湿疣的孕妇不需要终止妊娠,也不是必须通过剖宫产分娩。除非是到了妊娠晚期,尖锐湿疣还没有得到处理,而且估计采用阴道分娩可引起一些不良后果,如湿疣很大,遮盖了阴道口或堵塞阴道,致使阴道分娩受阻,以及赘生物很脆,阴道分娩易导致局部组织裂伤大出血时,才考虑行剖宫产。

6. 注意均应行剖宫产手术结束分娩。

7. 产后由于妊娠合并尖锐湿疣在女性度过妊娠期后,可自行恢复,因此也可采用药物抑制。临床上常用的药物包括足叶草酯、三萜类杀病毒药物以及腐蚀剂或消毒剂,必要时也可采用部分抗癌药物进行治疗如氟尿嘧啶(5-FU)。

8. 无论是阴道分娩还是剖宫产,对产妇及婴儿都应严密随访。

六、妊娠合并自身免疫性疾病

【高危评分】　临床危险性评估:10B。

【早期识别】

1. 颊部盘状红斑贫血。

2. 关节炎胸膜炎。

3. 蛋白尿及血细胞减少。

4. 狼疮细胞阳性或抗核抗体阳性。

【诊断要点】　依据《中国系统性红斑狼疮患者围产期管理建议(2015 年)》精要进行诊断。

1. **系统性红斑狼疮**　是一种全身性的自身免疫性疾病,主要发病人群是处于生育年龄阶段的女性。随着对系统性红斑狼疮诊治水平的提高,过去的20 多年里系统性红斑狼疮患者的存活率有大幅度提高,据统计,系统性红斑狼疮患者的 20 年存活率>60%。由于女性系统性红斑狼疮患者的生育能力本身与非系统性红斑狼疮的同龄女性相比没有差异,因此,随着这些患者生存时间的延长婚育已经成为重要的临床问题。但由于性激素在系统性红斑狼疮发病中的作用,系统性红斑狼疮患者在妊娠期间会出现病情复发或加重,有约 1/3

的患者最终以剖宫产的方式终止妊娠,近 1/3 以上的患者出现早产,20% 以上的患者发生子痫,有近 30% 系统性红斑狼疮患者的胎儿出现宫内发育迟缓(IUGR)。因此,系统性红斑狼疮患者的妊娠本身属于高危妊娠。此外,有半数以上的系统性红斑狼疮患者在妊娠期间会出现病情复发或加重,危及胎儿及孕妇的安全。我国妊娠合并系统性红斑狼疮患者的母婴死亡率高达 8.9%。因此,规范系统性红斑狼疮患者的围产期管理对提高系统性红斑狼疮患者的妊娠成功率、降低母婴死亡率十分重要,也十分必要。

2. 系统性红斑狼疮患者的避孕措施 所有处于生育年龄的系统性红斑狼疮患者都应采取严格的避孕措施。系统性红斑狼疮患者可以采取的避孕措施包括宫内节育器(IUD)、工具避孕、口服避孕药物等。IUD 适用于除小剂量糖皮质激素(泼尼松 15mg/d 或相当剂量以下)外不服用免疫抑制药的患者;口服避孕药适用于病情稳定、抗磷脂抗体阴性、无肾病综合征、没有血栓病史的患者,推荐使用以含孕激素为主的口服避孕药;所有系统性红斑狼疮患者都可以采用工具避孕,但通常单独的工具避孕达不到严格避孕的效果,应配合其他避孕措施共同使用。

3. 系统性红斑狼疮患者的妊娠时机 系统性红斑狼疮患者必须同时满足下述条件才可以考虑妊娠:①病情不活动且保持稳定至少 6 个月;②糖皮质激素的使用剂量为泼尼松＜15mg/d(或相当剂量);③24h 尿蛋白排泄定量＜0.5g;④无重要脏器损害;⑤停用免疫抑制药物如环磷酰胺、甲氨蝶呤、雷公藤、霉酚酸酯等至少 6 个月;对于服用来氟米特的患者,建议先进行药物清除治疗后,再停药至少 6 个月后才可以考虑妊娠。

4. 以下情况属于妊娠禁忌证 ①严重的肺动脉高压(估测肺动脉收缩压＞50mmHg,或出现肺动脉高压的临床症状);②重度限制性肺部病变[用力肺活量(FVC)＜1L];③心力衰竭;④慢性肾功能衰竭[血肌酐(SCr)＞2.8mg/L];⑤既往有严重的子痫前期或即使经过阿司匹林和肝素治疗仍不能控制的HELLP 综合征;⑥过去 6 个月内出现脑卒中;⑦过去 6 个月内有严重的狼疮病情活动。

5. 系统性红斑狼疮患者妊娠期间的随诊频率及随诊内容

(1)系统性红斑狼疮患者的风湿科随诊内容:一旦经产科确定妊娠后,系统性红斑狼疮患者需立即到风湿免疫专科进行随诊。妊娠期间每次随诊的内容包括详细的病史与体格检查,同时还应进行全面的实验室检查,包括血常规、尿常规、24h 尿蛋白排泄定量、肝功能、肾功能、生化及电解质水平检测、血糖、血尿酸水平、血清补体、免疫球蛋白定量、抗 ds-DNA 抗体水平进行监测,对疾病的整体情况或有无复发进行评估;对合并抗磷脂综合征的患者,应定期监测抗心磷脂(ACL)抗体、狼疮抗凝物(LA)抗体水平。

(2)系统性红斑狼疮妊娠患者的风湿科随诊频率:在确定妊娠后,应根据患者的具体情况考虑整个妊娠过程中的随诊频率。推荐在妊娠 28 周前每 4 周 1次,自第 28 周始每 2 周随诊 1 次。对于临床表现或血清学检查提示有病情复发可能时,应缩短随访间隔。对于血清抗 SSA 或抗 SSB 抗体阳性,或前次胎儿发生心脏异常的患者,建议在妊娠 16－24 周间,每 2 周行 1 次胎儿心脏超声检查,监测胎儿心脏结构及传导情况;若无异常,建议在 24 周后每 3～4 周进行 1次胎儿心脏超声检查。如果发现胎儿出现心脏异常或传导功能异常,建议每1～2 周进行 1 次胎儿心脏超声检查,直至胎儿出生。如果发现胎儿出现心脏一二度房室传导阻滞,可以使用地塞米松或倍他米松进行治疗;建议地塞米松剂量为 4mg/d 或倍他米松 4mg/d,一直使用至终止妊娠时;并建议在 37 周时终止妊娠。对于发现有心肌病变的胎儿,可试用丙种免疫球蛋白静脉输注,1g/d,但对于完全房室传导阻滞,上述治疗几乎均不可逆转,因此发现早期的房室传导阻滞十分重要。羟基氯喹(羟氯喹)可以减少抗 SSA 和(或)抗 SSB 抗体阳性母亲所生胎儿发生心脏传导阻滞的发生率。因此,建议在这些患者中使用羟氯喹,200mg,2/d。

(3)系统性红斑狼疮患者的产科随诊内容及频率:在确定妊娠后,应根据患者的具体情况考虑整个妊娠期间的随诊频率。推荐妊娠 28 周前每 4 周随诊 1次。从第 28 周始每 2 周随诊 1 次。但由于患者在孕 28 周后病情变化较快,因此随诊间隔应由产科医师根据具体情况确定。在明确妊娠后,需要进行胎儿 B型超声检查,明确胎儿的确切胎龄。产科随访内容包括常规产科检查、血压监测、胎心监测,在妊娠 16 周后应每月进行 1 次胎儿 B 型超声检查,以监测胎儿的生长情况以及是否有畸形。如果出现胎儿发育迟缓或子痫前期表现,则应该缩短随诊间隔;在妊娠 28 周后,应每 2 周进行 1 次脐带动脉血流 Doppler 检查,监测胎儿血供情况;自 28 周始,原则上应每 2 周进行胎儿监测。如有异常可每周进行脐带动脉血流 Doppler 检查和胎儿监测。

【处理要点】 依据《中国系统性红斑狼疮患者围产期管理建议(2015 年)》精要进行处理。

1. 系统性红斑狼疮患者的分娩方式选择 对于在整个妊娠过程中病情稳定的患者,可以采取自然分娩的方式来结束妊娠,但对于妊娠期间病情不稳定或出现产科并发症的患者,可以采取剖宫产。出现以下情况时,应尽早终止妊娠:①妊娠前 3 个月即出现明显的系统性红斑狼疮病情活动;②孕妇系统性红斑狼疮病情严重,危及母体安全时,无论孕期大小都应尽早终止妊娠;③孕期检测发现胎盘功能低下,危及胎儿健康,经产科与风湿科治疗后无好转者;④出现以下并发症时:重度妊娠高血压、精神和(或)神经异常、脑血管意外、弥漫性肺区疾病伴呼吸衰竭、重度肺动脉高压、24h 尿蛋白排泄定量＞3g;⑤对于病情平稳的患者,如果胎龄已满 38 周,胎儿已发育成熟时,建议终止妊娠。

2. 系统性红斑狼疮患者终止妊娠时糖皮质激素的使用 对于病情稳定的、每日口服糖皮质激素剂量相当于泼尼松 5mg/d 者进行人工流产、正常分娩或剖宫产手术时均不需要额外增加激素的剂量。但对于每日口服激素剂量在泼尼松 5mg/d(或相当剂量)以上者,均应该在围术期调整糖皮质激素的使用剂量。对于进行人工流产、中期引产手术或正常生产的患者,在原使用糖皮质激素的基础上,在手术当日或产程启动时服用泼尼松 5mg(或相当剂量)或于产程启动时或于手术前 0.5h,静脉注射甲基泼尼松龙 5mg 或氢化可的松 25mg,次日恢复原口服剂量即可;进行剖宫产手术的患者,在原糖皮质激素剂量的基础上,在手术当中静脉滴注甲基泼尼松龙 10～15mg 或氢化可的松 50～75mg,术后次日起改为静脉注射氢化可的松 20mg,8h 1 次,术后第 3 天恢复至术前用量即可。

3. 系统性红斑狼疮患者的哺乳 由于母乳中含有大量对胎儿有益的物质,而且母乳喂养有利于儿童的心理与生理健康发育,有利于产妇的恢复,因此推荐系统性红斑狼疮患者进行母乳喂养。口服泼尼松(龙)或甲基泼尼松龙、羟氯喹与非甾体抗炎镇痛药(NSAIDs)的患者都可以进行母乳喂养。服用阿司匹林和华法林及使用肝素治疗的系统性红斑狼疮患者可以正常哺乳。服用环磷酰胺、霉酚酸酯、甲氨蝶呤、来氟米特、硫唑嘌呤、环孢素 A、他克莫司的系统性红斑狼疮患者不宜哺乳。但对于服用泼尼松剂量超过 20mg/d 或相当剂量者,应弃去服药后 4h 内的乳汁,并在服药 4h 后再进行哺乳。

【注意事项】

1. 注意系统性红斑狼疮的确切病因和发病机制至今尚未阐明,它作为一种最典型的自身免疫性疾病(AID),同所有 AID 一样,它的发病是多因素的,包括遗传、内分泌、各种感染、环境及自身网状内皮系统功能紊乱等因素导致的机体免疫功能失调,其中遗传和激素起着更为重要的作用。注意日光中的紫外线辐射是一诱因,它能诱发疾病或使原有疾病加剧。系统性红斑狼疮患者预后差,10 年和 20 年的成活率分别有 75% 和 50%。

2. 系统性红斑狼疮患者合并产科并发症占 30%,包括反复流产、胚胎停育、胎儿生长受限、胎死宫内、死产早产、围生期低氧、早期发生妊娠期高血压疾病。以往临床上对系统性红斑狼疮女性认为妊娠会给其带来生命之虞,采取终止妊娠的措施。由于患病妇女迫切要求生育和近年来监测与治疗手段的改进,采取病情缓解半年以上者允许其妊娠,可明显降低母儿的死亡率。系统性红斑狼疮妊娠中流产、早产、死胎及胎儿生长受限的发生率明显高于正常人群,这是由于髂内动脉、子宫动脉及螺旋动脉受损,造成胎盘、绒毛缺血,血流在绒毛间隙灌注不良,导致胎儿的氧气和营养障碍。胎儿丢失是正常人群的 $2\sim3$ 倍,这是内科与产科领域中值得关注的问题。

3. 妊娠合并系统性红斑狼疮的常见问题,妊娠合并系统性红斑狼疮治疗前的注意事项:20 世纪 50 年代以前患了系统性红斑狼疮等于患绝症,常常被认为不能结婚,即使结婚也不能生育,因为生育可以使系统性红斑狼疮疾病严重恶化,甚至危及生命。随着对系统性红斑狼疮诊治技术的提高,患者的生存率明显提高,其生存质量也有了很大的提高,系统性红斑狼疮不再是不治之症。系统性红斑狼疮患者不但可以结婚,而且还能生育。

4. 注意由于系统性红斑狼疮诱发因素多,致使该病经常处于不稳定状态,复发(活动)与缓解交替出现是其临床特点。

5. 注意妊娠对系统性红斑狼疮的影响。一般认为妊娠并不改变系统性红斑狼疮患者的长期预后。但妊娠合并狼疮性肾炎患者多数在妊娠期病情加重,且多发生于妊娠晚期;$10\%\sim30\%$ 的系统性红斑狼疮患者在妊娠期和产后数月内病情复发或妊娠晚期容易发生子痫前期表现,二者都具有高血压、蛋白尿、肾功能不全和水肿,须注意鉴别;妊娠可使系统性红斑狼疮患者病情加重及对母儿的不良影响,活动期患者不适宜妊娠,至少待病情控制 6 个月以上再考虑妊娠。

6. 注意系统性红斑狼疮对妊娠的影响。系统性红斑狼疮不影响女性的生育能力;系统性红斑狼疮患者在妊娠各期,对胚胎及胎儿均会产生不良影响;反复流产、胚胎或胎儿死亡、胎儿生长受限、早产及围生儿缺血缺氧性脑病的发生率均较高;系统性红斑狼疮抗凝物质及抗磷脂抗体导致子宫及胎盘血管内皮损伤,血栓形成是妊娠不良结局的关键;某些自身免疫抗体还可以通过胎盘对胎儿产生影响,例如,沉积在胎儿心肌及心脏传导系统处,引起炎症反应,病理上见传到阻滞、心肌病、心力衰竭等;一部分系统性红斑狼疮患者还可引起胎儿先天性系统性红斑狼疮,表现为新生儿出生时头面区、上胸区红色斑片状皮肤损害,这些改变通常在 1 岁以内消失。

七、自身免疫性疾病活动期

【高危评分】　临床危险性评估:20C。

【早期识别】

1. 颊部及全身盘状红斑。

2. 关节炎胸膜炎。

3. 蛋白尿及血细胞减少。

4. 狼疮细胞阳性或抗核抗体阳性。

【诊断要点】　同前妊娠合并自身免疫性疾病。

【处理要点】　依据《中国系统性红斑狼疮患者围产期管理建议(2015 年)》精要进行处理。

1. 系统性红斑狼疮患者妊娠期间病情复发的治疗　有近 50% 的患者在妊娠期间会出现病情活动或复发,对于病情轻度活动的患者,可以将糖皮质激素加量至中等剂量的泼尼松(或相当剂量的其他糖皮质激素,但不建议使用含氟的糖皮质激素)4 周,然后逐渐减量至泼尼松 15mg/d 维持。妊娠前没有使用羟氯喹的患者应加用,推荐剂量为 200mg,2/d;病情中、重度活动的患者,可采用大剂量泼尼松治疗或使用甲基泼尼松龙冲击治疗;使用大剂量糖皮质激素的时间应尽量短,以控制病情为宜,并尽快将泼尼松的剂量减至<15mg/d,没有使用羟氯喹的患者应加用,推荐剂量为 200mg,2/d。如果病情需要加用免疫抑制药,尤其是肾脏病变严重需要进行免疫抑制治疗时,可使用硫唑嘌呤、环孢素或

他克莫司。

2. 合并抗磷脂综合征系统性红斑狼疮妊娠患者的治疗　抗磷脂抗体与不良妊娠转归关系密切,因此应该根据患者的既往妊娠情况来进行治疗。对于抗磷脂抗体持续中、高滴度阳性,没有血栓与不良妊娠史的患者,应在妊娠前即口服小剂量阿司匹林,推荐剂量为 75mg/d,一直服用至妊娠结束后 6～8 周;对于既往有血栓史的患者,妊娠前应服用华法林,调整剂量至国际标准化比值(INR)2～3。一旦确认妊娠时,即停止使用华法林,改为治疗剂量的普通肝素或低分子肝素注射治疗;对于有 1 次或以上死胎、2 次以上妊娠前 12 周内出现胎儿丢失、1 次或以上因胎盘功能异常造成早产但没有血栓史的患者,在妊娠前即应服用小剂量阿司匹林(75mg/d),在明确妊娠后开始注射预防剂量的普通肝素或低分子肝素,直至分娩后 6 周。手术前 1d,停用注射肝素,手术前 1周,停用阿司匹林。

3. 系统性红斑狼疮患者妊娠期间的药物使用

(1)糖皮质激素:建议使用不含氟的糖皮质激素剂型控制系统性红斑狼疮患者病情,使用剂量应视患者的病情轻重程度而定;尽量使用最小的可控制疾病的剂量,建议维持剂量不超过每日相当于泼尼松 15mg 的剂量;对于胎儿疾病,如新生儿系统性红斑狼疮或为促进胎儿肺部发育成熟,可以使用含氟的糖皮质激素。

(2)免疫抑制药:系统性红斑狼疮患者妊娠期间可以使用的免疫抑制药包括硫唑嘌呤、环孢素 A、他克莫司;禁用的免疫抑制药有甲氨蝶呤、霉酚酸酯、来氟米特、环磷酰胺、雷公藤等。已经服用这些药物的患者,建议在停药半年后再考虑妊娠。服用来氟米特者应先使用口服考来烯胺(消胆胺)8g,3/d,服用 11d后,在至少 14d 间隔内 2 次检测血浆中来氟米特浓度,应在 0.02mg/L(0.02 μg/ml)以下,如果血浆浓度高于此水平,还需再进行 1 个周期的考来烯胺治疗。也可口服或通过胃管给予活性炭混悬液 50g,6h 1 次,连续使用 24h,以清除体内药物。进行药物清除治疗后再停药半年尚可考虑妊娠。

4. 羟氯喹　经临床使用经验证实为安全的药物,对于抗磷脂抗体阳性的患者,在妊娠后应该使用羟氯喹,以减少血栓形成的危险,对于抗 SSA 或抗 SSB 阳性的系统性红斑狼疮患者,建议服用,似降低胎儿心脏传导阻滞的发生率,推荐剂量为 200mg,2/d。

5. 非甾体类镇痛消炎药　在妊娠中期使用是安全的,但在妊娠早期和后期不建议使用。

6. 对乙酰氨基酚　可用于缓解系统性红斑狼疮妊娠患者的关节疼痛等症状,可以在妊娠期间安全使用。

7. 降压药物治疗　伴有高血压的系统性红斑狼疮患者可以使用的降压药物包括 β 受体阻滞药(如阿替洛尔、美托洛尔、普萘洛尔、拉贝洛尔);中枢性 α 受体拮抗药(甲基多巴、可乐定)、扩血管药物(如尼非地平、氨氯地平、肼屈嗪)及利尿药(如呋塞米)。禁用血管紧张素转换酶抑制药或血管紧张素转化酶受体抑制药。对于重度高血压,除可以使用拉贝洛尔、肼屈嗪外,可以使用静脉降压药物。由于妊娠期间药物代谢活性的变化,在常规剂量降压效果不佳时,建议咨询心脏科医师,调整药物剂量及使用频次。

【注意事项】

1. 休息和饮食。注意不要过度劳累,卧床休息,尤其需要避免日晒,防止受凉感冒及其他感染,注意营养及维生素的补充。

2. 生育指导。系统性红斑狼疮对母婴双方均有极大危害,因此系统性红斑狼疮患者须注意避孕,须应用工具避孕,因药物避孕可激发血管病变,因而禁忌。在病情缓解半年以上或在控制期才允许怀孕;活动期和有明显心肾功能损害者应及时终止妊娠。已生育者最好在缓解期做输卵管结扎术。

3. 免疫抑制药治疗

(1)妊娠期及产后常规应用皮质类固醇激素治疗。剂量:孕前已停药者,服泼尼松 5～10mg/d。孕前如持续服用泼尼松 5～15mg 者,孕期加倍,并根据病情活动情况来调整剂量,但＜60mg/d。如激素治疗不够满意时可加用雷公藤。严重恶化者,大剂量甲泼尼龙 60～100mg 静脉滴注,以快速控制病情。病情稳定 1～2 周后逐渐减量,每天减量为总剂量的 1/10,减至口服泼尼松(强的松)10～15mg/d 作为维持量。为防止分娩期或产后恶化,在临产及产褥早期应适当增加剂量。

(2)硫唑嘌呤:近年已较多用于重症患者,且常与泼尼松联用,可增加疗效。但已发现宫内生长迟缓(IUGR)发生率高,新生儿有暂时性淋巴细胞减少,免疫球蛋白合成明显减低,胸片见胸腺缩小,为保安全应慎用。

4. 抗凝治疗

（1）阿司匹林：口服阿司匹林50～75mg/d,能降低血小板聚集,预防绒毛微血管血栓形成。但大剂量可增加分娩期失血量,引起胎儿、新生儿凝血障碍及动脉导管早闭增加围生儿死亡率。

（2）肝素：有建议对有死胎史者可应用低分子缓释肝素钠注射液[商品名：法安明(fragmin)],长期使用无须监测部分凝血活酶时间(FTT)等凝血参数,也无须反复调整药物剂量。用法：200U/kg,1/d,皮下注射;或100U/kg,2/d。最大剂量≤1.8万U/d。具有溶栓、改善胎盘循环作用,增加胎儿存活率,改进围生儿预后。

5. 分娩时处理。要行干预性早产时,须先行羊膜腔穿刺,抽羊水测L/S比值,同时将地塞米松10mg注入羊膜腔,促胎儿肺成熟。L/S≥2,可及时终止妊娠。单纯系统性红斑狼疮并非剖宫产指征,宜按照病情个别考虑,应用低位产钳以缩短第二产程或做选择性剖宫产。

6. 免疫抑制药应用。为了避免产时或产后系统性红斑狼疮病情加重,临产开始泼尼松剂量加倍(<60mg/d),并加用氢化可的松100mg静脉滴注,持续至产后2～3d。产后2～4周起逐渐减少泼尼松用量。

7. 临床分娩期避免使用阿司匹林,有引起新生儿出血的危险。

8. 分娩后应立即开始维持治疗,用药剂量与孕期相似。

下 篇

产科并发症早期识别与处理

第9章

胎位不正常早期识别与处理

一、孕 32—36 周横位

【高危评分】 临床危险性评估:5A。

【早期识别】

1. 腹一侧触到圆硬浮球感胎头。

2. 胎心在脐周两侧听最清楚。

3. 超声检查。

【诊断要点】

1. 横位难产是指胎儿在分娩时为异常胎位,易导致难产。横产式为不正胎位之一种。

2. 胎心一般多在母亲之肚脐以下听到,但无特殊之诊断价值。

3. 在做腹区检查时,可发现母亲腹区呈不对称状,而宫底高度<妊娠周数之推算,子宫之上下方均摸不到胎头,却可在母亲之侧部摸到胎头。

4. 在做内诊时,可感觉先露部位较高,既非胎儿头部,也非臀区。

5. 肛查,胎膜未破、宫口未开大时,肛查不易触及胎先露部。

6. 阴道检查。胎膜已破、宫口开大情况下,阴道检查可以触及胎手、胎臂或肩胛骨、肋骨及腋窝,腋窝尖端朝向胎儿头端,据此可判断胎头在母体左侧还是右侧。肩胛骨朝向母体后方为肩后位,朝向前方为肩前位。如胎头在母体右侧,肩胛骨朝向后方则为肩右后位。若胎手已脱出阴道口外,可用握手法判断胎儿左右手和胎方位,因检查者只能与胎儿同侧的手相握。如肩左前位时脱出右手,检查者以右手相握;肩右前位时脱出左手,检查者以左手相握;肩右后位时脱出右手,检查者以右手相握;肩左后位时脱出左手,检查者以左手相握。即肩前位时握的是与胎方位相反的手,肩后位握的是与胎方位同方向的手(简称前反后同）。

7. 根据临床症状和体征，一般可以明确诊断。若不能确诊，可以采用超声检查，超声检查能准确诊断肩先露，并能确定具体的胎方位。

【处理要点】

1. 横产式为异常产式。除早产儿、死胎、浸软儿的胎体极度折叠而自然娩出外，一般足月活胎儿能够自然娩出者极为罕见。因分娩困难，母子均有很大危险。因此，对横产式必须积极处理，进行抢救工作。

2. 妊娠后期发现肩先露，纠正方法同臀先露，无效时可试行外倒转术转成头先露，并包扎腹区固定胎头，若失败，应提前住院待产。纠正方法如下：

（1）膝胸卧位：妊娠 30 周（7 个半月）后做法：两腿分开与肩同宽跪床，膝关节成 90°与床相接，将前胸尽量下压贴近床面，尽量抬高臀区，晨起与睡前空腹时，以自己能承受的时间长短为准，尽量坚持各做 15～20min。此法借助胎儿重心的改变及孕妇横阻隔力，增加胎儿转为头位的机会，7d 为 1 个疗程，如没有成功可再做 7d，有效率 60%～70%，少数孕妇在做膝胸卧位时出现头晕、恶心、心悸，不能坚持，则需改用其他方法纠正胎位。严重注意：胎儿在转位时，有可能将脐带绕在胎体某部，甚至勒住颈区，导致胎儿低氧，出现胎动异常，因此，必须在医师指导下进行每周复查监测胎心，并记录比较胎动异常等。

（2）激光照射或艾灸至阴穴：用激光照射或艾灸至阴穴（足小趾外侧趾甲角旁 0.3cm），1/d，每次 15～20min，5～7d 为 1 个疗程。

（3）其他：手法倒转、侧卧位等方法。坚持左侧位睡觉对宝宝的转位也有很大的帮助。

（4）外转胎位术：应用上述方法无效，如无脐带绕颈，可在妊娠 32－34 周行外转胎位术。外转胎位术有诱发胎膜早破、胎盘早剥、脐带缠绕及早产的危险，应用时要慎重。孕妇取平卧位，双下肢屈曲稍外展，露出腹壁，查清胎位，听胎心。首先松动胎先露部，即术者双手插入胎先露部下方向上提拉，使之松动，然后转胎。具体做法是：两手把握胎儿两端，一手将胎头沿胎儿腹侧，保持胎头俯屈，轻轻向骨盆入口推移，另一只手将胎臀上推，与推胎头动作配合，直至转为头先露。动作应轻柔，间断进行。若术中发现胎动频繁而剧烈或胎心率异常，应停止转动并退回原胎位，严密观察至恢复正常。有以下情况时，慎用外转胎位术：合并有盆腔肿瘤、畸形子宫、瘢痕子宫、胎膜已破、前置胎盘、胎盘附着于子宫前壁、产程活跃期以及羊水过多和过少等。不管是哪种方法,都有潜在的危险,多数都会主动转位的。最后实在不转的,还可以选择剖宫产,若<34周同时用促胎肺成熟。

【注意事项】

1. 是所有胎位中最不利分娩的胎位,要早期识别。

2. 胎膜未破不易查清胎位,但横位临产后胎膜多已破裂,主要原因是先露部为肩,对宫颈口及子宫下段贴合不均匀导致。

3. 肩前位时,胎背朝向母体腹壁,所以腹区触诊为宽大平坦,肩后位时,胎儿四肢朝向母体腹壁,所以腹区触诊为不规则的胎儿小肢体。

4. 若胎膜早破,胎儿手脱出可用握手法区分,只能与同侧的手相握,左手握左手,右手握右手,与左手握为肩右前位,与右手握为肩左前位。

5. 因胎膜破裂发生早,容易脐带脱垂导致胎儿窘迫发生胎儿死亡,若临产多需同时用促胎肺成熟并急诊行剖宫产。

6. 要记住此胎位最易发生子宫破裂,因为临产后子宫收缩持续增强,子宫上段收缩越来越厚,子宫下段被动扩张越来越薄,厚薄相差悬殊,形成环状凹陷,可渐升高达脐上,形成病理性缩复环,一定加以重视。

7. 临产后,发生上肢脱出于阴道外的忽略性肩先露时,即使是死胎也无法经阴道分娩,均需剖宫产手术。

二、孕≥37周横位

【高危评分】 临床危险性评估:10B。

【早期识别】

1. 根据末次月经确定孕周。

2. 腹一侧可触到圆而硬浮球感的胎头。

3. 胎心在脐周两侧听最清楚。

4. B超诊断。

【诊断要点】

1. 腹区触诊 孕末期或临产开始时,腹区检查子宫底横宽,较相应孕周的宫底位置低,子宫失去正常椭圆形,呈横宽扁圆形。胎头居于下腹的一侧方,宫底处触摸不到胎头或胎臀,有时可摸到凹陷的胎腹及胎儿肢体。在下腹部可摸到胎头与胎臀各居一侧,子宫下段空虚不能触知胎儿部分,耻骨联合上面则空虚无物。如肩前位,胎背向前在下腹区,可触知较硬的宽大平面的胎背;如肩后位,胎背向后,在腹区可触知小肢体,胎心可在脐左或脐右最清楚。

2. 阴道检查　如已临产,宫颈松弛,先露部高,浮于骨盆入口上方,阴道穹窿部有空虚感。如产程进展已破膜者,有时可触及不规则的硬块;如已进展多时,常在宫口内触到胎儿肩峰、肩胛骨、肋骨与腋窝,有时可触到一排肋骨。手指伸入宫腔可摸到腋窝与肩胛骨,腋窝尖顶指向胎头部,以肩胛骨是向前或向后而定胎位,肩部在母体的左侧或右侧,如左肩前位,则腋窝尖向左,肩胛在前。临床上所见均为忽略性横位,此时应即刻做阴道检查确诊。

3. 阴道检查　如为小肢体,应区分手或足,肘或膝,肩或臀,如果胎手脱垂于阴道内,应该辨认是手时,手指长而不齐,指间易张开,大拇指可以弯曲使之触到小手指根部,如果胎儿手脱出阴道外,检查者应以握手方式来鉴别是左手还是右手,医师右手握脱出的右手,一般左前则右手脱出;左肩后则左手脱出,如为右肩则相反方向。如为足,足趾短而齐,张开度较小,趾两端不易并拢,更可摸到足跟与连接腿部垂直,易辨认。

4. B超诊断　以超声波可看到胎头在母亲子宫之侧方。

【处理要点】　根据年龄、胎次、胎儿大小、骨盆有无狭窄、胎膜是否破裂、羊水留存量、宫缩强弱、宫颈口扩张程度、胎儿是否存活、有无并发感染及子宫先兆破裂等而决定处理方案。

1. 对于有骨盆狭窄、经产妇有难产史、初产妇横位估计经阴道分娩有困难者,应于临产前或临产早期剖宫取胎。

2. 分娩早期,如系经产妇,宫缩不紧,胎膜未破,仍可试外倒转术,若外倒转失败,也可考虑剖宫产。

3. 破膜后,立即做阴道检查,了解宫颈口扩张情况、胎方位及有无脐带脱垂等。如胎心好,宫颈口扩张不大,特别是初产妇有脐带脱垂,估计短时期内不可能分娩者,应立即剖宫取胎。如系经产妇,宫颈口已扩张至 5cm 以上,胎膜破裂不久,可在全身麻醉下试做内倒转术,使横位变为臀位,待宫口开全后再行臀位牵引术。如宫口已近开全或开全,倒转后即可做臀牵引。

4. 破膜时间过久,羊水流尽,子宫壁紧贴胎儿,胎儿存活,已形成忽略性横位时,应立即剖宫取胎。如胎儿已死,可在宫颈口开全后做断头术、碎胎术或除脏术,遇有子宫破裂先兆,虽胎儿已死,也以剖宫产较安全。如宫腔感染严重,应同时切除子宫。

5. 胎盘娩出后应常规检查阴道、宫颈及子宫下段有无裂伤,并及时处理。如有血尿,应放置导尿管,以防尿瘘形成。术后常规检查软产道有无损伤,若有应及时修补,并预防产后出血和产褥感染。

6. 临时发现横位产及无条件就地处理者,可给哌替啶 100mg 或盐酸氯丙嗪 50mg,设法立即转院,途中尽量减少颠簸,以防子宫破裂。

7. 出现先兆子宫破裂或子宫破裂征象时,不论胎儿是否存活,均应立即行剖宫产抢救产妇生命。

【注意事项】

1. 妊娠 30 周前,臀先露多能自行转为头先露,无须处理。若妊娠 30 周后仍为臀先露,应积极予以纠正。常用的矫正方法见臀位难产的治疗(妊娠期)。

2. 情况危急时,边抢救治疗,边准备剖宫产,待患者稍有好转即刻手术,不可盲目操之过急,致产妇已衰竭的情况下更加重产伤。

3. 注意发病原因。常见于腹壁松弛的孕妇和经产妇。引起胎位异常的原因有子宫发育不良、子宫畸形、骨盆狭小、盆腔肿瘤、胎儿畸形、羊水过多等因素。

(1)腹壁过于松弛:经产妇腹壁过度松弛易导致胎儿横位。

(2)羊水过多:常并发胎儿畸形。羊水过多孕妇中,20%～50%合并胎儿畸形,其中以中枢神经系统和上消化道畸形最常见。无脑儿、脑膨出与脊柱裂胎儿,脑脊膜裸露,脉络膜组织增殖,渗出液增加,导致羊水过多。

(3)早产儿:未足月胎儿,尚未转为头先露。

(4)肿瘤:子宫肿瘤、盆腔肿瘤等阻碍胎体纵轴与母体平行和胎头衔接。

(5)子宫畸形:胎头圆而不能固定,入盆受阻,子宫非椭圆形者,如双子宫、马鞍形子宫等,易导致胎儿横位。

(6)骨盆狭小:产前骨盆测量入口径线小,或初产妇接近预产期而胎儿头部不进入骨盆。

(7)其他如多胎妊娠、前置胎盘或子宫下段后壁胎盘等因素皆可以导致胎儿横位。

4. 横位比臀位分娩的危险性还大,只有妊娠不足月的小活胎或已经浸软、折叠的死胎才有经阴道娩出的可能。否则,是无法经阴道生出来的。在 1811 年 Douglas 描述横位自然娩出法时说:胎儿小而软,且易变形,骨盆大而宫缩强,偶尔可以先有手臂脱出。胎头被阻滞在骨盆上口,在强的宫缩下,胎颈伸长而贴附于骨盆前上边缘,胸腹和臂相继沿骨盆后部下降而娩出,胎儿下肢也随之娩出,上肢与头最后自然娩出。这种横产式的分娩机转,称之为 Douglas 自然排出分娩法。其结果胎儿必死,产妇遭受致命的产道损伤。这好比拿着棍子过门口,门口虽宽,棍子虽细,只有顺着才能拿过去,如果横着拿,则棍子必卡在门框上,若强行通过时,则不是弄折棍子,就是撞破门框,"两败俱伤"。横位经阴道分娩的结局与此雷同,多发生母体子宫破裂与胎儿死亡。因此,横位为足月无畸形的活胎者,以剖宫产最为安全。

5. 注意忽略性横产式,子宫收缩由弱到停止,经过一段时间仍未加处理之后,子宫收缩则发生强烈,成为马鞍式重复收缩。产妇有极大恐惧感,下腹异常疼痛,子宫下段有压痛,脉快,体温上升,子宫紧压胎体,子宫上段变厚,下段变薄伸长。检查者可在此处摸到胎体,也可摸到病理缩窄环,多形成深凹,下段部有明显压痛,有先兆子宫破裂征,此时如果仍得不到解决,则宫缩强烈,可发生子宫破裂。此时,若行内倒转时更可引发子宫破裂,并加上损伤,胎儿死亡。如横产式忽略过久,有时子宫虽未发生破裂,亦可使产妇死于休克衰竭;或者宫腔内发生感染,腐烂分解产生气体,使子宫麻痹膨胀,继而引起全身性感染,发生中毒性休克而死亡,如已发展到危急情况时,边抢救治疗,边准备剖宫产,待病人稍有好转即刻手术,不可盲目操之过急,致产妇已衰竭的情况下更加重产伤。

三、孕 32－34 周臀位

【高危评分】 临床危险性评估:5A。

【早期识别】

1. 宫底可触到圆而硬浮球感的胎头。

2. 胎心在脐左(或右)上方听最清楚。

3. 超声波诊断。

【诊断要点】

1. 腹区检查 子宫呈纵椭圆形,胎体纵轴与母体纵轴一致,宫底部可触及圆而硬的浮动感胎头,腹区一侧为胎背,另一侧为胎儿肢体;若为骶前位,胎背较清楚;骶后位时,则胎儿肢体在前方,胎背触不清。先露部为软而形状不规则的胎儿臀部,胎心音在脐平或略上方最响。若胎头与胎体在一直线上,胎头在宫底部正中,则单臀位可能性大。

2. 肛门检查　肛门检查时触及先露部为软而不规则的胎臀或胎足,如先露部位置高,肛门检查时往往触不清,而需进一步做阴道检查。

3. 阴道检查　宫口扩张<2cm,胎膜已破者,可触及胎臀处肛门、坐骨结节、外生殖器。根据骶骨的位置决定胎方位。

4. 超声波检查　B 型超声波测定胎头位置可确诊,并可进一步测定胎头双顶径,了解胎儿的大小,胎头有无仰伸,有无脐带绕颈等。

【处理要点】

1. 在妊娠 28 周前,可以做膝胸卧位操纠正,每天早晚各 1 次,每次做 10min,连续做 1 周,胎位可以转正。其姿势是,在硬板床上,胸膝着床,臀区高举,股和床垂直,胸区要尽量接近床面,但要注意做前要松开裤带。

2. 如果以上办法不见效,可考虑 37 周从外部进行倒转,让胎儿来个 180°的翻转,然后用布将腹区包裹起来,维持头位。具体做法是用手在腹壁上摸到胎儿的头后,把胎儿的头慢慢转到骨盆腔里,再把臀部推上去。

【注意事项】

1. 宫口开大>2cm,胎膜已破,要注意进行胎儿面臀区分,若为胎臀,可触及肛门与两坐骨结节连在一条直线上,手指伸入肛门内有环状括约肌收缩感觉,取出手指可见有胎粪。若为面部,口与两颧骨突出点呈三角形,手指放入口内可触及齿龈。若宫口未开,子宫收缩,头臀难以区分要及时借助超声进行区分。

2. 胎足和胎手的区分,胎足趾短而平齐,且有足跟,胎手指长,指端不平齐。

3. 容易胎膜早破,这是由于胎臀形状不规则,对前羊膜囊压力不均匀导致。

4. 注意发生产程延长,这是由于胎臀不能紧贴子宫下段及宫颈内口导致。

5. 注意产后出血,这是由于臀先露扩张宫颈及刺激宫旁神经丛的张力不如头先露导致。

6. 容易发生宫颈裂伤,这是由于宫口未开全强行牵拉导致。

7. 容易发生脐带脱垂和胎儿死亡,发生可能性是头位的 10 倍,胎儿死亡是由于脐带受压,急性低氧导致。

8. 臀牵引容易发生脊柱损伤,臂丛神经损伤,另外还要注意颅内出血,发生率为头位的 10 倍。

9. 注意臀先露行外转胎位术容易发生胎盘早剥、脐带缠绕,转胎时必须在 B 超和胎儿电子监护下进行。若转胎术中发现胎动频繁或胎心率异常,应停止转动并退回原胎位观察半小时。

10. 臀位阴道试产注意不灌肠,减少做检查次数,以防胎膜早破发生。

11. 要注意阴道分娩主要风险是脐带脱垂、脐带受压、胎头嵌顿,若发生胎膜早破应立即听胎心,若有胎心异常应立即阴道检查排除脐带脱垂的可能。

12. 臀牵引术已经禁止使用,因胎儿全部由接产者牵拉娩出,对胎儿损伤大。

13. 臀位助产注意脐部娩出后,一般应在 2～3min 内娩出胎头,最长不超过 8min,8min 之内仍未结束分娩,使脐带受压时间过长,可致胎儿死亡。

14. 剖宫产手术时容易导致新生儿股骨骨折,要注意分娩机转,不可强行牵拉股骨。

15. 单臀和完全臀位时,先露部如已下降到阴道口并已外露时,子宫口多已开全,阴道也被充分扩张。相反,在足先露时,如果在阴道口看到胎足时,子宫口未必完全开大,有时只开 4～5cm,这时接生人员必须戴无菌手套,于每次宫缩时用手堵于阴道口,不使胎儿足脱出于阴道口之外。直到胎儿臀区随子宫收缩逐渐下降进入盆腔时,子宫口及阴道已被胎臀充分扩张,等到胎足与臀均已降至阴道口处,用手再也堵不住时,说明子宫口已经完全开大,这时才可按完全臀位分娩的方法全部娩出胎儿。故堵臀对臀位的顺利分娩至关重要,产妇应与医生很好地配合。

16. 注意足先露破水后脐带随时都可能从胎儿足旁的空隙滑下而发生脐带脱垂,故应经常注意胎心变化,以及早发现脐带受压或脐带脱垂。

四、孕≥37 周臀位

【高危评分】 临床危险性评估:10B。

【早期识别】

1. 根据末次月经确定孕周。

2. 宫底可触到圆而硬浮球感的胎头。

3. 胎心在脐左(或右)上方听最清楚。

4. 超声诊断。

【诊断要点】　同前。

【处理要点】　依据国外 ACOG《外倒转(2016 年)》精要进行处理。

1. 孕 36 周时　可开始评估胎儿先露部位,37 周开始可进行外倒转。理由有 2 点:①37 周之前,胎儿有可能自发性倒转;②外倒转之后的自发性倒转,在 37 周之后发生率更低。37 周之前进行外倒转,虽然最初成功率较高,但也容易再发生自发性倒转,转回臀位。

2. 外倒转的利与弊　有利之处:首先是增加了阴道分娩的可能性。外倒转能显著降低剖宫产率,而不影响新生儿出生 Apgar 评分、脐血 pH 值或新生儿死亡率。不利之处:关于外倒转的风险也有报道,包括胎盘早剥,脐带脱垂,胎膜早破,胎死宫内以及母胎输血,但总体发生率＜1%。在外倒转过程中,胎心率改变并不少见,但往往在操作结束后稳定。尽管外倒转的发生率较低,但仍有潜在的风险,因此,建议应该在能进行迅速充分评估的医院进行。如果有必要,能立即进行剖宫产。

3. 外倒转的成功率,影响外倒转成败的因素　有学者认为,外倒转的成功率约 58%,总的并发症率为 6.1%。怀孕次数及前次倒转史都有利于外倒转成功率。横位或倾斜位有利于外倒转成功。关于外倒转是否能成功,比较明确的因素包括:初产妇,进入活跃期,以及胎儿体重＜2500g,前壁胎盘,胎儿位置低与外倒转失败相关。存在有争议的因素包括:羊水量,胎盘位置以及孕妇的体重。

4. 使用宫缩抑制药对外倒转成功率的影响　使用这类宫缩抑制药的孕妇,比未使用药物者,外倒转成功率高一倍。目前绝大多数报道中,都常规或选择性使用宫缩抑制药。

5. 麻醉下是否影响外倒转的成功率　使用硬膜外麻醉能增加外倒转的成功率,如果有前次外倒转失败史,可在麻醉下再尝试。

6. 怎样进行一次标准的外倒转　在尝试进行外倒转之前,应该对胎儿进行超声评估,排除其他一些影响阴道分娩的因素。与孕妇签署知情同意书,告知相关风险,同样如果使用麻醉或宫缩抑制药也应同时进行知情同意。在进行外倒转之前后均应进行胎心监护或生物物理评分。外倒转需在随时能进行剖宫产的机构进行。外倒转时应一只手托住胎儿臀位朝上,使其顺时针(或逆时针)离开盆腔,另一只手向反方向向下推胎头,如果失败,可反方向再尝试。整个过程可由一人或两人操作。在外倒转过程中,可用超声监测胎心率以及胎儿位置。如果出现胎儿心动过速,孕妇不适或用之前提到的操作不能轻易实现,则应放弃外倒转。在外倒转操作之后,重复对胎儿的评估,孕妇监护至少30min。目前没有证据提示进行外倒转后的孕妇应该尽快引产,以减少相关风险。

7. 因为外倒转相关风险低,而成功地外倒转能显著降低剖宫产率 所以推荐所有无阴道分娩禁忌证的接近足月的臀位孕妇,尝试进行外倒转。

8. 外倒转孕周 应选择 36 周后前次剖宫产史并不意味着会降低外倒转成功率,但相关的子宫破裂的风险不明确。推荐使用静脉用宫缩抑制药以提高外倒转的成功率。

【注意事项】

1. 注意选择 39 周后入院待产手术。

2. 在全美 19 家知名附属医院,通过对超过 2.4 万名选择剖宫产的孕妇进行随访后发现,>30% 的孩子都是通过计划剖宫产降生的,且都是在怀孕 39 周之前。与怀孕 39 周或足月的婴儿相比,在怀孕 38 周剖宫产降生的婴儿,患上呼吸系统等新生儿疾病的风险会升高一倍,而在怀孕 37 周至 38 周间剖宫产出生的婴儿,患病风险更是正常生产婴儿的 4 倍。因此,足月前 7d,也就是怀孕39 周才是实施剖宫产的最佳时间。

3. 注意臀位尤其是单臀,剖宫产切开子宫下段时要小心操作,不可损伤新生儿皮肤,取出时可以牵引两侧腹股沟,动作轻柔,不宜粗暴。双下肢出来后,可以用大纱垫包裹肢体,增加摩擦,以便双手握。按臀牵引机转进行以旋转,娩出胎儿。

第 10 章

先兆早产早期识别与处理

一、孕 34—36 周

【高危评分】 临床危险性评估:5A。

【早期识别】

1. 根据末次月经确定孕周。

2. 有规则或不规则宫缩。

3. 宫颈长度<25mm,并进行性缩短。

4. 胎儿纤维连接蛋白(fFN)阳性。

【诊断要点】 依据中国《早产的临床诊断与治疗推荐指南(草案)(2014年)》精要进行诊断。

1. 早产 妊娠满 37 周前分娩称为早产。

2. 早产临产 妊娠晚期(<37 周)出现规律宫缩(20min 4 次或 60min 8次),同时伴有宫颈的进行性改变(宫颈容受度≥80%,伴宫口扩张)。

3. 早产的预测

(1)超声检测宫颈长度>3cm 及宫颈内口有无开大:利用宫颈长度预测早产应首选经阴道测量,但在可疑前置胎盘和胎膜早破及生殖道感染时,应选择经会阴测量或经腹测量。对先兆早产孕妇或具有早产高危因素孕妇的早产预测认为:宫颈长度>3cm 是排除早产发生的较可靠指标。对有先兆早产症状者应动态监测宫颈长度。漏斗状宫颈内口,可能是暂时的,伴有宫颈长度的缩短才有临床预测意义。

(2)阴道后穹窿分泌物中 fFN 的测定:正常妊娠 20 周前阴道后穹窿分泌物中可以呈阳性改变,但妊娠 22—35 周间阴道后穹窿分泌物中应为阴性,孕 36周后可以为阳性。孕 24—35 周有先兆早产症状者如果 fFN 阳性,预测早产的敏感度 50％左右,特异度为 80％～90％。1 周内分娩的敏感度为 71％,特异度为 89％。孕 24－35 周有先兆早产症状,但 fFN 阴性,1 周内不分娩的阴性预测值为 98％,2 周之内不分娩为 95％。其重要意义在于它的阴性预测值和近期预测的意义。

(3)宫颈长度和 fFN 检测联合应用:有先兆早产症状者,胎膜未破,宫颈长度＜3 cm 者可以进一步检测 fFN,如果 fFN 阳性,则早产风险增加。

(4)注意事项:fFN 检测前不能行阴道检查及阴道超声检测,24h 内禁止性交。

【处理要点】　依据中国《早产的临床诊断与治疗推荐指南(草案)(2014年)》精要进行处理。

1. 休息　卧床休息。

2. 糖皮质激素　糖皮质激素的作用是促胎肺成熟,同时也能促进胎儿其他组织发育。对于治疗性早产前及有早产风险的孕妇应用糖皮质激素可以降低新生儿呼吸窘迫综合征、脑室内出血、新生儿坏死性小肠结肠炎等风险,降低新生儿死亡率,并不增加感染率。①糖皮质激素的应用指征:孕周>34 周但有临床证据证实胎肺未成熟者;妊娠期糖尿病血糖控制不满意者。②糖皮质激素的应用方法:地塞米松 5mg,肌内注射,12 小时 1 次连续 2d,或倍他米松 12mg,肌内注射,1/d,2d,或羊膜腔内注射地塞米松 10mg 1 次,羊膜腔内注射地塞米松的方法适用于妊娠合并糖尿病患者。多胎妊娠则适用地塞米松 5mg,肌内注射,8h 1 次,2d,或倍他米松 12mg,肌内注射,每 18 小时 1 次连续 3 次。③糖皮质激素的不良反应:孕妇血糖升高;降低母、儿免疫力。④糖皮质激素的禁忌证:临床已有宫内感染证据者。

3. 分娩时机的选择　对于≥34 周的患者可以顺其自然。

4. 分娩方式的选择　①有剖宫产指征者可行剖宫产术结束分娩,但应在估计早产儿有存活可能性的基础上实施;②阴道分娩应密切监测胎心、慎用可能抑制胎儿呼吸的镇静药;③第二产程常规行会阴侧切术。

【注意事项】

1. 注意牙周病可诱发早产,孕期高强度劳动可以诱发早产。

2. 注意对于 20 周后宫缩异常频繁,可通过预测决定是否用宫缩抑制药,常用宫颈长度＜25mm;阴道后穹窿分泌物胎儿纤维蛋白(fFN)＞50ng/ml,则使用药物。

3. 注意区分先兆早产和早产临产,前者是规则或不规则宫缩、伴有宫颈管的进行性缩短;后者是宫缩 20min≥4 次,宫颈扩张＞1cm,宫颈展平≥80％。

4. 对孕中期有 2 次以上晚期流产患者,可在孕 14－18 周行预防性宫颈环扎术。

5. 孕中期以后超声检查提示宫颈＜25mm 者(腹区超声发现孕妇宫颈过短,应做阴道超声准确测量宫长度),可行宫颈环扎术。

6. 宫缩较频繁,已早产临产,应绝对卧床休息。

7. 注意宫颈长度:在 24 周前＜20mm,可给阴道内孕酮预防早产,但对于未足月胎膜早破或两胎妊娠的早产防治无效。

8. 孕周＞34 周一般不用地塞米松。

9. 孕周已达 34 周,无母胎并发症,可顺其自然,不必干预用药。

10. 新生儿容易发生颅内出血,第二产程常规行会阴后侧切开术。

11. 对早产儿分娩中发生持续性枕后位,可行剖宫产术。剖宫产应在早产儿有可能存活的基础上实施。

12. 注意早产儿近期并发症,呼吸窘迫综合征、脑室内出血、动脉导管未闭、坏死性小肠结肠炎、败血症、视网膜病变。

13.60％的极早早产胎儿在分娩过程中胎心会有异常变化,要加以重视。

二、孕＜34 周

【高危评分】　临床危险性评估:10B。

【早期识别】

1. 根据末次月经确定孕周。

2. 有规则或不规则宫缩。

3. 宫颈长度＜25mm,并进行性缩短。

4. fFN 阳性。

【诊断要点】

1. 早产临产　凡妊娠满 28 周－＜37 周,出现规律宫缩(20min 4 次或 60 分钟 8 次),同时宫颈管进行性缩短(宫颈缩短≥80％),伴有宫口扩张。

2. 先兆早产　凡妊娠满 28 周－＜37 周,孕妇虽有上述规律宫缩,但宫颈尚未扩张,而经阴道超声测量 CL≤20mm 则诊断为先兆早产。

3. 早产高危人群

(1)有晚期流产及(或)早产史者。

(2)阴道超声检查:孕中期阴道超声检查发现子宫颈长度(CL)<25mm 的孕妇。

(3)有子宫颈手术史者:如宫颈锥切术、环形电极切除术(LEEP),子宫发育异常者早产风险也会增加。

(4)孕妇年龄过小或过大者:孕妇≤17 岁或>35 岁。

(5)妊娠间隔过短的孕妇:两次妊娠间隔如控制在 18~23 个月,早产风险相对较低。

(6)过度消瘦的孕妇:体质指数<19 kg/m²,或孕前体质量<50 kg,营养状况差,易发生早产。

(7)多胎妊娠者:双胎的早产率近 50%,三胎的早产率高达 90%。

(8)辅助生殖技术助孕者。

(9)胎儿及羊水量异常者:胎儿结构畸形和(或)染色体异常、羊水过多或过少者。

(10)有妊娠并发症或合并症者:如并发重度子痫前期、子痫、产前出血、妊娠期肝内胆汁淤积症、妊娠期糖尿病、并发甲状腺疾病、严重心肺疾病、急性传染病等。

(11)异常嗜好者:有烟酒嗜好或吸毒的孕妇。

4. 早产的预测方法　目前,有两个早产预测指标被推荐用于确定患者是否需要预防性应用特殊类型的孕酮或者宫颈环扎术。

(1)前次晚期自然流产或早产史:但不包括治疗性晚期流产或早产。

(2)妊娠 24 周前阴道超声测量 CL<25mm。强调标准化测量 CL 的方法:①排空膀胱后经阴道超声检查;②探头置于阴道前穹窿,避免过度用力;③标准矢状面,将图像放大到全屏的 75% 以上,测量宫颈内口至外口的直线距离,连续测量 3 次后取其最短值。

【处理要点】

1. 预防

(1)孕前宣教:避免低龄(<17 岁)或高龄(>35 岁)妊娠;提倡合理的妊娠

间隔(>6 个月);避免多胎妊娠;提倡平衡营养摄入,避免体质量过低妊娠;戒烟、酒;控制好原发病如高血压、糖尿病、甲状腺功能亢进、红斑狼疮等;停止服用可能致畸的药物。对计划妊娠妇女注意其早产的高危因素,对有高危因素者进行针对性处理。

(2)孕期注意事项:早孕期超声检查确定胎龄,排除多胎妊娠,如果是双胎应了解绒毛膜性质,如果有条件应测量胎儿颈部透明层厚度,其可了解胎儿非整倍体染色体异常及部分重要器官畸形的风险。第一次产检时应详细了解早产高危因素,以便尽可能针对性预防;提倡平衡饮食,合理增加妊娠期体质量;避免吸烟饮酒。

2. 特殊类型孕酮的应用

(1)对有晚期流产或早产史的无早产症状者,均可推荐使用 17α-羟己酸孕酮酯。

(2)对有前次早产史,此次孕 24 周前宫颈缩短,CL<25mm,可经阴道给予微粒化孕酮胶囊 200mg/d 或孕酮凝胶 90mg/d,至妊娠 34 周;能减少孕 33 周前早产及围产儿病死率。

(3)对无早产史,但孕 24 周前阴道超声发现宫颈缩短,CL<20mm,推荐使用微粒化孕酮胶囊 200mg/d 阴道给药,或阴道孕酮凝胶 90mg/d,至妊娠36 周。

3. 宫颈环扎术　经阴道完成的改良 McDonalds 术式和 Shirodkar 术式,以及经腹完成的(开放性手术或腹腔镜手术)宫颈环扎术。力求环扎部位尽可能高位。

4. 治疗

(1)宫缩抑制药:①目的:防止即刻早产,为完成促胎肺成熟治疗,以及转运孕妇到有早产儿抢救条件的医院分娩赢得时间。②适应证:宫缩抑制药只应用于延长孕周对母儿有益者。在有监测条件的医疗机构,对有规律宫缩的孕妇可根据宫颈长度确定是否应用宫缩抑制药:阴道超声测量 CL<20mm,用宫缩抑制药,否则可根据动态监测 CL 变化的结果用药。

(2)宫缩抑制药种类:①钙通道阻断药:硝苯地平,用法:口服,但对使用剂量尚无一致看法。指南推荐硝苯地平起始剂量为 20mg 口服,然后每次 10～20mg,3～4/d,根据宫缩情况调整,可持续 48h。服药中注意观察血压,防止血压过低。②前列腺素抑制药:吲哚美辛,用法:主要用于妊娠 32 周前的早产,起始剂量为 50～100mg 经阴道或直肠给药,也可口服,然后每 6 小时 25mg,可维持 48h。妊娠 32 周后用药,需要监测羊水量及胎儿动脉导管宽度。当发现胎儿动脉导管狭窄时立即停药。禁忌证:孕妇血小板功能不良、出血性疾病、肝功能不良、胃溃疡、对阿司匹林过敏的哮喘病史。③β₂ 肾上腺素能受体兴奋药:利托君,用法:起始剂量 50～100μg/min 静脉滴注,每 10 分钟可增加剂量 50μg/min,至宫缩停止,最大剂量不超过 350μg/min,共 48h。使用过程中应密切观察心率和主诉,如心率>120/min,或诉心前区疼痛则停止使用。用药禁忌证有心脏病、心律不齐、糖尿病控制不满意、甲状腺功能亢进者。以上 3 种药物为抑制早产宫缩的一线用药。④缩宫素受体拮抗药:主要是阿托西班,用法:起始剂量为 6.75mg 静脉滴注 1min,继之 18mg/h 维持 3h,接着 6mg/h 持续 45h。

(3)宫缩抑制药给药疗程:宫缩抑制药持续应用 48h。因超过 48h 的维持用药不能明显降低早产率,但明显增加药物不良反应,故不推荐 48h 后的持续宫缩抑制药治疗。

(4)宫缩抑制药联合使用:应尽量避免联合使用。

(5)硫酸镁的应用:推荐妊娠 32 周前早产者常规应用硫酸镁作为胎儿中枢神经系统保护剂治疗。推荐孕 32 周前的早产临产,宫口扩张后用药,负荷剂量 4.0g 静脉滴注,30min 滴完,然后以 1g/h 维持至分娩。ACOG 指南无明确剂量推荐,但建议应用硫酸镁时间不超过 48h。禁忌证:孕妇患肌无力、肾衰竭。24h 总量不超过 30g。

(6)糖皮质激素促胎肺成熟:主要药物是倍他米松和地塞米松,所有妊娠 28－34^{+6} 周的先兆早产应当给予 1 个疗程的糖皮质激素。倍他米松 12mg 肌内注射,24h 1 次,共 2 次;地塞米松 6mg 肌内注射,12h 1 次,共 4 次。若早产临产,来不及完成完整疗程者,也应给药。

(7)抗生素:对于胎膜未破的早产,使用抗生素不能预防早产,除非分娩在即而下生殖道 B 族溶血性链球菌检测阳性,否则不推荐应用抗生素。

(8)产时处理与分娩方式:早产儿尤其是<32 孕周的极早产儿需要良好的新生儿救治条件,故对有条件者可转到有早产儿救治能力的医院分娩;产程中加强胎心监护有助于识别胎儿窘迫,尽早处理;分娩镇痛以硬脊膜外阻滞麻醉

镇痛相对安全;不提倡常规会阴侧切,也不支持没有指征的产钳应用;对臀位特别是足先露者应根据当地早产儿治疗护理条件权衡剖宫产利弊,因地制宜选择分娩方式。早产儿出生后适当延长 30～120 s 后断脐带,可减少新生儿输血的需要,大约可减少 50% 的新生儿脑室内出血。

【早产最新进展】　依据法国 ACOG《自发性早产的管理法(2016 年》进行处理。

1. 主要针对早产的管理中糖皮质激素治疗适用孕周这一重要观念做一更新。

2. 自发性早产的诊断。标准为规律宫缩伴宫颈消退,或宫颈扩张,或两者同时存在,或初始表现即为规律宫缩伴宫颈扩张至少 2cm。诊断自发性早产的孕妇只有不到 10% 会真正在 1 周内分娩。胎膜完整的自发性早产并不是早产的唯一原因,另外还包括未足月胎膜早破和治疗性早产。

3. 预防自发性早产孕妇发生早产的非药物治疗,包括卧床休息,禁性生活和水化。这些干预是否有效的证据并不充分,且已有相关不良反应的报道。为延长孕周提出的药物干预包括宫缩抑制药(抑制宫缩)和抗生素(治疗宫内细菌感染)。现今被认为可以明确地改善新生儿结局的治疗药物包括糖皮质激素(促胎儿肺及其他器官成熟)和硫酸镁(胎儿神经保护作用)。

4. 哪些自发性早产患者是临床干预的合适人选? 分辨哪些自发性早产孕妇最终会早产是很困难的。约有 30% 的自发性早产会自然缓解,因自发性早产住院的患者约有 50% 最终会足月分娩。对于早产患者,当延长孕周对新生儿有益时需考虑给予干预。由于抑制宫缩的治疗通常有效性只维持 48h,只有延迟分娩 48h 对母胎有益时才应接受宫缩抑制治疗。

5. 使用宫缩抑制药预防早产的上限为妊娠 34 周。鉴于宫缩抑制药和糖皮质激素治疗存在相关风险,其使用应仅限于自发性早产孕妇早产风险极高时。宫缩抑制药禁用于母儿延长孕周的风险或与药物相关的风险大于早产的风险时。

6. 有早产宫缩而无宫颈变化的孕妇是否应治疗? 有早产宫缩而无宫颈变化,尤其是宫颈扩张小于 2cm 的孕妇,不应予宫缩抑制药治疗。

7. 产前糖皮质激素治疗能否改善新生儿结局? 早产患者中最能够改善新生儿结局的干预措施即为产前糖皮质激素治疗。妊娠 24—34 周,或妊娠 23 周但在 1 周内可能分娩的孕妇,推荐单疗程的糖皮质激素治疗。

8. 硫酸镁作为胎儿中枢神经系统保护药使用? 早先的观察性研究发现孕期应用硫酸镁与新生儿神经系统疾病发生率降低相关。随后有几项大的临床研究评估了硫酸镁、神经保护与早产的相关证据。发现分娩前以神经保护的目的使用硫酸镁可以降低脑瘫的发生率。现有研究表明,妊娠 32 周前出生的婴儿,产前应用硫酸镁可以降低脑瘫的风险及严重程度。

9. 宫缩抑制药治疗能否改善新生儿结局? 宫缩抑制药可在短期内延长孕周,为使用糖皮质激素、硫酸镁(做神经保护剂用)和孕妇转运争取时间。但是现无证据证明宫缩抑制治疗延长孕周对改善新生儿结局有直接的益处。

10. 短期治疗后是否应继续使用宫缩抑制药? 持续使用宫缩抑制药对预防早产和改善新生儿结局无效,故不推荐。对先兆早产患者,首次抑制宫缩治疗后,持续使用硫酸镁或其他安慰剂或 β 肾上腺素受体激动药在预防早产方面并无差异。同样地,持续使用 β 肾上腺素受体激动药亦不能延长孕周或预防早产,故不应作此目的用。与安慰剂相比,持续使用硝苯地平抑制宫缩并不能降低早产率或改善新生儿结局。阿托西班是唯一有研究证实持续使用时其延长孕周效果优于安慰剂的宫缩抑制药。

11. 自发性早产中抗生素是否有用? 宫内细菌感染是自发性早产一个重要的原因,尤其在妊娠 32 周前。有理论认为感染或炎症与宫缩有关。鉴于此,大量的随机临床试验评估了抗生素在自发性早产且胎膜完整的孕妇中延长孕周和降低新生儿患病率的作用。大多数并未发现应用抗生素有益。

12. 自发性早产中非药物治疗是否有用? 依据症状和体征评估早产分娩风险是不确切的。以前,如果有可疑早产的症状出现,医师会建议孕妇减少活动、多喝水以减少子宫活动。大多数专家支持待出现宫颈扩张或消退后再使用宫缩抑制药。研究发现针对有早产高危因素而无症状的孕妇进行预防性治疗(宫缩抑制药、卧床休息、水化、镇静)是无效的。虽然以前建议有早产症状的孕妇卧床休息、多喝水以预防早产,但现在发现这些措施是无效的,故不应常规进行推荐。另外也不能低估其潜在的害处,包括深静脉血栓、骨质脱钙和退化。

13. 多胎妊娠自发性早产的管理有何不同? 多胎妊娠时使用宫缩抑制药抑制早产发生孕妇并发症(如肺水肿)的风险更高。另外,多胎妊娠时预防性使用宫缩抑制药并不能降低早产风险或改善新生儿结局。证明多胎妊娠时产前糖皮质激素治疗有益的证据尚不充分。但是鉴于单胎妊娠使用糖皮质激素的益处明确,大多数专家仍建议多胎妊娠发生早产时使用糖皮质激素。同法推断多胎妊娠时硫酸镁可做胎儿神经保护剂使用。

【注意事项】

1. 有晚期流产及(或)早产史者。

2. 孕中期阴道超声检查发现子宫颈长度(CL)<25mm 的孕妇。

3. 有子宫颈手术史者:如宫颈锥切术、环形电极切除术(LEEP),子宫发育异常者早产风险也会增加。

4. 孕妇年龄过小或过大者:孕妇≤17 岁或>35 岁。

5. 妊娠间隔过短的孕妇:两次妊娠间隔如控制在 18~23 个月,早产风险相对较低。

6. 过度消瘦的孕妇,体质指数<19 kg/m^2,或孕前体质量<50 kg,营养状况差,易发生早产。

7. 多胎妊娠者,双胎的早产率近 50%,三胎的早产率高达 90%。

8. 辅助生殖技术助孕者。

9. 胎儿及羊水量异常者。胎儿结构畸形和(或)染色体异常、羊水过多或过少者。

10. 有妊娠并发症或合并症者。如并发重度子痫前期、子痫、产前出血、妊娠期肝内胆汁淤积症、妊娠期糖尿病、并发甲状腺疾病、严重心肺疾病、急性传染病等。

11. 异常嗜好者。有烟酒嗜好或吸毒的孕妇。

12. 注意早产宫缩抑制药用于阴道超声测量 CL<20mm 者。

13. 早产的预防孕期注意事项:早孕期超声检查确定胎龄,排除多胎妊娠,如果是双胎应了解绒毛膜性质,如果有条件应测量胎儿颈部透明层厚度,其可了解胎儿非整倍体染色体异常及部分重要器官畸形的风险。第一次产检时应详细了解早产高危因素,以便尽可能针对性预防;提倡平衡饮食,合理增加妊娠期体质量;避免吸烟饮酒。

14. 注意应用利托君的禁忌证:对合并心脏病(可使心率增快)、高血压(可使水钠潴留)、未控制的糖尿病(可使血糖升高)、并发重度子痫前期、明显产前出血。注意静脉应用利托君时心率>120/min,应减慢滴数;心率>140/min,

应停药。用药超过 3d 应化验血钾(可使血钾降低)、血糖(可使血糖升高)。

15. 注意早产应用硫酸镁的量较多,差不多与中毒量接近,用药时必须监测血 Mg^{2+} 浓度(3.5~5mmol/L 可致膝反射消失,5~6.5mmol/L 可致呼吸骤停,7.5mmol/L 心搏骤停),若呼吸<16/min,尿量<17ml/h、膝反射消失,应立即停药,并给钙剂拮抗。对肾功能不好、肌无力、心肌病患者禁用。

16. 注意早产用硝苯地平(一次负荷剂量是 30mg,然后 4~6h,10~20mg 口服)抑制子宫收缩时,同时用硫酸镁要防血压急剧下降,导致胎盘灌注减少。

第11章

过期妊娠早期识别与处理

一、孕＞42周

【高危评分】 临床危险性评估:5A。

【早期识别】

1. 妊娠期已达42周。

2. 妊娠期超过42周。

【诊断要点】 依据美国妇产科医师学会(ACOG)《晚期足月和过期妊娠指南2014版》精要进行诊断。

1. 过期妊娠 指孕周≥42周(从末次月经算起)仍未分娩,晚期足月妊娠指孕周达41周至41^{+6}周。

2. 胎儿和新生儿风险 晚期足月和过期妊娠时围生儿病率和死亡率增加。过期妊娠会导致羊水过少、巨大儿、过熟儿综合征、胎儿窘迫、胎粪吸入综合征、新生儿惊厥、新生儿窒息、新生儿5min Apgar评分＜4分和入住NICU的风险增加。过期妊娠羊水过少的发生率明显增加,而羊水过少可导致脐带受压、胎心异常、羊水粪染、脐带血pH＜7.0和低Apgar评分。脐带受压又可导致胎儿窘迫。晚期足月和过期妊娠的胎儿发生巨大儿的风险较之前孕周的胎儿大约增加2倍。巨大儿导致手术产、剖宫产和肩难产的发生率增加。过熟儿综合征占过期妊娠并发症的10％～20％。过熟儿有特有外貌:皮下脂肪减少、缺乏胎脂、皮肤干燥松弛多皱褶、身体瘦长,容貌似"小老人"。过期妊娠时,如超声诊断羊水过少且最大羊水池深度＜1 cm,则过熟儿发生率88％。羊水持续减少,胎粪排入已经减少的羊水中,可致羊水黏稠,从而导致胎粪吸入综合征。

3. 母体风险 过期妊娠时孕妇面临的风险也在增加。晚期足月和过期妊娠时,随孕周增加,相关的分娩并发症如严重的会阴裂伤、感染、产后出血和剖宫产率的风险均随之增加。当孕周接近过期妊娠时,孕妇的焦虑情绪也会增加。

【处理要点】　依据美国妇产科医师学会(ACOG)《晚期足月和过期妊娠指南 2014 版》精要进行处理。

1. 准确判断孕周可以降低晚期足月和过期妊娠的发生率,而通过临床和早期超声检查可提高孕周和预产期确定的准确率。过期妊娠的定义是以规律的月经周期为前提的,如果末次月经记忆错误或者排卵延迟会导致孕周估算错误,从而导致过期妊娠的误诊。正常女性的月经周期变化较大,有研究显示在妊娠超过 42 周的孕妇中,根据排卵日期,约 70% 的孕妇存在受精延后现象。仅使用末次月经时间来确定孕周和推算预产期并不可靠,常将正常孕周的妊娠误诊为晚期足月或过期妊娠。使用超声检查确定孕周可降低晚期足月和过期妊娠的诊断率,并指导及时的干预。研究表明当使用超声检查确定孕周后,过期妊娠的发生率可由 9.5% 降至 1.5%。因此,强烈建议根据超声检查确定孕周,以避免过期妊娠的误诊和漏诊。

2. 依据 ACOG 和加拿大妇产科医师学会(SOGC)《孕周如何确定指南和专家共识文件(2014 年)》精要,进行孕周确定。确定孕周及预产期的建议或推荐,其要点如下。

(1)孕早期时,头臀长(CRL)是确定孕周最好的指标。

(2)若孕早期做过多次超声检查且每次超声检查均测定了平均孕囊直径(MSD)或 CRL,最早 CRL 测定可以从 10mm(妊娠 7 周)开始,应用于孕周的确定。

(3)在妊娠 12-14 周,CRL 与双顶径对于孕周的确定具有相似的准确性。当 CRL>84mm 时,不建议继续用于孕周的确定,而双顶径此时仍可用于孕周的确定。

(4)尽管经阴道超声能更好地观察早期孕囊的形态结构,但经腹超声测定的孕囊直径用于确定孕周更为精确。经腹超声与经阴道超声测得的 CRL 均可应用于孕周的确定。

3. 胎膜剥离,也叫人工剥膜,可减少晚期足月和过期妊娠的发生。胎膜剥离是指阴道检查时,如已有宫颈扩张,可用手指将胎膜从子宫下段剥离,胎膜剥离可引起阴道流血、母体不适等不良反应,因此应给孕妇进行解释和咨询。胎膜剥离的禁忌证包括前置胎盘和其他阴道分娩的相关禁忌证。研究表明胎膜剥离不会增加母体及新生儿感染率,但不能降低剖宫产的风险和引产率。但胎膜剥离能显著降低妊娠>41 周的发生率,胎膜剥离是否会增加 B 组链球菌感染,目前证据不足。

4. 从妊娠 41 周开始,胎儿死产率开始显著增加,因此应从 41 周开始进行胎儿监护。对于不能确诊是否是过期妊娠的孕妇,可每周行胎儿监护。

5. 用于晚期足月和过期妊娠的胎儿监护的方法包括无应激试验(NST)、宫缩应激试验(CST)、胎儿生物物理评分(BPP)、改良 BPP,NST+羊水测量。超声检查可发现羊水过少,应使用最大羊水池垂直深度(DVP)测定诊断羊水过少。

6. 妊娠 41-42^{+6}周之间可考虑进行引产。妊娠 42-42^{+6}周,由于围生儿发病率和死亡率明显增加,推荐引产。如有妊娠并发症如妊娠期高血压疾病、胎动减少、羊水过少则应引产。对于孕周比较准确的孕妇,妊娠 42 周引产时,约 90%均能引产成功或引产后 2d 内正式临产。对于第 1 次引产未成功的孕妇,3d 内可行第 2 次引产。采用这个处理方案绝大部分的孕妇均能阴道分娩。但经过上述处理仍未成功者,处理方案包括行第 3 次或更多次引产或行剖宫产,同时应加强胎心监护。

7. 剖宫产后阴道分娩与过期妊娠,剖宫产后成功的阴道分娩可降低孕妇及新生儿患病率。妊娠≥40 周的孕妇选择剖宫产后阴道试产(TOLAC)不会增加子宫破裂的风险。前次剖宫产的过期妊娠的孕妇,没有其他并发症,可选择 TOLAC。随着孕周增加,TOLAC 失败率随之增加,从妊娠 40 周前的22.2%升高至妊娠 41 周后的 35.4%,而子宫破裂风险不会增加。妊娠 40 周后行阴道试产者,引产会增加子宫破裂的风险。

【注意事项】

1. 注意过期妊娠是一种高危妊娠,其围生儿死亡率明显高于正常妊娠期妊娠,而且过期越久,死亡率越高。

2. 注意如过期妊娠不处理,虽然大多数的胎儿将存活得很好,但对少数胎儿是否有危及生命或娩出后有严重并发症则难以确定。

3. 注意需立即入院终止妊娠。

4. 注意妊娠过期后的初步处理。有妊娠合并症,如妊娠合并心脏病、妊娠合并肾炎等以及妊娠并发症如妊娠高血压综合征等,妊娠过期后均增加母亲及胎儿的危险,应及时终止妊娠;利用子宫高度、子宫宽度(脐水平)、腹围的测量或用 B 超测量双顶径、腹围、股骨长度等以估计胎儿大小,并重测骨盆了解有无头盆不称,若体重 4000g 左右,妊娠过期后若胎儿继续长大,将不利于分娩,亦应考虑终止妊娠;重估判断有无头盆不称。

5. 对于妊娠已过期者的胎儿电子监护,应注意不同于未足月者,过期时间越多,胎盘供氧能力下降而影响胎儿,因此监护次数宜增加。用 NST,刚过期时,可以 3d 1 次,至妊娠 41 周后,可考虑改为 1～2d 1 次,每次 20～30min,至妊娠 42 周以后,宜 1/d,如有需要,NST 观察时间至 60～120min。

6. 注意过期妊娠的处理。先核实并确定孕周,如妊娠足 42 周,予以引产,90％能引产成功或在 2d 内临产。第 1 次引产失败,3d 内可进行第 2 次引产。少数引产失败者,予以剖宫产结束分娩。

7. 目前国内大多数处理意见认为以不超过 41 周妊娠为宜,处理方法主要视宫颈成熟度而定,宫颈成熟者可引产,宫颈未成熟则酌情引产或剖宫产终止妊娠。

8. 注意临产是过期妊娠特别需要关注的时刻,危险常发生于该阶段,应予立即做胎儿电子监护。

二、孕＞42 周,胎盘功能低下

【高危评分】　临床危险性评估:10B。

【早期识别】

1. 妊娠期≥42 孕周。

2. 12h 内胎动＜10 次。

3. 血浆 E_3 值＜4ng/ml。

4. NST 阳性。

5. 羊水指数＜5cm。

【诊断要点】

1. 过期妊娠是指孕周≥42 周(从末次月经算起)仍未分娩,晚期足月妊娠指孕周达 41 周－41^{+6} 周。

2. 胎动次数最多的时间为妊娠 32－38 周,以后减少,妊娠过期后减少较明显。过期妊娠胎动多少是胎儿在宫内状态的重要指标。孕妇每天 8:00－9:00、14:00－15:00、19:00－20:00,静坐计算胎动次数,然后将 3 段时间胎动次数相加乘 4,为 12h 的胎动,＞30 为正常,＜20 为胎动减少,＜10 提示有可能胎儿宫内缺氧,应立即入院。通过胎动自我监测,如胎动明显减少提示胎儿宫内缺氧。

3. 检测雌激素测定胎盘功能的变化。妊娠晚期,孕妇血和尿中雌激素水平显著升高,至妊娠晚期已为非孕期的 1000 倍,E_3 占雌激素总量的 90％。因此可借测尿中 E_3 含量以了解胎盘功能。正常情况下,孕妇日尿中 E_3 总量＞15mg/d,如 24h 尿中 E_3＜10mg 说明胎盘功能减退。但要孕妇收集 24h 尿量并携带以备检查很为不便,以后又改为 E/C 比值法(C 为肌酐),因肌酐的分泌量是十分恒定的,所以可以采用单次尿以测定雌三醇与肌酐比值,正常情况＞15,如比值＜10 表明胎盘功能减退。血浆游离 E_3 测定亦有助于判断胎盘功能,其异常表现常在尿中 E_3 改变之前,若血浆游离 E_3 值＜4ng/ml 时,新生儿娩出时 Apgar 低评分占多数。虽然唾液中 E_3 浓度为血中 E_3 浓度的 1/1000,但其变化与血 E_3 浓度相一致,因唾液携带方便,20 世纪 80 年代中期尚有用放射免疫法测唾液中 E_3 浓度以反映胎盘功能的报道,但无论哪一种 E_3 测定方法,均不如 NST 及 B 超可直接反映胎儿情况,目前临床上已少用。不过在过期妊娠中仍有一些单位做血或尿的 E_3 值的测定,在临床上仍然有一定意义。

4. 胎盘催乳素(HPL)测定因其变异范围大,且不能反映实时胎儿情况,现在临床上已很少使用。

5. 电子胎儿监护。如无应激试验(NST)为无反应型需进一步做缩宫素激惹试验(OCT),若多次反复出现胎心晚期减速,提示胎盘功能减退,胎儿明显缺氧。

6. B 型超声检查。观察胎动、胎儿肌张力、胎儿呼吸运动及羊水量。另外,脐血流仪检查胎儿脐动脉血流 S/D 比值,有助于判断胎儿安危状况。

【处理要点】　依据《妇产和科学(第 8 版)》精要进行处理。

妊娠 40 周以后胎盘功能逐渐下降,42 周以后明显下降,因此,在妊娠 41 周以后,即应考虑终止妊娠,尽量避免过期妊娠。应根据胎儿安危状况、胎儿大小、宫颈成熟度综合分析,选择合适的分娩方式。

1. 促宫颈成熟 在宫颈不成熟情况下直接引产,阴道分娩失败率较高,反而增加剖宫产率。评价宫颈成熟度的主要方法是 Bishop 评分。一般认为,Bishop 评分≥7 分者,可直接引产;Bishop 评分＜7 分,引产前先促宫颈成熟。目前,常用的促宫颈成熟的方法主要有 PGE_2 阴道制剂和宫颈扩张球囊。

2. 引产术 宫颈已成熟即可行引产术,常用静脉滴注缩宫素,诱发宫缩直至临产。胎头已衔接者,通常先人工破膜,此后可静脉滴注缩宫素引产。人工破膜既可诱发内源性前列腺素的释放,增加引产效果,又可观察羊水性状,排除胎儿窘迫。

3. 产程处理 进入产程后,应鼓励产妇左侧卧位、吸氧。产程中最好连续监测胎心,注意羊水性状,及早发现胎儿窘迫并及时处理。过期妊娠时,常伴有胎儿羊水粪染,分娩时应准备好胎粪吸引管。胎儿娩出后,必要时在喉镜指引下行气管插管。降低胎粪吸入综合征的发生。

4. 剖宫产 胎盘功能减退,胎儿储备能力下降,需适当放宽剖宫产指征。

【注意事项】

1. 胎盘在第 5 个妊娠月已完全发育 它能充分地为胎儿生长、发育的需要供应氧及各种营养物质,当妊娠 36 周时,其生长功能已达巅峰,此后虽然有部分的胎盘仍然保持较好的功能状态,但大多数而言,其生长速率放慢,妊娠足月后生长速度更慢,妊娠 42 周后,除少数胎盘外,其生长已停止,老化表现明显。

2. 胎盘生长的停止 意味着氧及营养物质的供应不再增加且有减少的趋势,胎盘处于一种慢性功能不全的状态,占所有妊娠的 5%～12%,20%～40% 的围生儿死亡的胎盘检查中可见以上变化。对胎儿影响最大的是慢性缺氧,产后死亡的新生儿中 60%～70% 是慢性缺氧导致的。

3. 注意胎儿成熟障碍综合征分级 Ⅰ级:新生儿表现营养不良,但无胎粪的污染,颅骨硬,但面容反应尚机敏;Ⅱ级:新生儿表现如Ⅰ级,但有含胎粪的羊水,胎粪可以沾染皮肤、胎盘、胎膜和脐带的表面,但无黄染的表现;新生儿表现如第Ⅰ级,除有胎粪沾染外,新生儿指甲、皮肤黄染,胎盘、胎膜及脐带表面均染成黄绿色。

4. 注意伴有胎盘病变的过期妊娠对胎儿的主要病理生理 是一个逐渐加重的慢性缺氧及营养障碍的过程。其病理生理变化可总结为:①胎盘一般在妊娠 41 周后生长停止;②胎盘可出现退行性变化;③胎儿生长停止;④氧及营养物质供应减少;⑤胎儿-胎盘单位功能病理性趋向增加;⑥胎粪污染率增加;⑦羊水量减少;⑧胎儿宫内窘迫及围生儿死亡率增加。

5. 重点注意过熟儿较易发生窒息　胎粪吸入及脑损伤等,围生儿死亡率明显升高。

6. 注意发生的并发症　羊水过少,42 周后过期妊娠常合并羊水过少。它反映了胎盘功能的状况,并说明了胎粪污染的严重性。因为羊水减少,胎粪排出在少量羊水的稀释下势必较一般情况下更为黏稠,如有吸入,则新生儿的胎粪吸入综合征更为严重;胎儿宫内窘迫,在过期妊娠中,部分患者的胎盘功能老化,胎儿呈慢性缺氧状态;胎儿生长受限,由于部分的过期妊娠的胎盘老化,在过期妊娠中,胎儿生长受限的发生率远高于正常妊娠期限分娩儿;巨大儿,在过期妊娠而胎盘功能未受限者,胎儿继续生长发育。

7. 要注意胎儿生长受限的定义　胎儿生长受限指出生体重低于该孕周同性别胎儿平均出生体重 2 个标准差(2SD)。过期妊娠死产中约 30% 是由于胎儿生长受限。≥42 周的过期妊娠中胎儿生长受限是死产的重要原因。

第 12 章

胎膜早破早期识别与处理

一、孕 34－36 周

【高危评分】 临床危险性评估:5A。

【早期识别】

1. 阴道流出液体。

2. pH 试纸变色。

3. fFN、IGFBP-1 检查。

【诊断要点】 依据中国《胎膜早破的诊断与处理指南(2015 年)》精要进行诊断。

1. 胎膜早破(PROM) 指胎膜在临产前发生自发性破裂,依据发生的孕周分为足月 PROM 和未足月 PROM(PPROM)。

2. 临床症状和体征 孕妇主诉突然出现阴道流液或无控制的"漏尿",少数孕妇仅感觉到外阴较平时湿润,窥阴器检查见混有胎脂的羊水自子宫颈口流出,即可做出诊断。值得注意的是要应用消毒的窥器进行检查,并且避免指检以防止上行性感染。

3. 辅助检查

(1)阴道酸碱度测定:正常阴道液 pH 4.5～6.0,羊水 pH 7.0～7.5。胎膜破裂后,阴道液 pH 值升高(pH≥6.5)。pH 值通常采用硝嗪黄或石蕊试纸测定,如果后穹窿有液池,且试纸变蓝可以明确诊断。但子宫颈炎、阴道炎、血液、肥皂、尿液、精液或防腐剂可能会造成 pH 试纸测定的假阳性。pH 值诊断 PROM 的敏感度为 90%,假阳性率为 17%。

(2)阴道液涂片:取阴道液涂于玻片上,干燥后显微镜下观察,出现羊齿状结晶提示为羊水。精液和宫颈黏液可造成假阳性。其诊断 PROM 的敏感度为

51%～98%,假阳性率 6%。通常,在上述检查不能确定 PROM 时使用。

(3)生化指标检测:对于上述检查方法仍难确定的可疑 PROM 孕妇,可采用生化指标检测。临床应用最多的是针对胰岛素样生长因子结合蛋白 1(IGFBP-1),胎盘 α 微球蛋白 1(PAMG-1)。但是在有规律宫缩且胎膜完整者中有高达 19%～30%的假阳性率,所以主要应用于难确诊且无规律宫缩的可疑 PROM 孕妇。

(4)超声检查:对于可疑 PROM 孕妇,超声检测羊水量可能有一定帮助,如果超声提示羊水量明显减少,同时孕妇还有过阴道排液的病史,在排除其他原因导致的羊水过少的前提下,应高度怀疑 PROM,可以结合上述生化指标检测手段诊断 PROM。

4. 绒毛膜羊膜炎的诊断和鉴别诊断　绒毛膜羊膜炎是 PROM 的常见并发症,互为因果。绒毛膜羊膜炎可以导致母儿不良结局,应注意鉴别和预防。破膜时间越长,绒毛膜羊膜炎的风险越大。急性临床绒毛膜羊膜炎的主要表现为孕妇体温升高(体温≥37.8 ℃)、脉搏增快(≥100/min)、胎心率增快(≥160/min)、宫底有压痛、阴道分泌物异味、外周血白细胞计数升高(≥15×10⁹/L 或核左移)。孕妇体温升高的同时伴有上述 2 个或以上的症状或体征可以诊断为临床绒毛膜羊膜炎,但上述任何单项的临床表现或指标异常都不能诊断。单纯一项指标异常应进行相应的鉴别诊断,并密切观察和监测。如糖皮质激素的应用会导致白细胞计数的增高;某些药物或其他情况可以引起孕妇脉搏增快或胎心率增快,如 β 受体兴奋药可以导致孕妇脉搏及胎心率增快。产程中硬膜外阻滞的无痛分娩可以引起发热等。

【处理要点】　依据中国《胎膜早破的诊断与处理指南(2015 年)》精要进行处理。

1. 足月 PROM 处理

(1)足月 PROM 明确诊断后,应评估母胎状况,排除胎儿窘迫、绒毛膜羊膜炎、胎盘早剥、胎位异常、母体合并症等。随着破膜时间延长,宫内感染的风险显著增加。

(2)无剖宫产指征者破膜后 2～12h 内积极引产可以显著缩短破膜至分娩的时间,并且显著降低绒毛膜羊膜炎及母体产褥感染的风险,而不增加剖宫产率和阴道助产率及其他不良妊娠结局的发生率。

（3）如无明确剖宫产指征,则宜在破膜后 2～12h 内积极引产。良好的规律宫缩引产至少 12～18h 如仍在潜伏期阶段才可考虑诊断引产失败行剖宫产分娩。

（4）对于子宫颈条件成熟的足月 PROM 孕妇,行缩宫素静脉滴注是首选的引产方法。引产过程中应遵循引产规范;对子宫颈条件不成熟同时无促宫颈成熟及阴道分娩禁忌证者,可应用前列腺素制剂以促进子宫颈成熟,但要注意预防感染。使用前列腺素类药物改善子宫颈条件时应注意产科的相关规范,密切监测宫缩情况和胎儿情况,若发生宫缩过频或胎儿窘迫征象应及时取出药物,必要时应用宫缩抑制药。

2. PPROM 处理

（1）我国分为孕 24－27^{+6} 周和 28－31^{+6} 周,近足月的 PPROM 又分为孕 32－33^{+6} 周和孕 34－36^{+6} 周。

（2）PPROM 处理总则

①处理方案:依据孕周、母胎状况、当地的医疗水平及孕妇和家属意愿 4 个方面进行决策:放弃胎儿,终止妊娠;期待保胎治疗;如果终止妊娠的益处大于期待延长孕周,则积极引产或有指征时剖宫产术分娩。

②立即终止妊娠放弃胎儿:a.孕周＜24 周:为无生机儿阶段,由于需期待数周才能获得生存可能,早产儿不良结局发生率较高,且母儿感染风险大,多不主张继续妊娠,以引产为宜。b.孕 24－27^{+6} 周者要求引产放弃胎儿者,我国仍然采用≥28 孕周才算进入围生期,孕 24－27^{+6} 周尚未进入围生期者,可以依据孕妇本人及家属的意愿终止妊娠。

③期待保胎:孕 24－27^{+6} 周符合保胎条件同时孕妇及家人要求保胎者;但保胎过程长,风险大,要充分告知期待保胎过程中的风险。但如果已经羊水过少,羊水最大深度＜20mm 宜考虑终止妊娠。孕 28－33^{+6} 周无继续妊娠禁忌,应保胎、延长孕周至 34 周,保胎过程中给予糖皮质激素和抗生素治疗,密切监测母胎状况。

④不宜继续保胎采用引产或剖宫终止妊娠:孕 34－36^{+6} 周,已接近足月者,90％以上的胎儿肺已经成熟,新生儿发生 RDS 的概率显著下降,早产儿的存活率接近足月儿,则不宜保胎;虽然从新生儿感染的结局方面当前尚无充分证据证明积极引产可显著减少新生儿严重感染的发生率,但是积极引产可以减

少绒毛膜羊膜炎、羊水过少、胎儿窘迫等导致的新生儿不良结局。

⑤对于孕 34—34^{+6} 周由于有 5％以上的新生儿会发生 RDS,目前,国内外学术界对于是否延长孕周至 35 周尚无统一的意见,建议依据孕妇本人状况和意愿及当地医疗水平决定是否期待保胎,但要告知延长孕周有增加绒毛膜羊膜炎等发生的风险。

⑥无论任何孕周,明确诊断的宫内感染、明确诊断的胎儿窘迫、胎儿早剥等不宜继续妊娠。

（3）期待保胎过程中的处理

①产前应用糖皮质激素:能促进胎儿促胎肺成熟,可减少新生儿 RDS、IVH、NEC 的发生,且不会增加母儿感染的风险。

应用指征:＜34 孕周无期待保胎治疗禁忌证者,均应给予糖皮质激素治疗。但孕 26 周前给予糖皮质激素的效果不肯定,建议达孕 26 周后再给予糖皮质激素。≥34 孕周分娩的新生儿中,仍有 5％以上的 NRDS 发生率,鉴于我国当前围生医学状况和最近中华医学会妇产科学分会产科学组制订的早产指南,建议对孕 34—34^{+6} 周的 PPROM 孕妇,依据其个体情况和当地的医疗水平来决定是否给予促胎肺成熟的处理,但如果孕妇合并妊娠期糖尿病,建议进行促胎肺成熟处理。

具体用法:地塞米松 6mg 孕妇肌内注射(国内常用剂量为 5mg),12h 1 次,共 4 次,或倍他米松 12mg 肌内注射,1/d,共 2 次。给予首剂后,24～48h 内起效并能持续发挥作用至少 7d。即使估计不能完成 1 个疗程的孕妇也建议使用,能有一定的作用,但不宜缩短使用间隔时间。孕 32 周前使用了单疗程糖皮质激素治疗,孕妇尚未分娩,在应用 1 个疗程 2 周后,孕周仍不足 32^{+6} 周,估计短期内终止妊娠者可再次应用 1 个疗程,但总疗程不能超过 2 次。对于糖尿病合并妊娠或妊娠期糖尿病孕妇处理上无特殊,但要注意监测血糖水平,防治血糖过高而引起酮症。

②抗生素的应用:导致 PPROM 的主要原因是感染,多数为亚临床感染,30％～50％的 PPROM 羊膜腔内可以找到感染的证据。即使当时没有感染,在期待保胎过程中也因破膜容易发生上行性感染。对于 PPROM 预防性应用抗生素的价值是肯定的,可有效延长 PPROM 的潜伏期,减少绒毛膜羊膜炎的发生率,降低破膜后 48h 内和 7d 内的分娩率,降低新生儿感染率以及新生儿头颅

超声检查的异常率。

应用方法:ACOG 推荐的有循证医学证据的有效抗生素,主要为氨苄西林联合红霉素静脉滴注 48h,其后改为口服阿莫西林联合肠溶红霉素连续 5d。具体用量:氨苄西林 2g＋红霉素 250mg,6h 1 次静脉滴注 48h,阿莫西林 250mg联合肠溶红霉素 333mg,8h 1 次口服连续 5d。青霉素过敏的孕妇,可单独口服红霉素 10d。应避免使用氨苄西林＋克拉维酸钾类抗生素,因其有增加新生儿发生坏死性小肠结肠炎的风险。但由于我国抗生素耐药非常严重,在参考ACOG 推荐的抗生素方案的前提下要依据个体情况选择用药和方案。

③宫缩抑制药的使用:PROM 发生后会出现不同程度的宫缩,PPROM 引起的宫缩多由于亚临床感染诱发前列腺素大量合成及分泌有关,如果有规律宫缩,建议应用宫缩抑制药 48h,完成糖皮质激素促胎肺成熟的处理,减少新生儿RDS 的发生,或及时转诊至有新生儿 ICU 的医院,完成上述处理后,如果仍有规律宫缩应重新评估绒毛膜羊膜炎和胎盘早剥的风险,如有明确感染或已经进入产程不宜再继续保胎,临产者应用宫缩抑制药不能延长孕周,此外,长时间使用宫缩抑制药对于 PPROM 者不利于母儿结局。随机对照研究提示孕 32 周前有分娩风险孕妇应用硫酸镁可以降低存活儿的脑瘫率。所以对于孕周＜32 周的 PPROM 孕妇,有随时分娩风险者可考虑应用硫酸镁保护胎儿神经系统,但无统一方案。

常用的宫缩抑制药有 β 受体兴奋药、前列腺素合成酶抑制药、钙离子拮抗药、缩宫素受体拮抗药等。个体化选择宫缩抑制药,同时应注意对孕妇及胎儿带来的不良反应。

④孕 32 周前有分娩风险孕妇应用硫酸镁可以降低存活儿的脑瘫率。所以对于孕周＜ 32 周的 PPROM 孕妇,有随时分娩风险者可考虑应用硫酸镁保护胎儿神经系统,但无统一方案。常用的宫缩抑制药有 β 受体兴奋药、前列腺素合成酶抑制药、钙离子拮抗药、缩宫素受体拮抗药等。个体化选择宫缩抑制药,同时应注意对孕妇及胎儿带来的不良反应。

⑤期待过程中的监测:保守期待治疗时高臀位卧床休息,避免不必要的肛查和阴道检查,动态监测羊水量、胎儿情况、有无胎盘早剥及定期监测绒毛膜羊膜炎和临产的征象。当前没有对于监测的最佳频率达成共识,目前的监测手段包括定期超声监测胎儿生长和羊水量、胎心监护及感染指标的检测,保胎时间

长者可以考虑行宫颈分泌物培养和中段尿培养及时发现绒毛膜羊膜炎。卧床期间应注意预防孕妇卧床过久可能导致的一些并发症,如血栓形成、肌肉萎缩等。若保守治疗中出现感染、胎儿窘迫、胎盘早剥、羊水持续过少时,应考虑终止妊娠,而病情稳定者可期待至孕≥34 周后终止妊娠。

(4)分娩方式:PPROM 选择何种分娩方式,需综合考虑孕周、早产儿存活率、是否存在羊水过少或绒毛膜羊膜炎、胎儿能否耐受宫缩、胎方位等因素。PPROM 不是剖宫产指征,分娩方式应遵循标准的产科常规,在无明确的剖宫产指征时应选择阴道试产,产程中密切注意胎心变化,有异常情况时放宽剖宫产指征。阴道分娩时不必常规会阴切开,亦不主张预防性产钳助产。有剖宫产指征时,应选择剖宫产术分娩为宜;胎儿臀位时应首选剖宫产术分娩,但也要注意根据孕周、当地医疗条件权衡。PPROM 胎儿娩出后建议有条件者行胎盘胎膜病理检查,明确有无组织病理性绒毛膜羊膜炎。对于可疑宫内感染或明确的宫内感染者行羊膜腔和新生儿耳拭子培养。

(5)其他问题

①羊水过少的处理:羊水指数<5 cm 或羊水最大平面垂直深度<2 cm 为羊水过少,是 PPROM 的常见并发症。建议采用羊水平面的最大垂直深度来监测 PPROM 的羊水量。适宜的羊水量是胎儿肺发育的重要条件,如果在孕 26 周前羊水过少可以导致胎儿肺发育不良;胎儿变形如 POTTER 面容、肢体挛缩、骨骼变形等。此外,羊水过少也是绒毛膜羊膜炎和胎儿窘迫的高危因素。但羊膜腔灌注并不能改善妊娠结局。在期待保胎过程中羊膜腔内灌注不能明显改善肺发育不良的发生率,产程中羊膜腔灌注不能显著减少胎儿窘迫的发生率和降低剖宫产率。因此,不推荐在羊水过少时行羊膜腔灌注。如果羊水过少,密切监测有无绒毛膜羊膜炎和胎儿窘迫,依据情况适时终止妊娠。

②能否在家期待保胎:明确的 PROM 由于难以预测随时发生的病情变化,不宜在家保胎;如果高位破膜,住院观察一段时间后羊水不再流出、超声提示羊水量正常,无相关并发症,可以考虑回家,但要监测体温,定期产前检查。

③子宫颈环扎术后 PPROM 的处理:子宫颈环扎术是 PPROM 的高危因素,约 38% 发生 PPROM,如何处理?是否立即拆线?也是临床经常面对的问题。目前,尚缺乏前瞻性的随机对照研究;回顾性研究发现,如果保留环扎线可

以显著延长孕周 48h 以上,但可显著增加孕妇绒毛膜羊膜炎、新生儿感染和新生儿败血症的发生率,因此,建议个体化处理,对于孕周<24 周的 PPROM 孕妇可拆线放弃胎儿;孕 24-27^{+6}周的 PPROM,依据患者的知情同意和个体情况决定是否期待治疗并给予促胎肺成熟;孕 28-31^{+6}周的 PPROM,在无禁忌证的前提下促胎肺成熟完成后,依据个体情况可以考虑拆线或保留;≥32 孕周,一旦诊断 PROM 后应考虑拆线。

(6)绒毛膜羊膜炎的监测:建议 4～8h 监测孕妇的体温、脉搏,按常规和个体情况行血常规的检测和胎心率监测及行胎儿电子监护,同时严密观察羊水性状、子宫有无压痛等绒毛膜羊膜炎征象,及早发现和处理绒毛膜羊膜炎。阴道检查可造成阴道内细菌的上行性感染,可增加绒毛膜羊膜炎及产后子宫内膜炎、胎儿感染及新生儿感染的风险,在期待保胎、引产过程中或产程中应尽量减少不必要的阴道检查。

(7)绒毛膜羊膜炎的处理:临床诊断绒毛膜羊膜炎或可疑绒毛膜羊膜炎时,应及时应用抗生素,诊断绒毛膜羊膜炎尽快终止妊娠,不能短时间内阴道分娩者应选择剖宫产术终止妊娠。有条件者胎儿娩出后进行新生儿耳拭子和宫腔分泌物培养及胎盘胎膜送病理检查,但是有典型的临床感染的症状如果无病理支持并不能否认宫内感染的诊断。新生儿按高危儿处理。

(8)预防 B 族溶血性链球菌上行性感染:PROM 是 B 族溶血性链球菌(GBS)上行性感染的高危因素,是导致孕妇产时及产褥期感染、胎儿感染及新生儿感染的重要病原菌,应重视 GBS 感染的防治。这一相关问题也越来越受到国内围产医学界的重视。若之前有过筛查并且 GBS 阳性则在发生胎膜破裂后立即使用抗生素治疗,若未行 GBS 培养,足月 PROM 破膜时间≥18h 或孕妇体温≥38℃也应考虑启动抗生素的治疗。对 PPROM 孕妇有条件者建议行阴道下 1/3 及肛周分泌物的 GBS 培养。GBS 培养阳性者,即使之前已经应用了广谱抗生素,一旦临产,应重新给予抗生素治疗。青霉素为首选药物,如果青霉素过敏则用头孢菌素类抗生素或红霉素。预防 GBS 感染的抗生素用法:①青霉素 G 首次剂量 480 万 U 静脉滴注,然后 240 万 U/4h 直至分娩;或氨苄西林,负荷量 2g 静脉滴注,然后 4h 1g 的剂量静脉滴注直至分娩;②对青霉素过敏者则选用头孢唑啉,以 2g 作为起始剂量静脉滴注,然后 8h 1g 直至分娩;③对头孢菌素类过敏者则用红霉素 500mg,6h1 次静脉滴注;或克林霉素 900mg 静脉滴注,8h 1 次。

二、孕＜34 周

【高危评分】　临床危险性评估:10B。

【早期识别】

1. 阴道流出大量液体。

2. pH 试纸变色。

3. fFN、IGFBP-1 检查。

【诊断要点】　依据中国《胎膜早破的诊断与处理指南(2015 年)》精要进行诊断。

1. 孕妇主诉突然出现阴道流液或无控制的"漏尿"　少数孕妇仅感觉到外阴较平时湿润,窥阴器检查见混有胎脂的羊水自子宫颈口流出,即可做出诊断。值得注意的是要应用消毒的窥器进行检查,并且避免指检以防止上行性感染。

2. 辅助检查

(1)阴道酸碱度测定:正常阴道液 pH 为 4.5～6.0,羊水 pH 为 7.0～7.5。胎膜破裂后,阴道液 pH 值升高(pH≥6.5)。pH 值通常采用硝嗪黄或石蕊试纸测定,如果后穹窿有液池,且试纸变蓝可以明确诊断。但子宫颈炎、阴道炎、血液、肥皂、尿液、精液或防腐剂可能会造成 pH 试纸测定的假阳性。pH 值诊断 PROM 的敏感度为 90%,假阳性率为 17%。

(2)阴道液涂片:取阴道液涂于玻片上,干燥后显微镜下观察,出现羊齿状结晶提示为羊水。

(3)胰岛素样生长因子结合蛋白 1(IGFBP-1),胎盘 α 微球蛋白 1(PAMG-1)。主要应用于难确诊且无规律宫缩的可疑 PROM 孕妇。

(4)超声检查:对于可疑 PROM 孕妇,超声检测羊水量可能有一定帮助,如果超声提示羊水量明显减少,同时孕妇还有过阴道排液的病史,在排除其他原因导致的羊水过少的前提下,应高度怀疑 PROM,可以结合上述生化指标检测手段诊断 PROM。

3. 绒毛膜羊膜炎是 PROM 的常见并发症,互为因果　绒毛膜羊膜炎可以导致母儿不良结局,应注意识别和预防。破膜时间越长,绒毛羊膜炎的风险越大。急性临床绒毛膜羊膜炎的主要表现为孕妇体温升高（体温≥37.8℃）、脉搏增快（≥100/min）、胎心率增快（≥160/min）、宫底有压痛、阴道分泌物异味、外周血白细胞计数升高（≥15×10⁹/L 或核左移）。孕妇体温升高的同时伴有上述 2 个或以上的症状或体征可以诊断为临床绒毛膜羊膜炎，但上述任何单项的临床表现或指标异常都不能诊断。单纯一项指标异常应进行相应的鉴别诊断，并密切观察和监测。如糖皮质激素的应用会导致白细胞计数的增高；某些药物或其他情况可以引起孕妇脉搏增快或胎心率增快，如 β 受体兴奋药可以导致孕妇脉搏及胎心率增快。产程中硬膜外阻滞的无痛分娩可以引起发热等。

4. 绒毛膜羊膜炎的监测　建议 4～8h 监测孕妇的体温、脉搏，按常规和个体情况行血常规的检测和胎心率监测及行胎儿电子监护，同时严密观察羊水性状、子宫有无压痛等绒毛膜羊膜炎征象，及早发现和处理绒毛膜羊膜炎。

【处理要点】　依据中国《胎膜早破的诊断与处理指南（2015 年）》精要进行处理。

1. 绒毛膜羊膜炎的处理　临床诊断绒毛膜羊膜炎或可疑绒毛膜羊膜炎时，应及时应用抗生素，诊断绒毛膜羊膜炎尽快终止妊娠，不能短时间内阴道分娩者应选择剖宫产术终止妊娠。有条件者胎儿娩出后进行新生儿耳拭子和宫腔分泌物培养及胎盘胎膜送病理检查，但是有典型的临床感染的症状如果无病理支持并不能否认宫内感染的诊断。新生儿按高危儿处理。

2. 预防 B 族溶血性链球菌上行性感染　PROM 是 B 族溶血性链球菌（GBS）上行性感染的高危因素，是导致孕妇产时及产褥期感染、胎儿感染及新生儿感染的重要病原菌，应重视 GBS 感染的防治。这一相关问题也越来越受到国内围产医学界的重视。若之前有过筛查并且 GBS 阳性则在发生胎膜破裂后立即使用抗生素治疗，若未行 GBS 培养，足月 PROM 破膜时间≥18h 或孕妇体温≥38℃也应考虑启动抗生素的治疗。对 PPROM 孕妇有条件者建议行阴道下 1/3 及肛周分泌物的 GBS 培养。GBS 培养阳性者，即使之前已经应用了广谱抗生素，一旦临产，应重新给予抗生素治疗。青霉素为首选药物，如果青霉素过敏则用头孢菌素类抗生素或红霉素。预防 GBS 感染的抗生素用法：①青霉素 G 首次剂量 480 万 U 静脉滴注，然后 240 万 U/4h 直至分娩；或氨苄西林，负荷量 2g 静脉滴注，然后 4h 1g，静脉滴注直至分娩。②对青霉素过敏者则选用头孢唑啉,以 2g 作为起始剂量静脉滴注,然后 8h 1g 直至分娩。③对头孢菌素类过敏者则用红霉素 500mg,6h 1 次静脉滴注;或克林霉素 900mg 静脉滴注,8h 1 次。

3. PPROM 处理总则　基本同前,可参考孕 34－36 周。

第13章

先兆子痫和子痫早期识别与处理

一、先 兆 子 痫

(一)妊娠高血压疾病

【高危评分】 临床危险性评估:5A。

【早期识别】

1. 孕 20 周后首次出现高血压。

2. 收缩压≥140mmHg 和(或)舒张压≥90mmHg。

3. 无蛋白尿。

【诊断要点】 依据中国《妊娠期高血压疾病诊治指南(2015)》精要进行诊断。

1. 妊娠 20 周后首次出现高血压,收缩压≥140mmHg 和(或)舒张压≥90mmHg,于产后 12 周内恢复正常;尿蛋白检测阴性。收缩压≥160mmHg 和(或)舒张压≥110mmHg 为重度妊娠期高血压。

2. 高血压的诊断。测量血压前被测者至少安静休息 5min。测量取坐位或卧位。注意肢体放松,袖带大小合适。通常测量右上肢血压,袖带应与心脏处于同一水平。妊娠期高血压定义为同一手臂至少 2 次测量的收缩压≥140mmHg 和(或)舒张压≥90mmHg。若血压＜140/90mmHg,但较基础血压升高 30/15mmHg 时,虽不作为诊断依据却需要密切随访。对首次发现血压升高者,应间隔 4h 或以上复测血压,如 2 次测量均为收缩压≥140mmHg 和(或)舒张压≥90mmHg 诊断为高血压。对严重高血压孕妇收缩压≥160mmHg 和(或)舒张压≥110mmHg 时,间隔数分钟重复测定后即可以诊断。

3. 应注意进行以下常规检查和必要时的复查。①血常规;②尿常规;③肝功能;④肾功能;⑤心电图;⑥产科超声检查。尤其是对于孕 20 周后才开始进行产前检查的孕妇,注意了解和排除孕妇基础疾病和慢性高血压,必要时进行血脂、甲状腺功能、凝血功能等检查。

【处理要点】　依据中国《妊娠期高血压疾病诊治指南(2015)》精要进行处理。

1. 原则　妊娠期高血压:休息、镇静、监测母胎情况,酌情降压治疗。

2. 休息和饮食　应注意休息,侧卧位为宜;保证摄入足量的蛋白质和热量;适度限制食盐摄入。

3. 镇静　保证充足睡眠,必要时可睡前口服地西泮 2.5～5.0mg。

4. 监测　①基本监测:注意头痛、眼花、胸闷、上腹区不适或疼痛及其他消化系统症状,检查血压、体质量、尿量变化和血尿常规,注意胎动、胎心等的监测;②孕妇的特殊检查:包括眼底、凝血功能、重要器官功能、血脂、血尿酸、尿蛋白定量和电解质等检查,有条件的单位建议检查自身免疫性疾病相关指标;③胎儿的特殊检查:包括胎儿电子监护、超声监测胎儿生长发育、羊水量,如可疑胎儿生长受限,有条件的单位注意检测脐动脉和脑动脉血流阻力等。

5. 降压

(1)降压目的:是预防心脑血管意外和胎盘早剥等严重母胎并发症。收缩压≥160mmHg 和(或)舒张压≥110mmHg 的高血压孕妇应进行降压治疗;收缩压≥140mmHg 和(或)舒张压≥90mmHg 的高血压患者也可应用降压药。

(2)目标血压:孕妇未并发器官功能损伤,收缩压 130～155mmHg,舒张压 80～105mmHg;孕妇并发器官功能损伤,则收缩压 130～139mmHg,舒张压 80～89mmHg。降压过程力求血压下降平稳,不可波动过大,且血压不可低于 130/80mmHg,以保证子宫-胎盘血流灌注。在出现严重高血压,或发生器官损害如急性左侧心力衰竭时,需要紧急降压到目标血压范围,注意降压幅度不能太大,以平均动脉压(MAP)的 10%～25% 为宜,24～48h 达到稳定。

(3)常用降压:①拉贝洛尔:为 α、β 肾上腺素能受体阻滞药。用法:50～150mg 口服,3～4/d。静脉注射:初始剂量 20mg,10min 后如未有效降压则剂量加倍,最大单次剂量 80mg,直至血压被控制,每日最大总剂量 220mg。静脉滴注:50～100mg＋5%葡萄糖注射液 250～500ml,根据血压调整滴速,血压稳定后改口服。②硝苯地平:为二氢吡啶类钙离子通道阻滞药。用法:5～10mg 口服,3～4/d,24h 总量不超过 60mg。紧急时舌下含服 10mg,起效快,但不推荐常规使用。缓释片 20mg 口服,1～2/d。③尼莫地平:为二氢吡啶类钙离子通道阻滞药,可选择性扩张脑血管。用法:20～60mg 口服,2～3/d。静脉滴注:20～40mg＋5％葡萄糖注射液 250ml,每天总量不超过 360mg。④尼卡地平:为二氢吡啶类钙离子通道阻滞药。用法:口服初始剂量 20～40mg,3/d。静脉滴注:1h 1mg 为起始剂量,根据血压变化每 10min 调整用量。⑤酚妥拉明:为 α 肾上腺素能受体阻滞药。用法:10～20mg 溶于 5％葡萄糖注射液 100～200ml,以 10 $\mu g/min$,静脉滴注,应根据降压效果调整滴注剂量。⑥硝酸甘油:作用于氧化亚氮合酶,可同时扩张静脉和动脉,降低心脏前、后负荷,主要用于合并急性心力衰竭和急性冠状动脉综合征时的高血压急症的降压治疗。起始剂量5～10$\mu g/min$ 静脉滴注,5～10min 增加滴速至维持剂量 20～50 $\mu g/min$。⑦硝普钠:为强效血管扩张药。用法:50mg＋5％葡萄糖注射液 500ml 按 0.5～0.8 $\mu g/(kg \cdot min)$缓慢静脉滴注。孕期仅适用于其他降压药物无效的高血压危象孕妇。产前应用时间不宜超过 4h。

6. 终止妊娠　没有严重表现或没有分娩指征的轻度妊娠期高血压疾病或子痫前期患者,孕周<37 周,可在母胎监测下行期待治疗。没有严重表现的轻度妊娠高血压或子痫前期患者,孕周≥37 周时,建议终止妊娠,而不要继续行期待治疗。

【注意事项】　妊娠期高血压疾病的治疗目的是预防重度子痫前期和子痫的发生,降低母儿围生期病率和死亡率,改善围生结局。治疗基本原则是休息、镇静、预防抽搐、有指征地降压和利尿、密切监测母儿情况,适时终止妊娠。应根据病情的轻重缓急和分类进行个体化治疗。

(二)妊娠合并慢性高血压

【高危评分】　临床危险性评估:5A。

【早期识别】

1. 妊娠 20 周前发现。

2. 收缩压≥140mmHg 和(或)舒张压≥90mmHg。

【诊断要点】　依据中国《妊娠期高血压疾病诊治指南(2015)》精要进行诊断。

1. 既往高血压或在妊娠 20 周前发现收缩压≥140mmHg 和(或)舒张压≥90mmHg,妊娠期无明显加重。

2. 妊娠 20 周后首次诊断高血压并持续到产后 12 周以后。

【处理要点】　依据中国《妊娠期高血压疾病诊治指南（2015）》精要进行处理。

1. 原则　妊娠合并慢性高血压。以降压治疗为主，注意预防子痫前期的发生。

2. 妊娠合并慢性高血压的治疗　包括非药物治疗与药物治疗，其治疗目标是预防高血压的急性并发症并尽可能延长健康妊娠的时间。但并不建议妊娠合并慢性高血压的女性通过减肥和极低钠饮食来控制血压，而建议其通过持续适度运动来控制血压。需要药物治疗的慢性高血压孕妇建议其使用拉贝洛尔、甲基多巴或硝苯地平，若无特殊合并症，不建议使用血管紧张素转化酶（ACE）抑制药、血管紧张素受体拮抗药、肾素抑制药及盐皮质激素受体拮抗药。收缩压≥160mmHg 或舒张压≥105mmHg 的慢性高血压女性（即重度高血压孕妇）应行抗高血压药物治疗。维持血压 120mmHg/80mmHg 至 160mmHg/105mmHg，对于有靶器官损伤的女性，其降压的目标血压应为收缩压＜140mmHg，舒张压＜90mmHg。或舒张压＜105mmHg 且无终末器官损害的慢性高血压女性（即轻至中度高血压的孕妇），并不建议其行抗高血压药物治疗。静脉滴注拉贝洛尔、肼屈嗪或口服硝苯地平是孕期快速降压的一线治疗，孕期可持续应用的药物有甲基多巴、拉贝洛尔、硝苯地平及利尿药。利尿药通常被认为是二线治疗药物，甲基多巴可在孕期长期服用且不会对子宫胎盘、胎儿血流动力学及胎儿出生后的生长发育造成不良影响，但在预防严重高血压方面效果并不显著。拉贝洛尔在围产儿结局方面与甲基多巴相似，但其可能与小于胎龄儿的增加有关。硝苯地平不会增加不良围生儿结局的风险且对子宫或脐血流也不会产生不利影响。孕中期和孕晚期应用血管紧张素转换酶抑制药和血管紧张素受体拮抗药常可导致胎儿异常（肾衰竭、羊水过少、肺发育不良、颅骨异常和 FGR）及产后少尿或无尿等。而孕早期暴露会导致胎儿先天畸形，其中以心脏和中枢神经系统异常最为常见。

3. 降压　服用药物及具体方法，可参考第 1 章一、妊娠合并原发性高血压疾病。

4. 终止妊娠　没有严重表现或没有分娩指征的轻度妊娠期高血压综合征或子痫前期患者，孕周＜37 周，可在母胎监测下行期待治疗。没有严重表现的轻度妊娠高血压或子痫前期患者,孕周≥37周时,建议终止妊娠,而不要继续行期待治疗。

【注意事项】

1. 产前处理注意。①对已知或疑似有慢性高血压的妇女进行初步评估;②筛查继发性高血压,若出现了顽固性高血压、低血钾(血钾<3.0mmol/L)、血清肌酐水平升高(>97.2μmol/L)或肾病家族史,建议患者转诊至高血压治疗专家处直接检查;③监测血压:对于血压控制不佳的女性,建议使用家庭血压监测器;对怀疑有白大衣高血压的女性,建议在行降压治疗之前行动态血压监测。

2. 13%～40%慢性高血压患者可伴发子痫前期,肥胖者孕前应减肥。

3. 孕前应避免口服肾素血管紧张素类药物,因为这些药物可以导致胎儿先天畸形、肾衰竭、羊水过少、肺发育不良。

4. 20周后测量血压1/d。

5. 孕期血压变化,孕早期血压生理性降低、孕中期血压舒张压下降明显、孕晚期血压才开始升高。

6. 收缩压≥160mmHg或舒张压≥105mmHg时应用降压药,孕妇服用降压药应维持血压在120/80mmHg至160/105mmHg之间。

7. 产科常用拉贝诺尔100mg,8～12h 1次;硝苯地平10～20mg;或硝苯地平缓释片30mg,1/d。

8. 产后6周患者血压仍未恢复正常时应于产后12周再次复查血压,以排除慢性高血压,必要时建议内科诊治。

(三)子痫前期轻度

【高危评分】　临床危险性评估:10B。

【早期识别】

1. 妊娠20周后出现。

2. 收缩压≥140mmHg和(或)舒张压≥90mmHg。

3. 随机尿蛋白≥(+)。

【诊断要点】　依据中国《妊娠期高血压疾病诊治指南(2015)》精要进行诊断。

1. 子痫前期　妊娠20周后收缩压≥140mmHg和(或)舒张压≥90mmHg,且伴有下列任一项:①尿蛋白≥0.3g/24h;②尿蛋白/肌酐比值≥

0.3；③或随机尿蛋白≥（＋）（无法进行尿蛋白定量时的检查方法）；④无蛋白尿但伴有以下任何一种器官或系统受累：心、肺、肝、肾等重要器官，或血液系统、消化系统、神经系统的异常改变，胎盘-胎儿受到累及等；⑤血压和（或）尿蛋白水平持续升高，发生母体器官功能受损或胎盘-胎儿并发症是子痫前期病情向重度发展的表现。

2. 蛋白尿的检测　所有孕妇每次产前检查均应检测尿蛋白或尿常规。尿常规检查应选用中段尿。可疑子痫前期孕妇应检测 24h 尿蛋白定量。尿蛋白≥0.3g/24h 或尿蛋白/肌酐比值≥0.3，或随机尿蛋白≥（＋）定义为蛋白尿。应注意蛋白尿的进展性变化以及排查蛋白尿与孕妇肾病和自身免疫性疾病的关系。

3. 子痫前期及子痫　视病情发展和诊治需要应酌情增加以下检查项目：①眼底检查；②血电解质；③超声等影像学检查肝、肾等脏器及胸腹水情况；④动脉血气分析；⑤心脏彩超及心功能测定；⑥超声检查胎儿生长发育指标；⑦头颅 CT 或 MRI 检查。

【处理要点】　依据中国《妊娠期高血压疾病诊治指南（2015）》精要进行处理。

1. 子痫前期　预防抽搐，有指征地降压、利尿、镇静，密切监测母胎情况，预防和治疗严重并发症，适时终止妊娠。

2. 预防抽搐　对于非重度子痫前期的患者也可酌情考虑应用硫酸镁：用法：控制子痫抽搐，静脉用药负荷剂量为 4～6g，溶于 10％葡萄糖注射液 20ml 静脉注射（15～20min），或 5％葡萄糖注射液 100ml 快速静脉滴注，继而 1～2g/h 静脉滴注。或者夜间睡眠前停用静脉给药，改用肌内注射，用法为 25％硫酸镁 20ml＋2％利多卡因 2ml 臀区肌内注射。24h 硫酸镁总量 25～30g。

3. 有指征地降压　①拉贝洛尔：为 α、β 肾上腺素能受体阻滞药。用法：50～150mg 口服，3～4/d。静脉注射：初始剂量 20mg，10min 后如未有效降压则剂量加倍，最大单次剂量 80mg，直至血压被控制，每日最大总剂量 220mg。静脉滴注：50～100mg＋5％葡萄糖注射液 250～500ml，根据血压调整滴速，血压稳定后改口服。②硝苯地平：为二氢吡啶类钙离子通道阻滞药。用法：5～10mg 口服，3～4/d，24h 总量不超过 60mg。紧急时舌下含服 10mg，起效快，但不推荐常规使用。缓释片 20mg 口服，1～2/d。

4. 利尿 子痫前期孕妇不主张常规应用利尿药,仅当孕妇出现全身性水肿、肺水肿、脑水肿、肾功能不全、急性心功能衰竭时,可酌情使用呋塞米等快速利尿药。甘露醇主要用于脑水肿,甘油果糖适用于肾功能有损害的孕妇。

5. 镇静 目的是缓解孕产妇的精神紧张、焦虑症状、改善睡眠、预防并控制子痫。①地西泮:2.5~5.0mg 口服,2~3/d,或者睡前服用;必要时地西泮 10mg 肌内注射或静脉注射(>2min);②苯巴比妥:30mg,3/d。

6. 终止妊娠 ①终止妊娠时机:妊娠期高血压、病情未达重度的子痫前期孕妇可期待至孕 37 周以后;②终止妊娠指征:重要的是进行病情程度分析。争取获促胎肺成熟时间;③终止妊娠的方式:妊娠期高血压疾病孕妇,如无产科剖宫产指征,原则上考虑阴道试产。但如果不能短时间内阴道分娩,病情有可能加重,可考虑放宽剖宫产的指征。

【注意事项】

1. 注意子痫前期的预测 子痫前期的临床危险因素:①初产;②前次妊娠并发子痫前期;③慢性高血压和(或)慢性肾疾病;④血栓病史;⑤多胎妊娠;⑥体外受精-胚胎移植;⑦子痫前期家族史;⑧1 型糖尿病或 2 型糖尿病;⑨肥胖;⑩系统性红斑狼疮;⑪高龄(≥40 岁)。

2. 注意子痫前期的预防 子痫前期的预防方式分为 4 类:①抗凝药物治疗;②补充维生素 C 和维生素 E;③补充钙剂;④其他营养干预措施。对于有早发子痫前期且早于 34 孕周早产史,或有多次子痫前期病史的女性,推荐在早孕晚期开始每日给予低剂量阿司匹林(60~80mg)。不推荐使用维生素 C、维生素 E 预防子痫前期。对于基础钙摄入量不足的孕妇可以通过补充钙(1.5~2g)来预防子痫前期。不建议限制孕期食盐的摄入量来预防子痫前期,不建议卧床休息或限制其他体力活动来预防子痫前期及其并发症。

(四)慢性高血压伴子痫前期轻度

【高危评分】 临床危险性评估:10B。

【早期识别】

1. 慢性高血压孕妇。

2. 孕 20 周前无蛋白尿,孕 20 周后尿蛋白≥(+)。

【诊断要点】 依据中国《妊娠期高血压疾病诊治指南(2015)》精要进行诊断。

1. 慢性高血压孕妇,孕 20 周前无蛋白尿,孕 20 周后出现尿蛋白≥0.3g/24h 或随机尿蛋白≥(+)。

2. 或孕 20 周前有蛋白尿,孕 20 周后尿蛋白定量明显增加。

3. 或出现血压进一步升高等上述重度子痫前期的任何一项表现。

【处理要点】　依据中国《妊娠期高血压疾病诊治指南(2015)》精要进行处理

1. 原则　慢性高血压并发子痫前期:兼顾慢性高血压和子痫前期的治疗。

2. 对于非重度子痫前期的患者也可酌情考虑应用硫酸镁　用法:控制子痫抽搐:静脉用药负荷剂量为 4～6g,溶于 10％葡萄糖注射液 20ml 静脉注射(15～20min),或 5％葡萄糖注射液 100ml 快速静脉滴注,继而 1～2g/h 静脉滴注。或者夜间睡眠前停用静脉给药,改用肌内注射,用法为 25％硫酸镁 20ml＋2％利多卡因 2ml 臀区肌内注射。24h 硫酸镁总量 25～30g。

3. 拉贝洛尔　为 α、β 肾上腺素能受体阻滞药。用法:50～150mg 口服,3～4/d。静脉注射:初始剂量 20mg,10min 后如未有效降压则剂量加倍,最大单次剂量 80mg,直至血压被控制,每日最大总剂量 220mg。静脉滴注:50～100mg＋5％葡萄糖注射液 250～500ml,根据血压调整滴速,血压稳定后改口服。

4. 硝苯地平　为二氢吡啶类钙离子通道阻滞药。用法:5～10mg 口服,3～4/d,24h 总量不超过 60mg。紧急时舌下含服 10mg,起效快,但不推荐常规使用。缓释片 20mg 口服,1～2/d。

5. 终止妊娠　没有严重表现或没有分娩指征的轻度妊娠期高血压综合征或子痫前期患者,孕周＜37 周,可在母胎监测下行期待治疗。没有严重表现的轻度妊娠高血压综合征或子痫前期患者,孕周≥37 周时,建议终止妊娠,而不要继续行期待治疗。

【注意事项】

1. 伴子痫前期是指:血压突然升高;新出现尿蛋白。

2. 对于诊断明确的孕妇应住院治疗,治疗好转后再出院。

3. 慢性高血压产妇多需服用降压药物,不同于妊娠期高血压综合征和子痫前期的处理。

(五)子痫前期重度

【高危评分】　临床危险性评估:20C。

【早期识别】

1. 妊娠 20 周后。

2. 收缩压≥140mmHg 和(或)舒张压≥90mmHg。

3. 随机尿蛋白≥(+)。

4. 持续性头痛、眼花。

【诊断要点】　依据中国《妊娠期高血压疾病诊治指南(2015)》精要进行诊断。

1. 子痫前期　妊娠 20 周后收缩压≥140mmHg 和(或)舒张压≥90mmHg,且伴有下列任一项:尿蛋白≥0.3g/24h,或尿蛋白/肌酐比值≥0.3,或随机尿蛋白≥(+)(无法进行尿蛋白定量时的检查方法);尤蛋白尿但伴有以下任何一种器官或系统受累:心、肺、肝、肾等重要器官,或血液系统、消化系统、神经系统的异常改变,胎盘-胎儿受到累及等。血压和(或)尿蛋白水平持续升高,发生母体器官功能受损或胎盘-胎儿并发症是子痫前期病情向重度发展的表现。

2. 子痫前期孕妇出现下述任一表现可诊断为重度子痫前期　①血压持续升高:收缩压≥160mmHg 和(或)舒张压≥110mmHg;②持续性头痛、视觉障碍或其他中枢神经系统异常表现;③持续性上腹区疼痛及肝包膜下血肿或肝破裂表现;④肝酶异常:血丙氨酸转氨酶(ALT)或天冬氨酸转氨酶(AST)水平升高;⑤肾功能受损:尿蛋白>2.0g/24h;少尿(尿量<400ml/24h,或尿量<17ml 1h)或血肌酐>106μmol/L;⑥低蛋白血症伴腹水、胸腔积液或心包积液;⑦血液系统异常:血小板计数呈持续性下降并低于 100×10^9/L;微血管内溶血,表现有贫血、黄疸或血乳酸脱氢酶(LDH)水平升高;⑧心功能衰竭;⑨肺水肿;⑩胎儿生长受限或羊水过少、胎死宫内、胎盘早剥等。

3. 子痫前期及子痫　视病情发展和诊治需要酌情增加以下检查项目:①眼底检查;②血电解质;③超声等影像学检查肝、肾等脏器及胸腹水情况;④动脉血气分析;⑤心脏彩超及心功能测定;⑥超声检查胎儿生长发育指标;⑦头颅 CT 或 MRI 检查。

【处理要点】　依据中国《妊娠期高血压疾病诊治指南(2015)》精要进行处理。

子痫前期:预防抽搐,有指征地降压、利尿、镇静,密切监测母胎情况,预防和治疗严重并发症,适时终止妊娠。

1. 预防抽搐　硫酸镁是子痫治疗的一线药物,也是重度子痫前期预防子痫发作的预防用药。硫酸镁控制子痫再次发作的效果优于地西泮、苯巴比妥和冬眠合剂等镇静药。除非存在硫酸镁应用禁忌证或者硫酸镁治疗效果不佳,否则不推荐使用苯巴比妥和苯二氮䓬类药物(如地西泮)用于子痫的预防或治疗。硫酸镁用法如下:

(1)控制子痫抽搐:静脉用药负荷剂量为 4～6g,溶于 10％葡萄糖注射液20ml 静脉注射(15～20min),或 5％葡萄糖注射液 100ml 快速静脉滴注,继而1～2g/h 静脉滴注维持。或者夜间睡眠前停用静脉给药,改用肌内注射,用法为 25％硫酸镁 20ml＋2％利多卡因 2ml 臀区肌内注射。硫酸镁总量 25～30g/24h。

(2)预防子痫发作:适用于重度子痫前期和子痫发作后,负荷剂量 2.5～5.0g,维持剂量与控制子痫抽搐相同。用药时间长短根据病情需要调整,静脉滴注 6～12h,24h 总量不超过 25g;用药期间每天评估病情变化,决定是否继续用药;引产和产时可以持续使用硫酸镁,若剖宫产术中应用要注意产妇心脏功能;产后继续使用 24～48h。

(3)若为产后新发现高血压合并头痛或视物模糊,建议启用硫酸镁治疗。

(4)硫酸镁用于重度子痫前期预防子痫发作以及重度子痫前期的期待治疗时,为避免长期应用对胎儿(婴儿)钙水平和骨质的影响,建议及时评估病情,病情稳定者在使用 5～7d 后停用硫酸镁;在重度子痫前期期待治疗中,必要时可行间歇性应用。

2. 有指征地降压　见前面。

3. 利尿　子痫前期孕妇不主张常规应用利尿药,仅当孕妇出现全身性水肿、肺水肿、脑水肿、肾功能不全、急性心力衰竭时,可酌情使用呋塞米等快速利尿药。甘露醇主要用于脑水肿,甘油果糖适用于肾功能有损害的孕妇。

4. 镇静　应用镇静药物的目的是缓解孕产妇的精神紧张、焦虑症状、改善睡眠、预防并控制子痫。①地西泮:2.5～5.0mg 口服,2～3/d,或者睡前服用;必要时地西泮 10mg 肌内注射或静脉注射(＞2min)。②苯巴比妥:镇静时口服剂量为 30mg,3/d。控制子痫时肌内注射 0.1g。③冬眠合剂:冬眠合剂由氯丙嗪(50mg)、哌替啶(100mg)和异丙嗪(50mg)3 种药物组成,通常以 1/3～1/2

量肌内注射,或以半量＋5%葡萄糖注射液 250ml 静脉滴注。由于氯丙嗪可使血压急剧下降,导致肾及胎盘血流量降低,而且对孕妇及胎儿肝脏有一定损害,也可抑制胎儿呼吸,故仅应用于硫酸镁控制抽搐效果不佳者。

5.纠正低蛋白血症　严重低蛋白血症伴腹水、胸腔积液或心包积液者,应补充白蛋白或血浆,同时注意配合应用利尿药及严密监测病情变化。

6.扩容疗法　子痫前期孕妇需要限制补液量以避免肺水肿。除非有严重的液体丢失(如呕吐、腹泻、分娩失血)使血液明显浓缩,血容量相对不足或高凝状态者,通常不推荐扩容治疗。扩容疗法可增加血管外液体量,导致一些严重并发症的发生,如心力衰竭、肺水肿等。子痫前期孕妇出现少尿如无肌酐水平升高不建议常规补液,持续性少尿不推荐应用多巴胺或呋塞米。

7.促胎肺成熟　孕周＜34 周并预计在 1 周内分娩的子痫前期孕妇,均应接受糖皮质激素促胎肺成熟治疗。用法:地塞米松 5mg 或 6mg,肌内注射,12h 1 次,连续 4 次;或倍他米松 12mg,肌内注射,1/d,连续 2d。目前,尚无足够证据证明地塞米松、倍他米松以及不同给药方式促胎肺成熟治疗的优劣。不推荐反复、多疗程产前给药。如果在较早期初次促胎肺成熟后又经过 2 周左右保守治疗,但终止孕周仍＜34 周时,可以考虑再次给予同样剂量的促胎肺成熟治疗。

8.分娩时机和方式　①妊娠期高血压、病情未达重度的子痫前期孕妇可期待至孕 37 周以后;②重度子痫前期孕妇:妊娠不足 26 周孕妇经治疗病情危重者建议终止妊娠。孕 26 周至不满 28 周患者根据母胎情况及当地母儿诊治能力决定是否可以行期待治疗。孕 28－34 周,如病情不稳定,经积极治疗病情仍加重,应终止妊娠;如病情稳定,可以考虑期待治疗,并建议转至具备早产儿救治能力的医疗机构。＞孕 34 周孕妇,可考虑终止妊娠。

9.终止妊娠指征

(1)重度子痫前期发生母儿严重并发症者,需要稳定母体状况后尽早在 24h 内或 48h 内终止妊娠,不考虑是否完成促胎肺成熟。严重并发症包括重度高血压不可控制、高血压脑病和脑血管意外、子痫、心力衰竭、肺水肿、完全性和部分性 HELLP 综合征、弥散性血管内凝血、胎盘早剥和胎死宫内。当存在母体器官系统受累时,评定母体器官系统累及程度和发生严重并发症的紧迫性以及胎儿安危情况综合考虑终止妊娠时机:例如血小板计数＜100×10⁹/L、肝酶水平轻度升高、肌酐水平轻度升高、羊水过少、脐血流反向、胎儿生长受限等,可同时在稳定病情和严密监护之下尽量争取给予促胎肺成熟后终止妊娠;对已经发生胎死宫内者,可在稳定病情后终止妊娠。总之,母体因素和胎盘-胎儿因素的整体评估是终止妊娠的决定性因素。

(2)蛋白尿及其程度虽不单一作为终止妊娠的指征,却是综合性评估的重要因素之一,需注意母儿整体状况的评估:如评估母体低蛋白血症、伴腹水和(或)胸腔积液的严重程度及心肺功能,评估伴发存在的母体基础疾病如系统性红斑狼疮、肾疾病等病况,与存在的肾功能受损和其他器官受累情况综合分析,确定终止妊娠。

10. **终止妊娠的方式** 妊娠期高血压综合征孕妇,如无产科剖宫产指征,原则上考虑阴道试产。但如果不能短时间内阴道分娩,病情有可能加重,可考虑放宽剖宫产的指征。

11. **产后处理** 重度子痫前期孕妇产后应继续使用硫酸镁至少 24～48h,预防产后子痫;注意产后迟发型子痫前期及子痫(发生在产后 48h 后的子痫前期及子痫)的发生。

【注意事项】

1. **注意事项** 血清镁离子有效治疗浓度为 1.8～3.0mmol/L,＞3.5mmol/L 即可出现中毒症状。使用硫酸镁的必备条件:①膝腱反射存在;②呼吸≥16/min;③尿量≥25ml/h(即≥600ml/d);④备有 10% 葡萄糖酸钙。镁离子中毒时停用硫酸镁并缓慢(5～10min)静脉注射 10% 葡萄糖酸钙 10ml。如孕妇同时合并肾功能不全、心肌病、重症肌无力等,或体质量较轻者,则硫酸镁应慎用或减量使用。条件许可,用药期间可监测血清镁离子浓度。

2. **分娩期间的注意事项** ①密切观察自觉症状;②监测血压并继续降压治疗,应将血压控制在＜160/110mmHg;③监测胎心率变化;④积极预防产后出血;⑤产时、产后不可应用任何麦角新碱类药物。

3. **对于合伴羊水过少、臀位、FGR、32 周出现的脐动脉血流反流、孕周＜28 周可以剖宫终止妊娠** 剖宫产若行全麻有误吸和插管失败的风险,一般不用;多选联合麻醉。若血小板＜5×10⁹/L,应禁止椎管内麻醉,可用局部麻醉。

4. **预防** ①子痫前期高危因素包括:年龄≥40 岁、体质指数(BMI)≥28 kg/m²、子痫前期家族史(母亲或姐妹)、既往子痫前期病史,以及存在的内科病史或隐匿存在(潜在)的疾病(包括高血压病、肾病、糖尿病和自身免疫性疾病如系统性红斑狼疮、抗磷脂综合征等);初次妊娠、妊娠间隔时间≥10年、此次妊娠收缩压≥130mmHg或舒张压≥80mmHg(孕早期或首次产前检查时)、孕早期24h尿蛋白定量≥0.3g或尿蛋白持续存在(随机尿蛋白≥＋＋1次及以上)、多胎妊娠等也是子痫前期发生的风险因素。妊娠期高血压疾病特别是重度子痫前期孕妇,计划再生育者有复发风险,再次妊娠的孕前检查非常重要。②对于钙摄入低的人群(＜600mg/d),推荐口服钙补充量至少为1g/d以预防子痫前期。③推荐对存在子痫前期复发风险如存在子痫前期史(尤其是较早发生子痫前期史或重度子痫前期史),有胎盘疾病史如胎儿生长受限、胎盘早剥病史,存在肾病及高凝状况等子痫前期高危因素者,可以在妊娠早中期(妊娠12—16周)开始服用小剂量阿司匹林(50~100mg),可维持到孕28周。但是,仍需注意对孕妇的基础疾病和前次子痫前期发病因素进行排查;对于存在基础疾病如自身免疫性疾病等的孕妇,不能仅给予小剂量阿司匹林,建议孕前在专科行病情评估,以便能获得针对性药物的及早治疗和子痫前期预防的双重目的。

(六)慢性高血压伴发子痫前期重度

【高危评分】 临床危险性评估:20C。

【早期识别】

1. 有慢性高血压病史。

2. 孕20周后尿蛋白≥(＋)。

3. 收缩压≥160mmHg和(或)舒张压≥110mmHg。

【诊断要点】 依据中国《妊娠期高血压疾病诊治指南(2015)》精要进行诊断。

1. 有慢性高血压病史。

2. 伴子痫前期重度是指虽然用降压药,但血压＞160/110mmHg;血小板＜100×10⁹/L;肝转氨酶高于正常2倍以上;新出现肾功能不全;肺水肿;持续性的视觉异常。

3. 对于诊断明确的孕妇应住院治疗,有严重征象者在34周终止妊娠,无严重征象者在37周后终止妊娠。

【处理要点】 依据中国《妊娠期高血压疾病诊治指南(2015)》精要进行处理。

慢性高血压产妇多需服用降压药物,不同于妊娠期高血压和子痫前期的处理。

1. 注意当出现以下情况时为慢性高血压合并伴有严重表现的子痫前期:①尽管在降压治疗不断升级的情况下,仍出现了严重的血压波动;②血小板减少(血小板计数 $100 \times 10^9/L$);③血清转氨酶升高(>正常值上限的 2 倍);④新发的肾功能不全和肾功能不全进行性恶化;⑤肺水肿;⑥持续性脑神经或视觉障碍。

2. 收缩压≥160mmHg 或舒张压≥105mmHg 的孕妇应行降压治疗。

3. 建议在妊娠 34 周以前应用糖皮质激素促进胎肺成熟,从而降低新生儿的发病率和死亡率。对合并伴有严重表现的子痫前期的慢性高血压孕妇,建议产时及产后静脉应用硫酸镁以预防抽搐发作。对于慢性高血压合并子痫前期的妇女,若妊娠≥37 周者,则建议其终止妊娠,若妊娠<37 周,但无严重病变且母胎情况稳定,则可在密切监测下期待治疗至妊娠 37 周再终止妊娠。

4. 对于妊娠<34 周的慢性高血压合并伴有严重表现的子痫前期妇女,可选择母体情况稳定后立即终止妊娠和期待治疗的治疗方法。治疗时间为 48h,主要是应用糖皮质激素促进胎肺成熟及静脉应用硫酸镁预防抽搐发作,期待治疗需在有足够的母胎重症监护资源的机构进行且期待治疗至妊娠满 34 周即终止妊娠,妊娠满 34 孕周后不建议继续行期待治疗。期待治疗期间,若出现了母胎情况恶化,则需立即终止妊娠。对于妊娠<34 周的慢性高血压合并子痫前期的妇女,若出现了无法控制的严重高血压、子痫、肺水肿、弥散性血管内凝血、新出现的或不断加重的肾功能不全或两者均有、胎盘早剥或胎儿状态不佳中的任意一项,应在孕产妇情况稳定后立即终止妊娠。

5. 慢性高血压女性的产后处理。在产后继续降压治疗,且鼓励母乳喂养。维持血压在安全范围内(收缩压≤160mmHg 和舒张压≤100mmHg)。且应避免使用非甾体类抗炎镇痛药。

6. 若产后出现了子痫前期的症状体征,则有指征使用硫酸镁。母乳喂养期间,应服用在母乳中浓度较低的降压药如普萘洛尔、拉贝洛尔和甲基多巴。但不可应用利尿药,因为利尿药可能会减少奶量并影响母乳喂养。

二、子 痫

【高危评分】 临床危险性评估:20C。

【早期识别】

1. 子痫前期基础。

2. 抽搐。

【诊断要点】 依据中国《妊娠期高血压疾病诊治指南（2015）》精要进行诊断。

1. 子痫 子痫前期基础上发生不能用其他原因解释的抽搐。

2. 因诊治需要应酌情增加以下检查项目 ①眼底检查；②血电解质；③超声等影像学检查肝、肾等脏器及胸、腹水情况；④动脉血气分析；⑤心脏彩超及心功能测定；⑥超声检查胎儿生长发育指标；⑦头颅 CT 或 MRI 检查。

【处理要点】 依据中国《妊娠期高血压疾病诊治指南（2015）》精要进行处理。

原则：控制抽搐，病情稳定后终止妊娠，预防并发症。

子痫发作时的紧急处理包括一般急诊处理、控制抽搐、控制血压、预防再发抽搐以及适时终止妊娠等。子痫诊治过程中，要注意与其他抽搐性疾病（如癔症、癫痫、颅脑病变等）进行鉴别。同时，应监测心、肝、肾、中枢神经系统等重要器官的功能、凝血功能和水电解质及酸碱平衡。

1. 一般急诊处理 子痫发作时应预防患者坠地外伤、唇舌咬伤，须保持呼吸道通畅，维持呼吸、循环功能稳定，密切观察生命体征、尿量（留置导尿管监测）等。避免声、光等不良刺激。

2. 控制抽搐 硫酸镁是治疗子痫及预防复发的首选药物。硫酸镁用法及注意事项参见前面章节。当孕妇存在硫酸镁应用禁忌证或硫酸镁治疗无效时，可考虑应用地西泮、苯巴比妥或冬眠合剂控制抽搐，子痫患者产后需继续应用硫酸镁 24～48h。

3. 控制血压和监控并发症 脑血管意外是子痫患者死亡的最常见原因。当收缩压≥160mmHg、舒张压≥110mmHg 时要积极降压以预防心脑血管并发症。注意监测子痫之后的胎盘早剥、肺水肿等并发症。

4. 适时终止妊娠 子痫患者抽搐控制后即可考虑终止妊娠。

5. 子痫前期孕妇产后 3～6d 是产褥期血压高峰期 高血压、蛋白尿等症状仍可能反复出现甚至加重，此期间仍应每天监测血压。如产后血压升高≥150/100mmHg 应继续给予降压治疗。哺乳期可继续应用产前使用的降压药物,禁用 ACEI 和 ARB 类(卡托普利、依那普利除外)降压药。产后血压持续升高要注意评估和排查孕妇其他系统疾病的存在。注意监测及记录产后出血量。孕妇重要器官功能稳定后方可出院。

6. 终止妊娠　控制病情后即可考虑终止妊娠。

三、HELLP 综合征

【高危评分】　临床危险性评估:20C。

【早期识别】

1. 妊娠期高血压疾病。

2. 右上腹疼痛。

3. 血管内溶血 LDH 水平升高。

4. ALT≥40U/L。

5. 血小板计数<100×10⁹/L。

【诊断要点】　依据中国《妊娠期高血压疾病诊治指南(2015)》精要进行诊断。

HELLP 综合征以溶血、肝酶水平升高及低血小板计数为特点,可以是妊娠期高血压疾病的严重并发症,也可以发生在无血压升高或血压升高不明显,或者没有蛋白尿的情况下,可以发生在子痫前期临床症状出现之前。多数发生在产前。典型症状为全身不适、右上腹疼痛、体质量骤增、脉压增大。少数孕妇可有恶心、呕吐等消化系统表现,但高血压、蛋白尿表现不典型。确诊主要依靠实验室检查。

1. 血管内溶血　外周血涂片见破碎红细胞、球形红细胞;胆红素≥20.5μmol/L(即 1.2mg/dl);血红蛋白轻度下降;LDH 水平升高。

2. 肝酶水平升高　ALT≥40U/L 或 AST≥70U/L。

3. 血小板计数减少　血小板计数<100×10⁹/L。血小板≤50×10⁹/L 为重度减少,孕产妇严重并发症率 40%~60%;>(50~100)×10⁹/L 为中度血小板减少,严重并发症率 20%~40%;>(100~150)×10⁹/L 为轻度血小板减少,孕产妇严重并发症率 20%。

【处理要点】　依据中国《妊娠期高血压疾病诊治指南(2015)》精要进行处理。

在按照重度子痫前期对重要器官监测和保护及治疗的基础上,其他治疗措施包括以下 3 点。

1. 有指征地输注血小板和使用肾上腺皮质激素　血小板计数:①>50×10^9/L 且不存在过度失血或血小板功能异常时,不建议预防性输注血小板或剖宫产术前输注血小板;②<50×10^9/L 可考虑肾上腺皮质激素治疗;③<50×10^9/L 且血小板计数迅速下降或者存在凝血功能障碍时应考虑备血,包括血小板;④<20×10^9/L 时阴道分娩前强烈建议输注血小板,剖宫产前建议静脉滴注血小板。

2. 孕妇状况整体评估,适时终止妊娠　①时机:绝大多数 HELLP 综合征孕妇应在积极治疗后终止妊娠。只有当胎儿不成熟且母胎病情稳定的情况下方可在三级医疗机构进行期待治疗。②分娩方式:HELLP 综合征孕妇可酌情放宽剖宫产指征。③麻醉:血小板计数>75×10^9/L,如无凝血功能障碍和进行性血小板计数下降,可选区域麻醉。

3. 其他治疗　在 HELLP 综合征治疗中必要时需进行血浆置换或血液透析,关键是注意全面的母体状况整体评估和病因鉴别,给予合理的对症治疗。

第14章

产前出血早期识别与处理

一、中央性前置胎盘

【高危评分】 临床危险性评估:20C。

【早期识别】

1. 妊娠 28 周后。

2. B超示胎盘组织完全覆盖宫颈内口。

【诊断要点】 依据中国《前置胎盘的临床诊断与处理指南(2013 年)》精要进行诊断。

1. 正常的胎盘附着于子宫体部的前壁、后壁或侧壁,远离宫颈内口。妊娠 28 周后,胎盘仍附着于子宫下段,其下缘达到或覆盖宫颈内口,位置低于胎儿先露部,称为前置胎盘。

2. 类型。完全性前置胎盘、部分性前置胎盘、边缘性前置胎盘、低置胎盘。妊娠中期超声检查发现胎盘接近或覆盖宫颈内口时,称为胎盘前置状态。

(1)完全性前置胎盘:胎盘组织完全覆盖宫颈内口。

(2)部分性前置胎盘:胎盘组织部分覆盖宫颈内口。

(3)边缘性前置胎盘:胎盘附着于子宫下段,边缘达到宫颈内口,但未超越。

(4)低置胎盘:胎盘附着于子宫下段,边缘距宫颈内口的距离<20mm(国际上尚未统一,多数定义为距离<20mm),此距离对临床分娩方式的选择有指导意义。有文献报道,当胎盘边缘距离宫颈内口 20~35mm 时称为低置胎盘;将胎盘边缘距宫颈内口的距离<20mm、而未达到宫颈内口时定义为边缘性前置胎盘。由于低置胎盘可导致临床上的胎位异常、产前产后出血,对母儿造成危害,临床上应予重视。前置胎盘的程度可随妊娠及产程的进展而发生变化。诊断时期不同,分类也不同。建议以临床处理前的最后 1 次检查来确定其

分类。

3. 临床表现

(1)病史:妊娠晚期或临产后突然出现无诱因、无痛性的阴道流血。

(2)体征:患者全身情况与出血量及出血速度密切相关。反复出血可呈贫血貌,急性大量出血可致失血性休克。

(3)腹区检查:子宫软,无压痛,轮廓清楚,子宫大小符合妊娠周数。胎位清楚,胎先露高浮或伴有胎位异常。

(4)阴道检查:应采用超声检查确定胎盘位置,如前置胎盘诊断明确,不必再行阴道检查。如必须通过阴道检查以明确诊断或选择分娩方式,可在输液、备血及可立即行剖宫产手术的条件下进行。禁止肛查。

4. 超声检查。在妊娠的任何时期,如怀疑前置胎盘,推荐使用经阴道超声进行检查。其准确性明显高于经腹超声,并具有安全性。超声检查诊断前置胎盘,建议使用下述测量方法以指导临床:当胎盘边缘未达到宫颈内口,测量胎盘边缘距宫颈内口的距离;当胎盘边缘覆盖了宫颈内口,测量超过宫颈内口的距离,精确到毫米。MRI:有条件的医院,怀疑合并胎盘植入者,可选择 MRI检查。

【处理要点】　依据中国《前置胎盘的临床诊断与处理指南(2013 年)》精要进行处理。

1. 处理原则　止血、纠正贫血、预防感染、适时终止妊娠。

2. 期待治疗　期待治疗的目的是在母儿安全的前提下,延长妊娠时间,提高胎儿存活率。适用于妊娠<36 周,一般情况良好,胎儿存活,阴道流血不多,无需紧急分娩的孕妇。需在有母儿抢救能力的医疗机构进行。对于有阴道流血的患者,强调住院治疗。密切监测孕妇生命体征及阴道流血情况。常规进行血常规、凝血功能检测并备血。监护胎儿情况,包括胎心率、胎动计数、胎儿电子监护及胎儿生长发育情况。

3. 一般处理　阴道流血期间绝对卧床,建议侧卧位。血止后可适当活动。

4. 纠正贫血　目标是维持血红蛋白含量>110g/L,血细胞比容>30%,增加母体储备,改善胎儿宫内低氧情况。

5. 止血　在期待治疗过程中,常伴发早产。对于有早产风险的患者可酌情给予宫缩抑制,防止因宫缩引起的进一步出血,赢得促胎肺成熟的时间。常用药物有硫酸镁、钙通道阻滞药、非甾体类抗炎镇痛药、缩宫素受体抑制药等。在使用宫缩抑制药的过程中,仍有阴道大出血的风险,应做好随时剖宫产手术的准备。值得注意的是,宫缩抑制药与肌松药有协同作用,可加重肌松药的神经肌肉阻滞作用,增加产后出血的风险。

6. 糖皮质激素的使用　若妊娠<34 周,应促胎肺成熟。

7. 宫颈环扎术　宫颈环扎术止血及改善预后的效果不肯定,无足够证据。

8. 保守治疗过程中阴道大出血的预测

(1)宫颈管长度:妊娠 34 周前经阴道超声测量宫颈管长度,如宫颈管长度<3cm 大出血而急诊剖宫产手术的风险增加。如覆盖宫颈内口的胎盘较厚(>1cm),产前出血、胎盘粘连、植入及手术风险增加。

(2)胎盘边缘出现无回声区:覆盖宫颈内口的胎盘边缘出现无回声区,出现突然大出血的风险是其他类型前置胎盘的 10 倍。

(3)位于前次剖宫产子宫切口瘢痕处的前置胎盘即"凶险型前置胎盘"常伴发胎盘植入、产后严重出血,子宫切除率明显增高。

9. 终止妊娠

(1)紧急剖宫产:出现大出血甚至休克,为挽救孕妇生命,应果断终止妊娠。无需考虑胎儿情况。在期待治疗过程中,若出现胎儿窘迫等产科指征,胎儿已可存活,可行急诊手术。临产后诊断的部分性或边缘性前置胎盘,出血量较多,估计短时间内不能分娩者,也选择急诊剖宫产终止妊娠。

(2)择期终止妊娠:择期剖宫产,为目前处理前置胎盘的首选。对于无症状的前置胎盘合并胎盘植入者可于妊娠 36 周后终止妊娠。无症状的完全性前置胎盘,妊娠达 37 周,可考虑终止妊娠;边缘性前置胎盘满 38 周可考虑终止妊娠;部分性前置胎盘应根据胎盘遮盖宫颈内口情况适时终止妊娠。子宫切口的选择原则上应尽量避开胎盘,以免增加孕妇和胎儿失血。对于前壁胎盘,根据产前超声胎盘定位及胎位,剖宫产切口应尽量避开胎盘,灵活选择子宫切口。胎儿娩出后,立即子宫肌壁注射宫缩药,如缩宫素、前列腺素制剂等,待子宫收缩后徒手剥离胎盘。也可用止血带将子宫下段血管扎紧数分钟,以利胎盘剥离时的止血,但需警惕结扎部位以下的出血。若剥离面出血多,应参照产后出血的处理。若采取各项措施均无效,应向家属交代病情,果断切除子宫。

(3)阴道分娩:边缘性前置胎盘、低置胎盘,出血少,枕先露;部分性前置胎盘,宫颈口已扩张,估计短时间内可以结束分娩者,在有条件的医疗机构,备足血源的同时可在严密监测下行阴道试产。经阴道分娩而发生产后出血,胎盘剥离面的止血方法参考剖宫产时的处理。

10. 抗感染治疗 期待治疗过程中筛查感染与否,预防性使用抗生素。终止妊娠时在胎盘剥离后预防性使用抗生素。

11. 转诊及转运 一旦确诊完全前置性胎盘,应在二级以上医院产前检查及治疗。若阴道反复出血或大出血而当地无条件处理,在充分评估母胎安全、输液、输血的条件下,迅速转院。

【注意事项】

1. 注意发生的高危因素。前置胎盘的高危因素包括流产史、宫腔操作史、产褥期感染史、高龄、剖宫产史,吸烟,双胎妊娠,妊娠 28 周前超声检查提示胎盘前置状态等。

2. 注意临床表现特征。妊娠晚期或临产后突然出现无诱因、无痛性的阴道流血。

3. 全身情况与出血量及出血速度密切相关。反复出血可呈贫血貌,急性大量出血可致失血性休克。

4. 注意如前置胎盘诊断明确,不必再行阴道检查。

5. 注意如必须通过阴道检查以明确诊断或选择分娩方式,可在输液、备血及可立即行剖宫产手术的条件下进行,禁止肛查。

6. 在妊娠的任何时期,如怀疑前置胎盘,推荐使用经阴道超声进行检查,怀疑合并胎盘植入者,可选择 MRI 检查。

7. 注意妊娠<36 周,一般情况良好,胎儿存活,阴道流血不多,无需紧急分娩的孕妇。需在有母儿抢救能力的医疗机构进行。对于有阴道流血的患者,强调住院治疗。

8. 注意纠正贫血,目标是维持血红蛋白含量＞110g/L,红细胞比容＞30％。

9. 注意糖皮质激素的使用,若妊娠<34 周,应促胎肺成熟。

10. 注意出现大出血甚至休克,为挽救孕妇生命,应果断终止妊娠。无需考虑胎儿情况。在期待治疗过程中,若出现胎儿窘迫等产科指征,胎儿已可存活,可行急诊手术。

11. 注意对于无症状的前置胎盘合并胎盘植入者可于妊娠 36 周后终止妊娠。无症状的完全性前置胎盘,妊娠达 37 周,可考虑终止妊娠。

12. 注意不可经阴道分娩。

二、植入性前置胎盘

【高危评分】　临床危险性评估:20C。

【早期识别】

1. 无产前出血的前置胎盘。

2. 超声膀胱壁连续性的中断。

3. MRI 胎盘侵入肌层。

【诊断要点】　依据中国《胎盘植入诊治指南(2015)》和中国《前置胎盘的临床诊断与处理指南(2013)》精要进行诊断。

1. 胎盘植入是指胎盘绒毛不同程度侵入子宫肌层　依据胎盘植入子宫肌层深度及是否侵入子宫毗邻器官分为胎盘粘连、胎盘植入及穿透性胎盘植入;依据植入面积分为完全性和部分性胎盘植入。

2. 胎盘绒毛异常侵入子宫肌层称为胎盘植入　胎盘侵入子宫浅肌层为胎盘粘连,侵入子宫深肌层为胎盘植入,穿透子宫壁达子宫浆膜层、甚至侵入子宫毗邻器官时为穿透性胎盘植入。依据植入面积分为完全性和部分性胎盘植入。

3. 临床表现　前置胎盘合并胎盘植入的诊断主要根据临床表现及术中所见。对于无产前出血的前置胎盘,更要考虑胎盘植入的可能性,不能放松对前置胎盘凶险性的警惕。术中发现胎盘与宫壁无间隙,或胎盘附着处持续大量出血,应及时做出判断。

4. 超声诊断　胎盘内多个不规则的无回声区伴丰富血流信号和(或)膀胱壁连续性的中断,强烈提示胎盘植入可能。其他具有提示意义和诊断参考价值的超声征象包括子宫肌层变薄,胎盘和子宫分界不清。

5. MRI 诊断　MRI 对诊断胎盘植入有很大的帮助,能更清楚地显示胎盘侵入肌层的深度、局部吻合血管分布及宫旁侵犯情况,可提供准确的局部解剖层次,指导手术路径。

6. 病理检查　有助于明确诊断。

【处理要点】　依据中国《胎盘植入诊治指南(2015)》精要进行处理。

1. **手术时机** 无症状的前置胎盘合并胎盘植入者 36 周后行手术。伴有反复出血症状的前置胎盘合并胎盘植入者促胎肺成熟后提前终止妊娠。

2. **分娩前处置与转运** 可疑诊断或确诊胎盘植入后,应使用铁剂、叶酸等药物治疗,以维持正常血红蛋白水平。此外,应每 3～4 周进行 1 次超声检查,以评估胎盘位置、胎盘植入深度及胎儿发育情况。当临床上高度怀疑胎盘植入但该医疗单位不具备胎盘植入处置条件时,应在保证患者安全的前提下及时将患者转运至有处置条件的医院进一步治疗,可降低胎盘植入患者不良结果发生。

3. **处置条件与团队组成** 产科出血、早产、剖宫产以及剖宫产后子宫切除术等并发症是导致胎盘植入患者不良妊娠结局的主要原因,足够的红细胞、血液制品储备及具有大量输血能力是降低胎盘植入不良妊娠结局发生风险的基本条件。此外,由具有胎盘植入处置经验的产科医师、麻醉科医师,及具有早产儿处置经验的儿科医师组成的救治团队可为母儿安全提供保障,妇科肿瘤和(或)泌尿外科医师参与、良好的监测设施和反复演练可改善胎盘植入患者的妊娠结局。胎盘植入患者分娩时机:计划分娩可减少出血量,降低其他并发症。

4. **分娩方式**

(1)阴道分娩:胎盘植入患者常进行计划分娩,多以剖宫产终止妊娠,阴道分娩主要见于产前未诊断而分娩后才确诊胎盘植入者。

(2)剖宫产:胎盘植入患者多为剖宫产分娩,尤其合并前置胎盘和(或)合并其他剖宫产指征者。腹壁切口可个体化选择,考虑腹腔严重粘连和(或)需要腹腔其他操作的患者宜选择腹区纵切口,方便腹腔探查与手术操作。子宫切口依胎盘附着位置而定,原则上应避开胎盘或胎盘主体部分。

5. **麻醉方式** 应由具有产科麻醉经验的医师进行操作。麻醉方式可以为硬膜外麻醉、腰硬联合麻醉和经气管全身麻醉,具体方式应根据患者胎盘植入程度、估计出血量、手术治疗方案及手术时间综合考虑。因胎盘植入患者出血量多达 1000～8000ml,因低血压及凝血功能障碍有增加脊椎硬膜外血肿的风险,选择全身麻醉,或手术过程中将区域性麻醉改为经气管全身麻醉选择仍有争议,推荐妊娠 34—36 周分娩,以改善母儿结局的全身麻醉较为安全。

6. **手术方式** 建议择期剖宫产终止妊娠。后壁胎盘或前侧壁胎盘植入者,可行子宫下段剖宫产术;前壁胎盘植入者,行子宫体部剖宫产术。胎儿娩出

后,依据出血量、植入的程度、患者是否有生育要求及病情决定处理方式,主要
包括子宫切除术及保守治疗。

(1)子宫切除术:①适应证:胎盘植入面积大、子宫壁薄、胎盘穿透、子宫收
缩差、短时间内大量出血(数分钟内出血>2000ml)及保守治疗失败者。有文献
报道,立即切除子宫的患者死亡率为 5.8%～6.6%,试图保留子宫的患者死亡
率为 12.5%～28.3%。无生育要求可作为子宫切除术的参考指征。②子宫切
除术类型:推荐子宫全切除术。胎儿娩出后不剥离胎盘直接缝合切口后行子宫
全切除术。

(2)保守治疗:对生命体征平稳、出血量不多、植入范围小者行保守治疗。
包括保守性手术、药物治疗、栓塞治疗。①保守性手术:局部缝扎止血,可采用
局部"8"字、间断环状缝合或 B-Lynch 法缝合、压迫止血。为减少因强行剥离胎
盘而产生的出血,剖宫产时可将胎盘部分或全部留在宫腔内,术后可配合甲氨
蝶呤等药物治疗或栓塞治疗。产后应密切随访,抗生素预防感染,加强子宫收
缩,观察阴道流血情况、有无感染征象等。②药物治疗:治疗胎盘植入的药物有
甲氨蝶呤、米非司酮等。给药途径和用药剂量根据胎盘植入的部位、深浅和面
积大小而异。③栓塞治疗:预防性结扎或阻塞盆腔血管对胎盘植入患者的作用
不明确,需要进一步研究。

7. 血管阻断术　其目的是防治胎盘植入患者严重产后出血,主要采用髂
内动脉结扎、子宫动脉结扎、经皮双侧髂内动脉栓塞术(IIAE)、经皮双侧子宫动
脉栓塞术(UAE)和腹主动脉下段阻断术髂内血管结扎、子宫动脉上行支结扎
简便,可避免 X 射线暴露,可减少 40%～70% 的盆腔血液供应,但有效率只有
40%～70%。因此近年来逐渐被 IIAE、UAE 及腹主动脉下段阻断术取代,但
在缺乏血管栓塞介入设备的医院,血管结扎对治疗盆腔广泛出血仍是值得考虑
的方法。腹主动脉下段阻断术操作难度较大,目前仅有个案报道。选用何种方
法应综合考虑患者的具体情况、各方法的治疗效果、并发症、对胎儿的影响及医
院实际水平进行。

8. 子宫压迫缝合(UCS)　UCS 已经广泛用于产后出血的治疗。胎盘植入
面积比较局限,或胎盘植入局部病灶切除术,和(或)胎盘剥离面出血时行局部
缝扎有较好疗效。

9. 宫腔填塞　宫腔填塞包括纱布填塞及球囊填塞。适用于胎盘植入面积

较小、胎盘剥离面出血者。宫腔纱布填塞是一种传统方法,其缺点是不易填紧,且因纱布吸血而易发生隐匿性出血。子宫球囊填塞是对宫腔纱布填塞的改良和发展,使用简便,近年来使用较为广泛,但价格较高。纱布与球囊取出时间为放置 24～48h,无活动性出血,情况稳定。无论采用何种填塞方法,应预防性使用抗生素。

10. 分娩后子宫和胎盘的处理

(1)胎盘原位保留方法及指征:胎盘原位保留的目的是保留子宫,减少产后出血量和手术并发症。近年来,胎盘原位保留主要有两种方式:部分胎盘和(或)部分子宫壁切除,然后行子宫缝合和(或)子宫重建;在子宫血流暂时阻断情况下,谨慎行胎盘剥离,剥离面出血部位缝合,必要时行子宫下段环行缝扎术。

(2)胎盘原位保留,部分胎盘植入或完全性胎盘植入均可以行胎盘原位保留。当经处理后患者出血量少、生命体征平稳,且满足以下条件者可选择胎盘原位保留:①患者要求保留生育功能;②具备及时输血、紧急子宫切除、感染防治等条件;③术中发现胎盘植入,但不具备子宫切除的技术条件,可在短时间内安全转院接受进一步治疗者。由于 20%～30% 的胎盘原位保留者在保守治疗过程中因感染、晚发性产后出血须行子宫切除,故胎盘原位保留这种处理方式仍有争议。2012 年美国 ACOG 专家共识不推荐胎盘植入患者胎盘原位保留。基于目前的临床资料,胎盘原位保留时应充分告知患者该方法的局限性。

11. 监测及治疗　①感染监测与抗生素应用:胎盘植入保守治疗过程中感染率 18%～28%,在术前 0.5～2.0h 内或麻醉开始时给予抗生素,使手术切口暴露时局部组织中已达到足以杀灭手术过程中入侵切口细菌的药物浓度。如果手术时间>3h,或失血量>1500ml,可在手术中再次给抗生素预防感染。抗生素的有效覆盖时间应包括整个手术过程和手术结束后 4h,总的预防用药时间为 24h,必要时延长至 48h。但污染手术可依据患者感染情况延长抗生素使用时间。对手术前已形成感染者,应根据药敏结果选用抗生素,一般宜用至体温正常、症状消退后 72～96h。对感染不能控制者,宜尽早行子宫切除术。②化疗药物:甲氨蝶呤为胎盘植入患者保守治疗的辅助用药,但治疗效果有争论。以往认为采用甲氨蝶呤治疗可以提高保守治疗成功率,但近年发现,甲氨蝶呤治疗并不能改善胎盘植入患者的结局。由于胎盘植入患者应用甲氨蝶呤的剂量、治疗周期、治疗效果等尚不明确,且存在化疗不良反应,近期文献均不支持甲氨蝶呤用于胎盘植入患者的保守治疗。

12. 子宫切除指征　子宫切除已成为治疗胎盘植入患者合并产后出血的主要措施。由于胎盘血液循环达 700ml/min(500～1200ml/min),如未行子宫血管阻断,不推荐徒手剥离胎盘,以减少不必要的出血。当患者有下列情况时应行子宫切除术。①产前或产时子宫大量出血,保守治疗效果差;②保守治疗过程中出现严重出血及感染;③子宫破裂修补困难;④其他因素需行切除子宫。子宫膀胱腹膜返折粘连紧密或子宫前壁胎盘植入严重甚至累及膀胱,导致粘连无法分离者,应注意分清膀胱与子宫。但由于子宫切除将使患者永久丧失生育能力,所以子宫切除应根据病情及患者意愿个体化考虑。

13. 双侧输尿管支架置管　子宫切除术前行输尿管置管可降低输尿管损伤、入住重症监护病房＞24h、输血量≥4U 红细胞、凝血功能障碍、早期再次手术的风险,尤其对可疑膀胱植入者,可在膀胱镜下观察植入膀胱的程度。但输尿管支架置管增加患者血尿、腰腹痛及尿路刺激症状等并发症率。因此,手术前输尿管支架置管应根据患者病情,权衡利弊。

【注意事项】

1. 注意止血前容许性低血压　胎盘植入合并未控制的失血性休克患者,有效止血最为重要,止血前采用控制性液体复苏,容许性低血压,以保证重要脏器的基本灌注,有利于降低患者并发症率。控制"低血压"持续时间有较大的个体差异,应根据患者的术前基础血压、重要器官功能状况、手术创面出血状况来实施,权衡维持足够器官灌注与继续出血的风险。

2. 注意大量输血策略　胎盘植入患者手术创面大,手术止血困难,腹腔脏器暴露时间长,容易出现"致死性三联征",即低体温、酸中毒和凝血功能障碍。这一病理过程与创伤性凝血病基本相似,因此,在快速明确止血的同时,应早期使用血液或血液制品。推荐红细胞∶新鲜冰冻血浆∶血小板的比例为 1∶1∶1,出现凝血功能障碍时恰当使用凝血因子产品(重组活化凝血因子Ⅶ)和氨甲环酸。同时应预防和治疗低体温、酸中毒及低钙血症。

三、脐带帆状附着血管前置

【高危评分】　临床危险性评估:20C。

【早期识别】

1. B超示帆状胎盘血管前置。

2. 破膜时有无痛性阴道出血。

3. 阴道扪及索状、搏动的血管。

【诊断要点】　依据中国《前置胎盘的临床诊断与处理指南（2013年）》精要进行诊断。

1. 前置血管概念　指胎儿血管穿越胎膜位于宫颈内口。前置血管应归为前置胎盘范畴。

2. 前置血管的典型临床症状　妊娠晚期无痛性阴道流血，色鲜红，多发生在胎膜破裂时。前置血管发生破裂，胎儿失血，可致胎儿窒迫。胎儿死亡率极高。先露部压迫前置的血管影响胎儿血供也可危及胎儿生命。由于出血主要来自胎儿，孕妇一般没有生命危险。

3. 超声检查是诊断前置血管的主要手段　应用经阴道超声多普勒检查发现脐带插入的位置较低，有助于诊断。产时识别前置血管的要点：阴道检查扪及索状、搏动的血管；胎膜破裂时伴阴道流血，同时出现胎心率变化。

【处理要点】　依据中国《前置胎盘的临床诊断与处理指南（2013年）》精要进行处理。

1. 产前已明确诊断的前置血管，应在具备母儿抢救条件医疗机构进行待产，妊娠达34～35周，及时剖宫产终止妊娠。

2. 胎儿存活，应立刻剖宫产终止妊娠。

3. 胎儿若死亡，则选择阴道分娩。

【注意事项】

1. 注意脐带血管的特殊走行，容易致医疗纠纷。脐带帆状附着系指脐带附着胎膜上，脐带血管通过羊膜与绒毛膜之间进入胎盘，当胎盘血管穿过子宫下段或胎膜跨过子宫颈内口时则成为前置血管，当胎膜破裂时易造成血管破裂出血，前置的血管被胎先露压迫时，可致循环受阻而发生胎儿宫内窒迫、甚至死产，易引起医疗纠纷。

2. 注意破膜时无痛性阴道流血，取血片找到有核红细胞或幼红细胞，即可做出前置血管破裂的诊断，因有核红细胞或幼红细胞仅能来自胎儿血液。

3. 注意本病与前置胎盘不易鉴别。临床上产前检查时，B超检查应注意全面仔细,产后仔细检查胎盘、胎膜、脐带情况。

4. 注意本病脐血管裸露位置不同对胎儿影响也不同。如果帆状血管的位置在宫体较高处,对胎儿的影响很小,只有在分娩时牵拉脐带或者娩出胎盘时脐带附着处容易发生断裂,使产时出血的机会增高。如果帆状血管位于子宫下段或脐血管绕过子宫颈口,血管则容易受到压迫而发生血液循环阻断、血管破裂,对胎儿危害极大。

5. 注意分娩时胎膜破裂后,发生无痛性阴道流血,同时胎心率不规则甚至消失,胎儿死亡。

6. 注意脐带帆状附着破膜后出现脐带脱垂,必须加以重视,为此,处理多以剖宫产终止妊娠。

四、胎 盘 早 剥

【高危评分】　临床危险性评估:20C。

【早期识别】

1. 阴道出血。

2. 子宫张力增大压痛。

3. 胎心异常变化。

【诊断要点】　依据中国《胎盘早剥的临床诊断与处理规范(2012 年)》精要进行诊断。

1. 概述　正常位置的胎盘在胎儿娩出前部分或全部从宫壁剥离,称为胎盘早剥。胎盘早剥的病理为胎盘后出血,进而出现临床症状,随着剥离面增大,病情逐级加重,危及胎儿及孕妇生命。在临床上推荐使用胎盘早剥分级标准。0 级:胎盘后有小凝血块,无临床症状。Ⅰ级:阴道出血;有子宫压痛和子宫强直性收缩;产妇无休克发生,无胎儿窘迫发生。Ⅱ级:可能有阴道出血;产妇无休克;有胎儿窘迫发生。Ⅲ级:可能有外出血;子宫强直性收缩明显,触诊呈板状;持续性腹痛,产妇发生失血性休克,胎儿死亡;30%的产妇有凝血功能指标异常。

2. 高危因素　包括产妇有血管病变、机械因素、子宫静脉压升高、高龄多产、外伤及接受辅助生育技术助孕等。

3. 早期表现　常常是胎心率首先发生变化,宫缩后子宫弛缓欠佳。触诊时子宫张力增大,宫底增高,严重时子宫呈板状,压痛明显,胎位触及不清;胎心率改变或消失,胎盘早剥Ⅲ级患者病情凶险,可迅速发生休克、凝血功能障碍甚至多器官功能损害。

4. 临床表现　胎盘早剥的典型症状是阴道出血、腹痛、子宫收缩和子宫压痛。出血特征为陈旧性不凝血。绝大多数发生在孕34周以后。往往是胎盘早剥的严重程度与阴道出血量不相符。后壁胎盘的隐性剥离多表现为腰背部疼痛,子宫压痛可不明显。部分胎盘早剥伴有宫缩,但宫缩频率高、幅度低,间歇期也不能完全放松。

5. 超声检查　超声检查不是诊断胎盘早剥的敏感手段,准确率在25%左右。超声检查无异常发现也不能排除胎盘早剥,但可用于前置胎盘的鉴别诊断及保守治疗的病情监测。

6. 胎心监护　胎心监护用于判断胎儿的宫内状况,胎盘早剥时可出现胎心监护的基线变异消失、变异减速、晚期减速、正弦波形及胎心率缓慢等。

7. 实验室检查　主要监测产妇的贫血程度、凝血功能、肝肾功能及电解质等。进行凝血功能检测和纤溶系统确诊试验,以便及时发现弥散性血管内凝血。

【处理要点】　依据中国《胎盘早剥的临床诊断与处理规范(2012年)》精要进行处理。

胎盘早剥的治疗应根据孕周、早剥的严重程度、有无并发症、宫口开大情况、胎儿宫内状况等决定。

1. 纠正休克　监测产妇生命体征,积极输血、补液维持血液循环系统的稳定,有弥散性血管内凝血表现者要尽早纠正凝血功能障碍。使血红蛋白维持在100g/L,血细胞比容>30%,尿量>30ml/h。

2. 监测胎儿宫内情况　持续监测胎心以判断胎儿的宫内情况。对于有外伤史的产妇,疑有胎盘早剥时,应至少行4h的胎心监护,以早期发现胎盘早剥。

3. 终止妊娠

(1)阴道分娩:①如胎儿死亡,在评价产妇生命体征前提下首选阴道分娩。严重的胎盘早剥常致胎儿死亡,且合并凝血功能异常,抢救产妇是治疗的重点。应尽快实施人工破膜减压及促进产程进展,减少出血。缩宫素的使用要慎重,以防子宫破裂。如伴有其他异常,如胎横位等可行剖宫产术。应强调根据不同情况,个体化处理。②胎儿存活者,以显性出血为主,宫口已开大,经产妇一般情况较好,估计短时间内能结束分娩者,人工破膜后可经阴道分娩。分娩过程中密切观察血压、脉搏、宫底高度、宫缩与出血情况,建议全程行胎心电子监护,了解胎儿宫内状况,并备足血制品。③剖宫产术分娩:孕 32 周以上,胎儿存活,胎盘早剥Ⅱ级以上,建议尽快、果断进行剖宫产术,以降低围生儿死亡率。阴道分娩过程中,如出现胎儿窘迫征象或破膜后产程无进展者,应尽快行剖宫产术。近足月的轻度胎盘早剥者,病情可能随时加重,应考虑终止妊娠并建议剖宫产术分娩。

4. 保守治疗 对于孕 32—34 周 0～Ⅰ级胎盘早剥者,可予以保守治疗。孕 34 周以前者需给予皮质类固醇激素促胎肺成熟。孕 28—32 周,以及<28 孕周的极早产产妇,如为显性阴道出血、子宫松弛,产妇及胎儿状态稳定时,行促胎肺成熟的同时考虑保守治疗。分娩时机应权衡产妇及胎儿的风险后再决定。保守治疗过程中,应密切行超声检查,监测胎盘早剥情况。一旦出现明显阴道出血、子宫张力高、凝血功能障碍及胎儿窘迫时,应立即终止妊娠。

5. 产后出血的处理 由于凝血功能障碍及子宫收缩乏力,胎盘早剥患者常发生产后出血。应给予促宫缩药,针对性补充血制品。另可采用压迫止血、动脉结扎、动脉栓塞、子宫切除等手段控制出血。

6. 严重并发症的处理 强调多学科联合治疗,在弥散性血管内凝血处理方面应重点补充血容量及凝血因子,应在改善休克状态的同时及时终止妊娠,以阻止凝血物质继续进入血管内而发生消耗性凝血。对肾功能不全的处理,在改善休克后仍少尿者(尿量<17ml/h)则给予利尿药(呋塞米、甘露醇等)处理。注意监测肾功能,维持电解质及酸碱平衡,必要时行血液透析治疗。

【注意事项】

1. 注意胎盘早期剥离 胎盘早期剥离是妊娠晚期严重并发症,起病急、进展快,如诊断处理不及时会发生严重并发症,如弥散性血管内凝血、肾衰竭及产后出血,严重威胁母儿生命。

2. 注意早期表现特征 常常是胎心率首先发生变化,宫缩后子宫弛缓欠佳。触诊时子宫张力增大,宫底增高,严重时子宫呈板状,压痛明显,胎位触及不清;胎心率改变或消失,胎盘早剥Ⅲ级患者病情凶险,可迅速发生休克、凝血功能障碍。早剥的典型症状是阴道出血、腹痛、子宫收缩和子宫压痛。出血特征为陈旧性不凝血。往往是胎盘早剥的严重程度与阴道出血量不相符。后壁胎盘的隐性剥离多表现为腰背区疼痛,子宫压痛可不明显。部分胎盘早剥伴有宫缩,但宫缩频率高、幅度低,间歇期也不能完全放松。

3. **注意诱发高危因素** 胎盘早剥的高危因素是产妇有血管病变、机械因素、子宫静脉压升高、高龄多产、外伤及接受辅助生育技术助孕。

4. **注意分级** Ⅰ级:阴道出血,可有子宫压痛和子宫强直性收缩。Ⅱ级:可有阴道出血,有胎儿窘迫,无休克。Ⅲ级:可有阴道出血,子宫压痛和子宫强直性收缩明显,休克,胎儿死亡,30%有凝血功能障碍。

5. **注意超声检查** 准确率在25%左右,早期出血量少无法诊断,要动态监测。

6. **注意胎心监护异常有多种改变** 基线变异消失、变异减速、晚期减速、正弦波形及胎心率缓慢等。

7. **注意要持续监测胎心** 判断胎儿的宫内情况。

8. **注意胎儿宫内死亡问题** 当胎盘剥离面积达1/3时胎儿可发生宫内窘迫甚至死亡;当剥离面积达1/2时胎儿多数死亡。即使不典型胎盘早期剥离症状较轻,对围生儿危害也很大,故即使临床症状不严重,疑似胎盘早期剥离时,应严密监测胎儿宫内情况并予积极处理。

9. **阴道分娩** ①如胎儿已死亡,在评价产妇生命体征前提下首选阴道分娩。严重的胎盘早剥,应尽快实施人工破膜减压及促进产程进展,减少出血。如伴有其他异常,如胎横位等可行剖宫产术;②胎儿存活者,以显性出血为主,宫口已开大,经产妇一般情况较好,估计短时间内能结束分娩者,人工破膜后可经阴道分娩。

10. **剖宫产术分娩** 孕32周以上,胎儿存活,胎盘早剥Ⅱ级以上,建议尽快进行剖宫产术。阴道分娩过程中,如出现胎儿窘迫征象或破膜后产程无进展者,应尽快行剖宫产术。近足月的轻度胎盘早剥者,应考虑终止妊娠并建议剖宫产术分娩为宜。

11. **保守治疗** 对于孕32-34周0～Ⅰ级胎盘早剥者,可予以保守治疗。孕28-32周,及<28孕周的极早产产妇,如为显性阴道出血、子宫松弛、产妇及胎儿状态稳定时,行促胎肺成熟的同时考虑保守治疗。

12. **子宫胎盘卒中** 很少影响子宫收缩,因而导致严重产后出血者少见,因此,它并非是子宫切除的指征,关键是要注意其并发症防治。

13. **产后出血**　胎盘早期剥离常发生严重产后出血。分娩后及时应用子宫收缩药,如缩宫素、米索前列醇、卡前列甲酯,持续按摩子宫;若仍有不能控制的出血,应即时考虑行子宫切除。若大量出血且无血凝块,应考虑凝血功能障碍立即行必要的化验同时按凝血功能障碍处理。

14. **凝血功能障碍**　在迅速终止妊娠,去除病因的基础上,才能阻断促凝物质继续进入母血循环,从而阻止弥散性血管内凝血发展。

15. **不使用肝素**　应用肝素治疗虽有很大争议,但多主张在弥散性血管内凝血的高凝阶段应用。但胎盘早期剥离并发弥散性血管内凝血的关键性处理在于终止妊娠,杜绝凝血活酶来源,从而阻止凝血活酶继续进入血循环。此外,对于已发生凝血障碍而有活动性出血的患者来说,如子宫有一个大创面的存在,应用肝素会更加重出血,故一般不用肝素治疗。

16. **补充凝血因子**　及时足量输入新鲜血是补充血容量及凝血因子的有效措施,库存血>4h,血小板功能即受破坏,效果差,为纠正血小板减少,可静脉滴注新鲜血小板浓缩液。如无法得到新鲜血时,可选新鲜冰冻血浆应急,1L 的新鲜冰冻血浆含凝血因子 I 3g,且可提高 V、Ⅷ因子至最低有效水平。同时还可静脉滴注冷凝沉淀物,凝血酶原复合物等。如血纤维蛋白原<2g/L,应静脉滴注凝血因子 I,每 4g 凝血因子 I 可提高血凝血因子 I 1g/L,常用量为 3～6g。

17. **纤溶抑制药**　若妊娠已终止,而弥散性血管内凝血由高凝阶段转入纤溶亢进阶段,出血不止,可应用抗纤溶药物以抑制纤维蛋白溶酶原的激活因子,使纤维蛋白溶酶原不能转变为纤维蛋白溶酶,纤维蛋白就不溶解,常用氨基己酸 4～6g,氨甲环酸 0.25～0.5g,或酚苄明 0.1～0.2g 溶于 5％葡萄糖注射液 100ml 内静脉滴注。

18. **急性肾衰竭**　重型胎盘早期剥离多由重度妊娠高血压综合征引起。临床表现为:①少尿或无尿,少尿<400ml/24h,无尿<100ml/24h,多数患者少尿期每天尿量为 50～100ml;②高血钾(>7mmol/L),高血钾是少尿期引起患者死亡原因之一;③氮质血症,由于少尿,肾不能将尿素氮及肌酐排出,致使血中尿素氮及肌酐等升高;④代谢性酸中毒,由于酸性代谢产物在体内蓄积并消耗碱储备,血 pH 值下降,导致细胞内酶活性抑制和改变中间代谢产物增多而出现代谢性酸中毒。

第15章

多胎和巨大儿早期识别与处理

一、双　　胎

【高危评分】　临床危险性评估:5A。

【早期识别】

1. 孕早期 B 超示双胎。

2. 听到两个频率不同的胎心。

【诊断要点】　依据中国《双胎妊娠临床处理指南(2015 年第一部分)》精要进行诊断。

1. 判断双胎妊娠绒毛膜的方法介绍

(1)妊娠早、中期(妊娠 6—14 周)超声检查发现为双胎妊娠时,应该进行绒毛膜性的判断,保存相关的超声图像。

(2)如果判断绒毛膜性有困难时,需要及时转诊至区域性产前诊断中心或胎儿医学中心。绝大多数双卵双胎为双绒毛膜双羊膜囊双胎;而单卵双胎则根据发生分裂时间的不同,分别演变成为双绒毛膜双羊膜囊双胎或单绒毛膜双羊膜囊双胎;若分裂发生的更晚,则形成单绒毛膜单羊膜囊双胎、甚至联体双胎。故单绒毛膜双胎均为单卵双胎,而双绒毛膜双胎不一定是双卵双胎。单绒毛膜双胎可能会发生一系列并发症,如双胎输血综合征(TTTS)、双胎动脉反向灌注序列征(TRAPS)及双胎选择性生长不一致等,且由于胎盘存在血管交通吻合支的特点,如果其中之一发生胎死宫内,对存活胎儿存在发生脑损伤的风险。因此,诊断绒毛膜性对双胎的评估及妊娠期管理至关重要。单绒毛膜双胎妊娠胎死宫内的风险是双绒毛膜双胎的 3.6 倍,在妊娠 6—9 周,可通过孕囊数目判断绒毛膜性,妊娠 10—14 周,可以通过双胎间的羊膜与胎盘交界的形态判断绒毛膜性。单绒毛膜双胎羊膜分隔与胎盘呈"T"征,而双绒毛膜双胎胎膜融合处夹有胎盘组织,所以胎盘融合处表现为"双胎峰"(或"λ"征)。妊娠中期"双胎峰"或"T"征不容易判断,只能通过分离的胎盘个数或胎儿性别判断绒毛膜性。如为 2 个胎盘或性别不同,则为双绒毛膜双胎;如 2 个胎儿共用一个胎盘,性别相同,缺乏妊娠早期超声检查资料,绒毛膜性判定会很困难。以往通过羊膜分隔的厚度判断绒毛膜性,但准确性不佳。如绒毛膜性诊断不清,建议按单绒毛膜双胎处理。

2. 双胎妊娠的产前筛查及产前诊断

(1)妊娠 11—13^{+6} 周超声筛查,可以通过检测胎儿颈区透明层厚度(NT),评估胎儿发生唐氏综合征的风险,并可早期发现部分严重的胎儿畸形。

(2)不建议单独使用妊娠中期生化血清学方法对双胎妊娠进行唐氏综合征的筛查。

(3)建议在妊娠 18—24 周进行超声双胎结构筛查。双胎易因胎儿体位的关系影响结构筛查质量,有条件的医院可根据孕周分次进行包括胎儿心脏在内的结构筛查。对于双绒毛膜双胎妊娠,妊娠 11—13^{+6} 周双胎 NT 检测并结合胎儿鼻骨、静脉导管、三尖瓣反流情况,对唐氏综合征的检出率达 80%,与单胎妊娠的筛查结果相似。对于单绒毛膜双胎,应按 1 个胎儿的唐氏综合征发生风险计算(使用头臀长最大值和 NT 的平均值)。对于双绒毛膜双胎,因多数为双卵双胎,则应独立计算各个胎儿的唐氏综合征发生概率。文献报道,唐氏综合征在单胎与双胎妊娠孕中期血清学筛查的检出率分别为 60%～70% 和 45%,其假阳性率分别为 5% 和 10%。由于双胎妊娠筛查检出率较低,而且假阳性率较高,目前并不推荐单独使用血清学指标进行双胎的非整倍体筛查。双胎妊娠出现胎儿结构异常的概率较单胎妊娠高 1.2～2.0 倍。在双卵双胎妊娠,胎儿畸形的发生概率与单胎妊娠相似;而在单卵双胎,胎儿畸形的发生率增加 2～3 倍。最常见的畸形为心脏畸形、神经管缺陷、面部发育异常、胃肠道发育异常和腹壁裂等。妊娠早期行胎儿 NT 检查时,可对一些严重的胎儿结构异常,如无脑儿、颈区水囊瘤及严重的心脏异常等进行早期产前诊断。

建议在妊娠 18—24 周,最晚不要超过 26 周对双胎妊娠进行超声结构筛查。双胎妊娠容易因胎儿体位的关系影响结构筛查的质量,筛查较为困难。有条件的医疗机构可根据孕周分次进行包括胎儿心脏在内的结构筛查,如发现可疑异常,应及时转诊至区域性产前诊断中心。

3. 双胎妊娠早产的诊断　经阴道子宫颈长度测量及经阴道检测胎儿纤连蛋白,可用于预测双胎妊娠早产的发生,但目前没有证据表明哪种方法更具优势。妊娠 18—24 周双胎妊娠子宫颈长度＜25mm 是预测早产的最理想指标。

【处理要点】　依据中国《双胎妊娠临床处理指南(2015 年第一部分)》精要进行处理。

1. 没有证据表明卧床休息和住院观察可以改善双胎妊娠的结局。

2. 无证据表明子宫颈环扎术能避免双胎妊娠早产的发生。

3. 孕激素制剂无论阴道给药还是肌内注射均不能改变早产结局。

4. 对早产风险较高的双胎妊娠,可按照单胎妊娠的处理方式进行糖皮质激素促胎肺成熟治疗。美国国立卫生研究院推荐,对于 1 周内早产风险较高的双胎妊娠孕妇,如无禁忌,可按单胎妊娠的处理方式进行糖皮质激素促胎肺成熟治疗。目前尚无证据支持双胎妊娠促胎肺成熟需重复给药。

5. 与单胎妊娠类似,双胎妊娠中宫缩抑制药的应用可以在较短时期内延长孕周,以争取促胎肺成熟及宫内转运的时机。

6. 双胎妊娠的分娩方式应根据绒毛膜性、胎方位、孕产史、妊娠期合并症及并发症、子宫颈成熟度及胎儿宫内情况等综合判断,制订个体化的指导方案,目前没有足够证据支持剖宫产优于阴道分娩。应与患者及家属充分沟通交流,使其了解双胎阴道分娩过程中可能发生的风险及处理方案、剖宫产的近期及远期的风险,权衡利弊,个体化分析,共同决定分娩方式。

7. 无合并症的单绒毛膜双羊膜囊双胎及双绒毛膜双羊膜囊双胎可以选择阴道试产。单绒毛膜单羊膜囊双胎建议行剖宫产终止妊娠。无合并症的双绒毛膜双羊膜囊双胎及单绒毛膜双羊膜囊双胎分娩方式的选择主要依据双胎儿的胎方位。单绒毛膜双胎存在两胎盘间血管交通吻合支,分娩过程中急性双胎输血率 10％,产程中需要加强监护,尤其对于体质量较小的胎儿,需警惕因胎盘灌注不足或脐带因素导致的胎儿窘迫。单绒毛膜单羊膜囊双胎脐带缠绕发生率较高,整个妊娠期包括围分娩期均可能因脐带缠绕而导致突发的胎死宫内,故建议选择剖宫产术终止妊娠。

8. 分娩孕周。①对于无并发症及合并症的双绒毛膜双胎可期待至孕 38 周时再考虑分娩;②无并发症及合并症的单绒毛膜双羊膜囊双胎可以在严密监测下至妊娠 37 周分娩;③建议单绒毛膜单羊膜囊双胎的分娩孕周为 32—34

周,也可根据母胎情况适当延迟分娩孕周;④复杂性双胎[如 TTTS、sIUGR 及双胎贫血-多血序列征(TAPS)等]需要结合每个孕妇及胎儿的具体情况制订个体化的分娩方案。关于双绒毛膜双胎妊娠分娩孕周的选择存在争论,建议分娩孕周范围为 $38-39^{+6}$ 周。

9. 双绒毛膜双胎、第一胎儿为头先露的孕妇,在充分知情同意的基础上可以考虑阴道分娩。在双胎分娩过程中,约 20% 发生第二胎儿胎位变化。因此,如果计划阴道试产,无论何种胎方位,产科医师均需做好阴道助产及第二胎儿剖宫产术的准备。双绒毛膜双胎、第一胎儿为头先露的孕妇应考虑阴道分娩。如第一胎儿为头先露,第二胎儿为非头位,第一胎儿阴道分娩后,第二胎儿需要阴道助产或剖宫产的风险较大。如第一胎儿为臀先露,当发生胎膜破裂时,易发生脐带脱垂;而如果第二胎儿为头先露,有发生两胎儿胎头绞锁的可能,可放宽剖宫产指征。

10. 双胎延迟分娩是指双胎妊娠中发生——胎流产或早产后(妊娠 24—30 周早产),将第二胎儿保留在子宫内维持妊娠数天至数周后再分娩,以增加尚未娩出的第二胎儿的生存机会。实施延迟分娩时需要符合以下因素:第一胎儿分娩孕周在妊娠 18—30 周的双绒毛膜双胎妊娠;拟延迟分娩的胎儿胎膜完整;无胎儿窘迫、胎盘早剥和其他不利于继续妊娠的母体因素。延迟分娩过程中存在发生严重母儿感染的风险,需向患者及其家属详细告知风险利弊,慎重决定。

【注意事项】

1. 注意双胎妊娠时早孕反应较重,从孕 10 周开始子宫增大速度比单胎快,孕 24 周后尤为明显。

2. 注意妊娠晚期,因子宫过大可致腰酸背痛,呼吸困难,胃区饱满,纳少,行走不便,下肢静脉曲张、水肿,痔疮发作等压迫症状多见。

3. 注意双胎孕妇血容量比单胎多,同时孕育两个胎儿需要更多的蛋白、铁、叶酸等,加之叶酸的吸收利用能力减退,往往出现缺铁性贫血及巨幼红细胞性贫血。

4. 注意双胎妊娠时还易并发妊娠期高血压疾病、羊水过多、胎儿畸形、前置胎盘、胎盘早剥、产后出血、早产、难产、宫内生长迟缓、宫内死胎、胎位异常等。

5. 注意双胎妊娠时,由于子宫膨大,压力高,容易发生胎膜早破与早产。

单卵双胎的平均体重较轻。

6. 注意双胎妊娠时胎盘面积大,有时扩展到子宫下段及宫颈内口,形成前置胎盘导致产前出血。

7. 双胎妊娠的阴道分娩应在二级或三级医院实施,并且由有丰富经验的产科医师及助产士共同观察产程。分娩时需新生儿科医师在场处理新生儿。产时应有能够同时监测双胎胎心的电子监护仪,严密观察胎心率的变化。另外,产房应具备床旁超声设备,临产后用超声检查对每个胎儿的胎产式和先露做进一步评估。分娩过程中需作好急诊剖宫产及处理严重产后出血的准备工作。

8. 注意产程会延长。因子宫膨大,肌纤维过度延伸,易发生原发性子宫收缩乏力,产程延长。第一胎儿娩出后有时也可因宫缩乏力而使第二个胎儿娩出时间延长。

9. 注意容易发生胎膜早破及脐带脱垂。由于双胎胎位异常且合并羊水过多,子宫腔内压力增高,容易发生胎膜早破及脐带脱垂。

10. 注意容易胎位异常变化。因胎儿一般较小,常伴胎位异常,当第一个胎儿娩出后,第二个胎儿活动范围更大,容易转为肩先露。

11. 注意容易发生胎盘早剥。第一个胎儿娩出后,宫腔容积突然缩小,致使胎盘附着面也随之缩小,成为发生胎盘早剥的病理基础。另外双胎妊娠常合并羊水过多,当羊水排出后,宫腔容积缩小,也能发生胎盘早剥。

12. 注意容易发生胎头交锁及胎头碰撞。若第一胎儿为臀先露、第二胎儿为头先露,分娩时第一胎儿头部尚未娩出,第二胎儿的头部已降入骨盆腔内,两个胎头的颈交锁在一起,称胎头交锁,造成难产。两个均为头先露的胎头同时入盆,相互碰撞造成阻塞性难产称胎头碰撞。以上情况容易发生在胎儿较小、骨盆过大、第二个胎儿羊膜早破者或单羊膜囊双胎者。

13. 注意防止产后出血及产褥感染。由于子宫肌纤维过度伸展致子宫收缩乏力,产程延长。另外胎盘附着面大,常发生产后出血。由于双胎妊娠并发症多,常伴贫血,抵抗力差,分娩时又有两次阴道助产,也容易发生产褥感染。

二、不均衡双胎

【高危评分】 临床危险性评估:10B。

【早期识别】

1. B 超示双胎。

2. 二胎腹围相差 20mm。

3. 两个胎儿出现羊水过多-过少序列征。

【诊断要点】　依据中国《双胎妊娠临床处理指南(第二部分)(2015 年)》精要进行诊断。

主要针对双胎妊娠并发症的诊断,包括双绒毛膜性双胎并发症,如双胎生长不一致、一胎结构异常、一胎胎死宫内;单绒毛膜性双胎特殊并发症,如双胎输血综合征(TTTS)、选择性胎儿宫内生长受限(sIUGR)、双胎反向动脉灌注序列(TRAPS)、双胎贫血-多血序列征(TAPS)等。

1. 双胎输血综合征(TTTS)诊断　单绒毛膜性双胎超声检查中,一胎儿出现羊水过多(孕 20 周前羊水最大深度>8cm,孕 20 周后羊水最大深度>10cm),同时另一胎儿出现羊水过少(羊水最大深度<2 cm)。既往采用的"两个胎儿体质量相差 20%、血红蛋白(Hb)相差 5g/L"的诊断标准现已被摈弃。TTTS 诊断的必需条件是两个胎儿出现羊水过多-过少序列征(TOPS),而并非两个胎儿体质量是否有差异。对于单绒毛膜性双胎孕妇,若短期内出现腹围明显增加或腹胀明显时应警惕 TTTS 的发生。

2. 选择性胎儿宫内生长受限(sIUGR)的诊断　单绒毛膜性双胎出现两胎儿的体质量差异,应怀疑 sIUGR。单绒毛膜性双胎中,任一胎儿超声检查估测体质量<相应孕周的第 10 百分位,即考虑为 sIUGR。在单绒毛膜性双胎中,如果任一胎儿体质量<第 10 百分位,95% 以上同时会伴有两胎儿体质量的不一致(相差>25%)。临床上经常会将 sIUGR 与 TTTS 混淆,特别是合并羊水分布不均的病例(其中 1 个胎儿出现羊水过多)。鉴别要点为 TTTS 必须同时符合一胎儿羊水过多和另一胎儿羊水过少这个诊断标准。

3. TRAPS 又称无心畸胎序列征,是单绒毛膜性双胎的独特并发症　TRAPS 在单绒毛膜性双胎妊娠中的发生率为 1%。正常胎儿被称为泵血儿,无心胎的循环需要依赖于正常胎儿,超声检查未见异常胎儿的心脏显示,但胎体内可见血液流动,异常胎儿的脐带为单脐动脉,即入胎动脉血流,其血流频谱所显示的心率、心律与正常胎儿的心率、心律完全一致。本病的病因不明,已被广泛接受的假说是"血管反向灌注理论"。

4. 双绒毛膜性双胎生长不一致的早期诊断 目前,双绒毛膜性双胎生长不一致的诊断标准尚不统一,美国妇产科医师学会(ACOG)推荐两个胎儿的出生体质量相差 15%～25% 即为双胎生长不一致。加拿大妇产科医师学会(SOGC)的观点是两个胎儿腹围相差>20mm 或胎儿估测体质量相差>20% 即为双胎生长不一致。英国皇家妇产科医师学会(RCOG)对双胎生长不一致的界定范围是两个胎儿估测体质量相差>25%。我国多数胎儿医学中心推荐以双胎估测体质量相差≥25%为诊断标准。目前,可以使用正常单胎的生长曲线来代替双胎。

5. 双绒毛膜性双胎生长不一致的早期预测 英国国家卫生与临床优化研究所(NICE)2011 年发布的双胎诊治指南指出,双绒毛膜性双胎孕早期胎儿头臀长(CRL)差≥ 10%是围生儿死亡的高危因素,其中小胎儿发生结构异常或染色体异常的风险增加。有学者分析显示,双绒毛膜性双胎孕早期胎儿 CRL 的不一致,可预测双胎生长不一致的发生风险(RR=2.24,P<0.01);有学者对 960 例双胎妊娠的多中心连续前瞻性研究显示,孕 14－22 周测量胎儿腹围的差异对双胎生长不一致的预测价值更优。

6. 双胎贫血-多血序列征(TAPS)的早期诊断 单绒毛膜双羊膜囊双胎的一种慢性的胎-胎输血。TAPS 可能为原发,占单绒毛膜双胎的 3%～5%,也可能为 TTTS 行胎儿镜激光术后的胎盘上小的动-静脉血管残留所致,占 TTTS 胎儿镜激光术后的 2%～13%。目前,对 TAPS 的诊断主要通过脑动脉 PSV 的检测,同时需要排除 TTTS。TAPS 最新的产前诊断标准为受血儿脑动脉 PSV<1.0 中位数倍数(MoM),供血儿 PSV>1.5 MoM。产后的诊断标准为两胎儿 Hb 差异>80g/L,并且符合以下任一条件:供血儿及受血儿的网织红细胞比值>1.7 或胎盘灌注发现仅有直径<1mm 的血管吻合支。

7. 单绒毛膜单羊膜囊双胎妊娠(MCMA)的诊断 MCMA 两个胎儿不仅共用一个胎盘,而且共用一个羊膜囊。MCMA 有较高的围产儿发病率和病死率,50%的胎儿死亡与脐带因素有关,最早孕 7 周可经阴道超声通过卵黄囊数目来判断单、双羊膜性,但对于 MCMA 目前认为最佳的诊断时机为孕 11－14 周。

【处理要点】 依据中国《双胎妊娠临床处理指南(第二部分)(2015 年)》精要进行处理。

1. **双绒毛膜性双胎中一胎胎死宫内临床处理**　双绒毛膜性双胎由于胎盘之间无吻合血管,其中一胎死亡一般不会对另一胎造成影响。存活胎儿同时死亡的风险为 4%,发生神经系统后遗症的风险为 1%,最主要的风险为早产。如果存活胎儿不存在高危因素或孕周远离足月,通常选择期待观察,结局良好。

2. **双绒毛膜性双胎中一胎异常处理**　对于严重的胎儿异常,可行减胎术。目前,较常采用的技术为经腹超声引导下氯化钾心腔内注射术。孕 24 周前未经治疗的 TTTS,其胎儿病死率为 90%～100%,存活胎儿中发生神经系统后遗症的比例高达 17%～33%。

3. **双胎输血综合征（TTTS）的治疗**　最早的方法是羊水减量术,旨在通过降低羊膜腔压力而延长孕周,术后至少一胎存活率为 50%～60%。与羊水减量术相比,胎儿镜激光凝固胎盘间吻合血管术能明显改善 TTTS 患儿的预后。胎儿镜激光术治疗后的 TTTS 患儿,其预后明显好于反复的羊水减量术,胎儿镜激光术治疗后的一胎存活率为 76% 左右,明显高于羊水减量术的 56%;同时,神经系统后遗症的发生率也有所降低,且术后平均分娩孕周（孕 33 周）也晚于羊水减量术后（孕 29 周）。胎儿镜激光术治疗 TTTS 的最佳孕周为孕16－26 周。也有少数医疗中心进行了孕 16 周前及孕 26 周后的胎儿镜激光术治疗。2004 年至今,胎儿镜激光术治疗 TTTS 在全世界范围内已开展了 10 000 多例,治疗 TTTS 的效果已被广泛认可。近年来,国内已有多个胎儿医学中心开展了胎儿镜激光术治疗,结果提示,接受胎儿镜激光术治疗的 TTTS 患者术后至少一胎存活率为 60.0%～87.9%,两胎存活率为 51.5%,平均分娩孕周为孕 33－34 周。

4. **选择性胎儿宫内生长受限(sIUGR)处理**　是单绒毛膜性双胎较常见的并发症,在单绒毛膜性双胎中的发生率为 10%～15%,主要表现为两个胎儿间的体质量差异较大。供应两个胎儿的胎盘面积比例不均衡、不同类型的胎盘吻合血管的存在。后者是影响该病临床转归的关键因素,这些吻合血管有代偿和保护作用,而在小胎儿状况恶化时有损害作用。单绒毛膜性双胎 sIUGR 的自然病程及转归呈多样性,其临床处理远较 TTTS 棘手,临床咨询往往也更困难。Ⅰ型 sIUGR 多具有较好的妊娠结局,可在严密监护下期待治疗,脐血流没有恶化者可期待妊娠至 35 周。对于Ⅱ型 sIUGR,应该充分告知孕妇及家属其胎儿的预后,在充分咨询的基础上根据病情的严重程度、家属的意愿以及医院是否具备宫内干预的条件,制订个体化的治疗方案。治疗的选择包括期待治疗及宫内治疗。对 sIUGR 而言,宫内治疗指征的确立较为困难。做出决定时应考虑下面 3 个因素:①胎儿宫内死亡或脑损伤的风险;②家属的意愿;③医疗技术水平。目前,常用的宫内治疗方案为选择性减胎术。选择性减胎的目的是主动减去濒死的小胎儿,从而保护大胎儿。目前,临床上采用脐带双极电凝或经胎儿腹部脐血管射频消融术以及脐带结扎术,手术方式的选择与孕周大小密切相关,需要制订个体化方案。胎儿镜激光术治疗 sIUGR 由于手术难度大,目前世界上仅有少数医疗中心开展,疗效尚不确定。如选择期待治疗,根据文献报道,Ⅱ型 sIUGR 的小胎儿多数会在孕 32 周前发生恶化,期待妊娠过程中建议定期行超声检查。在孕 32—34 周之前,但存在胎儿突然死亡的风险和存活胎儿脑损伤的风险。当家属要求期待治疗时,随访率与Ⅱ型 sIUGR 一致。建议不超过孕 34 周分娩。

5. 单绒毛膜性双胎中一胎畸形处理　单绒毛膜性双胎中一胎畸形的处理,应综合考虑胎儿异常的严重程度、是否合并染色体异常、对孕妇和健康胎儿的影响、减胎手术的风险、患者意愿、伦理及社会因素,制订个体化的治疗方案。如决定减胎,方法与 sIUGR 的减胎术相同。

6. TRAPS 处理　TRAPS 的治疗方式与单绒毛膜性双胎中一胎异常的方式相似,多采用血管凝固技术减胎(射频消融术或脐带凝固术)。是否需要减无心胎取决于无心胎与泵血儿的相对大小,以及是否出现泵血儿心脏功能受损的表现。关于对无心胎进行宫内干预的指征包括:①无心胎的腹围与供血儿相等甚至大于供血儿;②伴有羊水过多(羊水最大深度＞8 cm);③泵血儿出现严重的超声血流异常,包括脐动脉舒张期血液缺失或倒置,脐静脉血流搏动或者静脉导管血流反向;④泵血儿水肿(胸腹水等腔隙积水);⑤易出现脐带缠绕的单羊膜囊。

7. 单绒毛膜单羊膜囊双胎妊娠(MCMA)处理　因为脐带缠绕风险较高,孕期需加强监测。MCMA 的分娩方式以剖宫产为宜,分娩时机以孕 32—34 周为宜。

【注意事项】

1. 注意双胎输血综合征(TTTs)是双胎妊娠中的一种严重并发症,围生儿死亡率极高。目前,胎儿镜下胎盘交通血管激光凝固术治疗 TTTs 成为国际上多个胎儿医学中心的首选治疗方法,可使其中至少一个胎儿的存活率达75%～80%。未经处理的 TTTs 的预后不佳,TTTs 出现愈早,预后愈差。较早出现者,如不治疗,围生儿死亡率是 100%。总的来说,在孕 28 周前诊断并进行处理,其围生儿死亡率 20%～45%,明显高于双羊膜囊双绒毛膜双胎。

2. 注意 TTTs 绝大多数都发生在双羊膜囊单绒毛膜双胎(MCT)。供血胎儿由于不断地向受血胎输血,处于低血容量、贫血状态,胎儿发育迟缓,少尿,羊水少。受血胎则高血容量,尿量增加引起羊水增多,胎儿个体较大,其心、肝、肾等脏器增大,红细胞增多,血细胞比容增高,胎儿可出现水肿。

3. 注意双胎静脉吻合是双胎输血综合征的一种表现。双胎输血综合征是指单合子单绒毛膜双羊膜囊双胎,在宫腔内一胎儿(供血儿)通过胎盘不平衡的血管吻合网将血液输送给另一胎儿(受血儿)而引起的一系列病理生理改变和临床症状,是双胎妊娠或多胎妊娠的严重并发症。该病分为急性和慢性,通常所说的都是指慢性。此病在单绒毛膜双胎中的发病率为 10%～15%,预后较差。

4. 注意用 B 超对胎儿做体重估计的各项参数中,若以单项计,则以腹围最准确。不少学者认为,腹围相差 20mm,则体重相差 20%左右。羊水过多及羊水过少的存在是 TTTs 的重要诊断条件之一。可见受血者的脐带粗于供血者,有时受血者脐带伴有单脐动脉。对胎盘用彩色多普勒超声显像观察可能有助于确定 TTTs 的胎盘血管的交通支。

5. 注意脐穿刺血红蛋白的不同。在 B 超引导下穿刺脐血管取得血样本对诊断 TTTs 有较大的帮助。可以了解两个胎儿之间的血红蛋白水平,可以了解供血者贫血状态。

6. 注意胎儿镜下选择性激光电凝治疗是目前最重要的方法。在胎儿镜下激光烧灼胎盘血管吻合支,以阻断血流,理论上能从根本上治疗此病,这是对各期都有效的方法,但需要专业的技术和足够的器械。到目前为止,对于 26 周以前的 TTTs,胎儿镜下选择性激光电凝胎盘的吻合血管是首选。激光电凝与连续性羊水减量相比,可以提高围生期的生存率,降低神经系统的发病率。

7. 注意羊水减量和羊膜造口是最容易普及的方法。其中羊水减量是目前主要的治疗方法之一,在 26 周后的急性 TTTs 中,羊水减量是治疗的首选。多次羊膜腔穿刺抽取羊水,虽不能中断双胎之间的输血,但减量后可使胎盘血管床的流体静脉压下降,改善脐带和子宫的血流。羊水减量后,可用超声心动图监测供血儿下腔静脉的波形来准确地预测受血儿心脏功能的改变。此方法的操作与所需要的器械相对于电凝治疗较简单,容易普及,但多次操作会使感染的机会增加。羊膜造口是在分隔膜上造口,使两羊膜囊中的羊水流动达到平衡,从而改善胎盘循环。在提高围生期的生存率和降低神经系统疾病的发病率方面,羊膜造口术与羊水减量术没有显著差异。但相对于羊水减量术,它只需一次操作,故更容易被接受。

【产后注意事项】　注意产后诊断:供血儿胎盘色泽苍白、水肿,呈萎缩貌,绒毛有水肿及血管收缩,因羊水过少羊膜上有羊膜结节。受血儿胎盘色泽红、充血。一般 TTTs 的受血儿和供血儿的血红蛋白水平相差常在 50g/L 以上,故目前以相差 50g/L 为诊断标准。两胎之间的体重差异的标准为 20%。

三、三 胎 以 上

【高危评分】　临床危险性评估:10B。

【早期识别】

1. 早期 B 超示三胎。

2. 听到 3 个频率不同的胎心音。

【诊断要点】

1. 三胎以上在妊娠期、分娩期并发症多,围生儿死亡率、新生儿死亡率高,故属高危妊娠。

2. 早孕反应重,子宫增大明显,大于相应停经月份的子宫体重增加过多,胎动频繁。

3. 孕晚期可有呼吸困难,下肢水肿,静脉曲张等压迫症状,常伴有贫血。

4. 腹区及多个小肢体和三个胎头,听到三个不同速率胎心音,胎心间隔有无音区。

【处理要点】

1. 注意三胎及以上之多胎妊娠孕妇,孕中期即住院及卧床休息,酌情应用宫缩抑制药,选择性施行子宫颈环扎术;孕后期应用肾上腺皮质激素促胎肺成熟。

2. 注意为避免高胎数多胎妊娠,或者合并产妇身高小,子宫小,不足以承受三胎之大的空间,并提高妊娠成功率,国外不少学者主张在妊娠早期进行选择性减胎以减少发育中的胚胎个数,使多胎妊娠转变为双胎妊娠,既可达到生育目的,又可消除高胎数多胎妊娠的险象环生及不良预后。

3. 注意三胎以上多胎妊娠的分娩方式,多数主张选择阴道分娩,由于分娩时易于发生胎盘血流灌注不良及胎盘早期剥离等,应快速结束,仅在有产科并发症时施行剖宫产术。

4. 注意决定经阴道分娩,临产后第一产程的处理,原则上与单胎妊娠无区别,若第一胎儿的胎膜自破并发脐带脱垂,应立即做内诊,用手上推胎先露,避免脐带受压,急行剖宫产,若宫缩乏力致产程延长,可使用常规剂量缩宫素静脉滴注加强宫缩,如效果不显著,宜改行剖宫产。

5. 注意娩出第一胎儿不宜过速,以防发生胎盘早期剥离,第一胎儿娩出后,立即断脐,胎盘侧脐带断端必须夹紧,以防造成第二胎儿失血;立即作腹部检查,尽可能扶正第二胎儿使呈纵产式,以防由于宫内压力突然减低及宫腔容积仍然较大,活动范围大而转成横位,阴道检查明确胎产式及胎先露,肯定为头或臀先露后,适当压迫宫底部,密切监测胎心音,耐心等待,若 5min 后,仍无动静而宫缩减弱,在监测胎心的同时,予以人工破膜,或再予静脉滴注常规剂量缩宫素,因过早干预,易使宫内压力降低过快及增加胎儿损伤,鉴于第一胎儿娩出后,子宫收缩使子宫胎盘血流量减少,可能影响宫内胎儿的血氧供给,以及有可能子宫颈缩复形成收缩环影响宫内胎儿娩出,宜争取在 20min 内结束分娩,如发现脐带脱垂或疑有胎盘早期剥离,应及时用产钳助产或行臀位牵引术娩出第二胎儿;如胎头高浮,为抢救胎儿,可行内倒转及臀牵引术,如第二胎儿为横位,可在宫缩间歇期试行外倒转使转成头位或臀位;如不成功,应立即破膜作内倒转及臀牵引术娩出之,在第二胎儿前肩娩出时,静脉注射麦角新碱 0.2mg(高血压者禁用),再加缩宫素静脉滴注,第二胎儿娩出后,上腹区放置砂袋(1kg)或用腹带紧裹腹区以防腹压突然下降引起休克,密切观察宫底高度及阴道流血情况,积极处理第三产程以防产后出血,胎盘娩出后,应仔细检查胎盘,胎膜是否完整,并根据胎盘,胎膜的组成情况,进一步判断为单卵或双卵双胎,产后 2h,产妇血压及心率平稳后,减轻砂袋重量;24h 后撤去。

6. 注意双胎两头交锁或碰撞的处理。双胎妊娠第一胎儿为臀先露,第二胎儿为头先露时,分娩过程中有可能发生两头交锁,亦即在第一胎儿逐渐下降过程中,第二胎儿的头部已抢先降入骨盆内,以致两个胎儿的颏部相互钩住而造成难产,该种特殊分娩期并发症少见,主要发生于胎儿较小或骨盆过大的产妇,尤其是单羊膜双胎,或第二胎儿的羊膜囊早破的情况下,产程中如发现第一胎儿下降缓慢,即应警惕有两头交锁的可能,及时行 X 线片检查可明确诊断,一旦发生两头交锁,手法复位相当困难,如第一胎儿存活,以急行剖宫产术为宜,如发现晚,第一胎儿已死亡,可行断头术以保全第二胎儿;要是手术难度高,不宜延迟,应立即剖宫产以抢救第二胎儿。

7. 注意胎儿均为头先露时,倘若胎儿较小而产妇骨盆宽大,有可能两个胎头同时入盆,互相碰撞而导致阻塞性难产,在分娩过程中,如子宫口已经开全而第一胎儿下降缓慢,应及早进行阴道检查,要是结合腹区检查证实第二胎头的最宽部分已低于耻骨联合,可经阴道,子宫颈伸指上推第二胎头让道,使第一胎头得以下降。

四、巨　大　儿

【高危评分】　临床危险性评估:5A。

【早期识别】

1. 孕妇宫高＋腹围＞140cm。

2. 胎儿腹围＞36cm,双顶径＞10cm。

【诊断要点】

1. 妊娠期体重增加迅速,常在妊娠晚期出现呼吸困难,腹区沉重及两肋胀痛等症状。

2. 腹区明显膨隆,宫高＞35cm 触诊胎体大,先露部高浮,若为头先露,多数胎头跨耻征为阳性听诊时胎心清晰,但位置较高。

3. B 型超声检查测量胎儿双顶径、股骨长、腹围及头围等各项指标,可监测胎儿的生长发育情况。利用 B 超预测胎儿体重,对较小的胎儿和早产儿有一定的准确性,但对于头径＞10cm,此时需进一步测量胎儿肩径及胸径,若肩径及胸径＞头径者,需警惕难产发生。

【处理要点】

1. 妊娠期　对于有巨大胎儿分娩史或妊娠期疑为巨大胎儿者,应监测血糖,排除糖尿病。若确诊为糖尿病应积极治疗,控制血糖。于足月后根据胎盘功能及糖尿病控制情况等综合评估,决定终止妊娠。

2. **分娩期**　①估计胎儿体重≥4000g 且合并糖尿病者,建议剖宫产终止妊娠;②估计胎儿体重≥4000g 而无糖尿病者,可阴道试产,但需放宽剖宫产指征。产时应充分评估,必要时产钳助产,同时做好处理肩难产的准备工作。分娩后应行宫颈及阴道检查,了解有无软产道损伤,并预防产后出血。

3. **预防性引产**　对妊娠期发现巨大胎儿可疑者,不建议预防性引产。因为预防性引产并不能改善围生儿结局,不能降低肩难产率,反而可能增加剖宫产率。

4. **新生儿处理**　预防新生儿低血糖,在出生后 30min 监测血糖。出生后 1～2h 开始喂糖水,及早开奶。轻度低血糖者口服葡萄糖,严重低血糖者静脉滴注。新生儿易发生低钙血症,应补充钙剂,多用 10％葡萄糖酸钙 1ml/kg＋葡萄糖注射液中静脉滴注。

【注意事项】

1. **注意巨大儿常见的因素**　孕妇患糖尿病、父母肥胖、经产妇、过期妊娠、羊水过多、种族和环境因素等。

2. **注意巨大儿的临床估计和超声估计胎儿体重的准确率分别为 67％和 66％**　临床估计和超声估计胎儿体重的平均误差分别为 296g 和 194g。

3. **注意分娩方式的选择**　由于巨大胎儿易发生头位难产和肩难产,因此,巨大胎儿的剖宫产率高。但并不是所有的巨大胎儿均需要选择性剖宫产手术。从医学和经济学的角度考虑,对于非糖尿病的孕妇,选择性剖宫产是不合理的;但对于妊娠期糖尿病并发巨大胎儿的孕妇,可以考虑选择性剖宫产。

4. **注意妊娠期糖尿病患者**　新生儿出生体重＞4000g 者,肩难产的发病率 14％;而非糖尿病新生儿的出生体重＞4500g 时,肩难产的发病率才达 15％。因此,在妊娠期糖尿病孕妇中,估计胎儿体重＞4000g 时,或非糖尿病胎儿的估计体重＞4500g 时,可考虑选择性剖宫产术。

5. **注意阴道分娩的处理**　估计胎儿体重＞4500g 者,不主张阴道分娩。胎儿体重在 4000～4500g,若产道条件较好,且孕妇有自产的意愿,可进行阴道试产。临产后,要仔细观察产程,认真绘制产程图,防止宫缩乏力、头盆不称等产程异常。由于胎头较大,因此产程进展较缓慢。若出现头盆不称,或产程延长,可放松剖宫产指征。若宫口开全,第二产程延长,胎先露在＋2 以下,可行产钳助产。胎头分娩后注意肩难产如发生应及时处理。

6. 注意肩难产的60s诊断 胎儿在胎头娩出后,前肩被嵌顿在耻骨联合上方,用常规的助产方法不能娩出胎儿,称为肩难产。根据定义,肩难产缺乏客观的指标。常用通过记录胎头娩出到整个胎儿娩出之间的时间来诊断肩难产。在正常情况下,从胎头娩出到胎体娩出的平均时间为24s;肩难产的情况下,平均时间为79s。60s是诊断肩难产的分界点,当胎头娩出后,60s内胎儿尚未完全娩出,诊断为肩难产。

7. 注意有肩难产可能的因素 ①巨大胎儿,肩难产的发病率与胎儿体重成正比,非糖尿病孕妇的胎儿体重＞4500g者,糖尿病孕妇的胎儿体重＞4000g,肩难产的发生率急剧升高;②B超测定胎儿胸径＞胎儿双顶径1.3cm,胸围＞头围6cm或肩围＞头围4.8cm时,有肩难产的可能;③巨大胎儿合并产程图减速期延长或第二产程＞1h,肩难产率由10%上升到35%,故将巨大胎儿如有第二产程延长可作为肩难产的预示信号;④困难的阴道助产,阻力较大,或宫口开全后胎头双顶径仍滞留在中骨盆平面;⑤上次妊娠有肩难产史者,再次妊娠时发生巨大胎儿的机会增加;⑥其他,孕妇肥胖、过期妊娠、多产等均是肩难产的高危因素。

8. 注意肩难产的紧急求援方案 通知上级医师、麻醉医师、儿科医师到场,同时先试行牵引,忌用暴力;若膀胱充盈,立刻导尿;若经产妇分娩胎头时未行会阴切开者,行会阴侧切术。

(1)屈大腿法:让产妇双腿极度屈曲,贴近腹区,双手抱膝,减少骨盆倾斜度,使腰骶区前凸变直,骶骨位置相对后移,骶尾关节稍宽松,嵌顿耻骨联合上方的前肩自然松解,同时适当力量向下牵引胎头而娩出胎儿前肩。

(2)压前肩法:助手在产妇耻骨联合上方触到胎儿前肩区位并向后下加压,同时助产者牵引胎儿,二者相互配合,持续加压与牵引,注意不要用暴力。

(3)四肢手法:产妇的手和膝区着地(不同于胸膝位),83%的肩难产获得成功。从诊断肩难产到分娩成功之间的时间为1～6min,平均2.3min。其中50%胎儿的体重＞4000g,21%的胎儿体重＞4500g。可能的原因有:通过改变产妇的体位,由于胎儿的重力的作用使胎儿的前肩解除嵌顿;改变体位的过程中,胎儿的体位发生改变,相当于内倒转;手膝体位扩大了骨盆的径线。处理肩难产的过程中,在屈大腿法,压前肩法均失败后,可考虑选择该法。当产妇局部麻醉之后,可以考虑首选本法。

(4)断锁骨法:以上手法均失败后,可剪断胎儿锁骨,娩出胎儿后缝合软组织,锁骨能自愈。

9. 对于妊娠期糖尿病患者,应注意预防新生儿肺透明膜病　新生儿一旦出现呼吸窘迫症,及时应用肺表面活性物质治疗。巨大胎儿出生后防止出现低血糖,要求早期喂奶,出生后 2~3h 开始喂糖水,2 次后喂奶。出现低血糖的症状时应及时静脉滴注葡萄糖,剂量不宜过大,应以 10% 的葡萄糖注射液缓慢静脉滴注,每天总量 60~100mg/kg。

第 16 章

羊水异常早期识别与处理

一、羊水过多伴症状

【高危评分】 临床危险性评估:5A。

【早期识别】

1. 腹区增大较快而发胀。

2. B超 AFI(羊水指数)≥25cm。

3. B超 AFV(羊水池)≥8cm。

【诊断要点】 依据第8版《妇产科学》精要进行诊断。

1. 急性羊水过多 较少见。多发生在妊娠20-24周。羊水迅速增多,子宫于数日内明显增大,产生一系列压迫症状。孕妇自觉腹区胀痛,行动不便,表情痛苦,因横膈抬高,出现呼吸困难,甚至发绀,不能平卧。检查见腹壁皮肤紧绷发亮,严重者皮肤变薄,皮下静脉清晰可见。巨大的子宫压迫下腔静脉,影响静脉回流,出现下肢及外阴及会阴部水肿或静脉曲张。子宫明显大于妊娠月份,胎位不清,胎心遥远或听不清。

2. 慢性羊水过多 较多见,多发生在妊娠晚期。数周内羊水缓慢增多,症状较缓和,孕妇多能适应,仅感腹区增大较快,临床上无明显不适或仅出现轻微压迫症状,如胸闷、气急,但能忍受。产检时宫高及腹围增加过快,测量子宫底高度及腹围大于同期孕周,腹壁皮肤发亮、变薄。触诊时感觉子宫张力大,有液体震颤感,胎位不清,胎心遥远。

3. B超检查 是重要的辅助检查方法,不仅能测量羊水量,还可了解胎儿情况,如无脑儿、脊柱裂、胎儿水肿及双胎等。B超诊断羊水过多的标准有:①羊水最大暗区垂直深度(AFV):≥8cm诊断为羊水过多,其中 AFV 8～11cm 为轻度羊水过多,12～15cm 为中度羊水过多,>15cm 为重度羊水过多。②羊水指数（AFI）：≥25cm 诊断为羊水过多,其中 AFI 25~35cm 为轻度羊水过多,36~45 cm 为中度羊水过多,>45cm 为重度羊水过多。也有认为以 AFI>该孕周的 3 个标准差或>第 97.5 百分位较为恰当。

4. 胎儿疾病检查　需排除胎儿染色体异常时,可做羊水细胞培养,或采集胎儿脐带血细胞培养。了解染色体数目、结构有无异常,排除三体型染色体异常。同时可行羊水生化检查,若为胎儿神经管畸形（无脑儿、脊柱裂）、上消化道闭锁等,羊水中的甲胎蛋白平均值超过同期正常妊娠平均值 3 个标准差以上有助于诊断。可通过测定羊水中胎儿血型,预测胎儿有无溶血性疾病。还可用 PCR 技术检测胎儿是否感染细小病毒 B19、梅毒、弓形体、单纯疱疹病毒、风疹病毒、巨细胞病毒等。

5. 对母体的影响　羊水过多时子宫张力增高,孕妇易并发妊娠期高血压疾病。胎膜早破、早产发生率增加。突然破膜宫腔内压力骤然降低,易发生胎盘早剥。子宫肌纤维伸展过度可致产后子宫收缩乏力,产后出血发生率明显增多。

6. 对胎儿的影响　胎位异常、胎儿窘迫、早产增多。破膜时羊水流出过快可导致脐带脱垂。羊水过多的程度越重,围产儿的病死率越高。取决于胎儿有无畸形、孕周大小及孕妇自觉症状的严重程度。

【处理要点】　依据第 8 版《妇产科学》精要进行处理。

1. 羊水过多合并胎儿畸形　应及时终止妊娠,方法有:①人工破膜引产:宫颈评分>7 分者,破膜后多能自然临产,若 12h 后仍未临产,可静脉滴注缩宫素诱发宫缩。破膜时需注意:行高位破膜,用穿刺针刺破胎膜 1~2 个小孔,使羊水缓慢流出,避免宫腔内压力骤然下降,以防发生胎盘早剥、血压骤降与休克;羊水流出过程中密切观察孕妇血压、心率变化。②经羊膜腔穿刺放出适量羊水后,可注入依沙吖啶引产。

2. 羊水过多合并正常胎儿　应寻找病因,积极治疗糖尿病、妊娠期高血压综合征等母体疾病。母儿血型不合者,必要时可行宫内输血治疗。

3. 前列腺素合成酶抑制药（如吲哚美辛）有抗利尿作用　妊娠晚期羊水主要由胎儿尿液形成,抑制胎儿排尿能使羊水量减少。用药期间每周做 1 次 B 超监测羊水量。由于吲哚美辛可使胎儿动脉导管闭合,不宜长时间应用,妊娠>34 周者也不宜使用。

4. 胎肺不成熟者,应尽量延长孕周　自觉症状轻者,注意休息,取左侧卧位以改善子宫胎盘循环,必要时给予镇静药。每周复查 B 超以便了解羊水指数及胎儿生长情况。自觉症状严重者,可经腹羊膜腔穿刺放出适量羊水,缓解压迫症状,并可通过放出的羊水做卵磷脂/鞘磷脂(L/S)比值、羊水泡沫试验等确定胎肺成熟度。在 B 型超声监测下,避开胎盘部位以 15～18 号腰椎穿刺针穿刺,放羊水速度不宜过快,约 500ml/h,一次放羊水量<1500ml;注意严格消毒预防感染,密切观察孕妇血压、心率、呼吸变化,监测胎心,酌情给予镇静药,预防早产。必要时 3～4 周后再次放羊水,以降低宫腔内压力。

5. 羊水量反复增长　自觉症状严重者,妊娠≥3～4 周,胎肺已成熟,可终止妊娠;如胎肺未成熟可在羊膜腔内注入地塞米松 10mg 促胎肺成熟,24～48 h后再考虑引产。

6. 分娩期应警惕脐带脱垂和胎盘早剥的发生　若破膜后子宫收缩乏力,可静脉滴注低浓度缩宫素加强宫缩,密切观察产程。胎儿娩出后及时应用宫缩药,预防产后出血发生。

【注意事项】

1. 注意当羊水量>2000ml 时,称为羊水过多。极少见的情况下,子宫可以容纳多达 15L 的液体。影像学上,羊水过多通常定义为羊水指数(AFI)>25cm,25～35cm 为轻度,36～45cm 为中度(注意多发生畸形),>45cm 为重度(注意多发生畸形)。羊水过多也可以通过超声测量羊水池的垂直深度来诊断,B 超 AFV(羊水池)≥8cm;8～11cm 为轻度,12～15cm 为中度(注意多发生畸形),>15cm 为重度(注意多发生畸形)。

2. 注意羊水过多通常伴有胎儿畸形,尤其是中枢神经系统或胃肠道畸形。如无脑畸形和食管闭锁的病例中有半数合并羊水过多。在中重度羊水过多的患者中也可以发现大约半数有胎儿异常。

3. 注意在妊娠晚期,孕妇糖尿病时常发生羊水过多(多见巨大儿发生),但是机制仍不清。一种可能的解释是孕妇高血糖引起胎儿高血糖,渗透性利尿作用导致羊水产生过多。

4. 注意孕妇感到呼吸困难要想到羊水过多,通常是由于单纯的机械性的原因,即主要是由于子宫过度膨胀产生的内外压力作用于邻近器官而引起的。

5. 注意检查孕妇时胎儿肢体不易触及羊水过多。

6. 注意当影像学显示胎儿外观正常时,仍常常见到胎儿畸形和染色体异常,所以其预后仍然不佳。由于早产和胎儿生长受限的发生,围生期的死亡率增加。其他引起预后不良的情况包括有核红细胞增多症,孕妇糖尿病、脐带脱垂和胎盘早剥。

7. 注意羊水过多最常见的合并症是胎盘早剥、子宫收缩不良和产后出血。这是因有时大量羊水外溢后,胎盘下方子宫面积减少,会引起胎盘过早剥离。高位破膜放水引产:采用高位破膜法,速度为 500ml/h,放羊水时注意宫腔压力骤减引起胎盘早剥。腹穿后人工破膜:先经腹区穿刺,放出部分羊水,减少后再行人工破膜,可避免胎盘早剥。

8. 注意羊水过多合并胎儿畸形者应及时终止妊娠,羊水过多 B 超未见畸形,AFP 亦正常者可继续妊娠。

9. 注意羊水过多合并正常胎儿吲哚美辛治疗>34 周不宜使用:因能减少胎尿排出,促进羊水经肺重吸收,剂量 25mg,3/d,其不良反应为胎儿动脉导管提前关闭,一般发生于孕 32 周之后,故用药时间为 22－31 周,持续用药应≤3 周。

10. 行人工破膜引产时的注意事项。①行高位破膜,用高位破膜器自宫口沿胎膜向上送入 15～16cm 处刺破胎膜,使羊水缓慢流出,避免宫腔压力骤然下降引起胎盘早剥;②放羊水后腹区应放置沙袋以防血压骤降,甚至休克;③严格无菌操作,羊水流出过程密切观察孕妇血压、心率变化;④注意阴道流血及宫高变化,及早发现胎盘早剥。

11. 行羊膜穿刺减压时的注意事项。①B 超定位,避开胎盘,选择合适的穿刺点;②18 号穿刺针穿刺,严格消毒,酌情使用镇静药预防早产;③放液速度<500ml/h,放液总量<1500ml;④密切监测孕妇血压、脉搏、呼吸变化;⑤放液后 3～4 周可重复放液。

二、羊 水 过 少

【高危评分】　临床危险性评估:5A。

【早期识别】

1. B 超羊水指数<5cm。

2. B 超最大羊水池深度<2cm。

【诊断要点】　依据第 8 版《妇产科学》精要进行诊断。

1. 羊水过少的临床症状多不典型　孕妇于胎动时感腹痛,胎盘功能减退时常有胎动减少。检查见宫高腹围较同期孕周小,合并胎儿生长受限更明显,有子宫紧裹胎儿感。子宫敏感,轻微刺激易引发宫缩。临产后阵痛明显,且宫缩多不协调。阴道检查时,发现前羊膜囊不明显,胎膜紧贴胎儿先露部,人工破膜时羊水流出极少。

2. B 型超声检查　妊娠晚期羊水最大暗区垂直深度(AFV)≤2cm 为羊水过少,≤1cm 为严重羊水过少。羊水指数(AFI)≤5cm 诊断为羊水过少,≤8cm 为羊水偏少。B 超检查还能及时发现胎儿生长受限,以及胎儿肾缺如、肾发育不全、输尿管或尿道梗阻等畸形。

3. 羊水量直接测量　破膜时以容器置于外阴收集羊水,或剖宫产时用吸引器收集羊水。本方法缺点是不能早期诊断。

4. 电子胎儿监护　羊水过少胎儿的胎盘储备功能减低,无应激试验(NST)可呈无反应型。分娩时主要威胁胎儿,子宫收缩致脐带受压加重,可出现胎心变异减速和晚期减速。

5. 胎儿染色体检查　需排除胎儿染色体异常时可做羊水细胞培养,或采集胎儿脐带血细胞培养,做染色体核型分析,荧光定量 PCR 法快速诊断。

6. 对胎儿的影响　羊水过少时,围生儿病死率明显增高。轻度羊水过少时,围生儿病死率增高 13 倍;重度羊水过少时,围生儿病死率增高 47 倍,死亡原因主要是胎儿缺氧和胎儿畸形。羊水过少如发生在妊娠早期,胎膜与胎体粘连造成胎儿畸形,甚至肢体短缺;如发生在妊娠中、晚期,子宫外压力直接作用于胎儿,引起胎儿肌肉骨骼畸形,如斜颈、曲背、手足畸形等;先天性无肾所致的羊水过少可引起 Potter 综合征(肺发育不全、内眦赘皮、扁平鼻、耳大位置低、铲形手及弓形腿等),预后极差,多数患儿娩出后即死亡。

7. 对孕妇的影响　手术分娩率和引产率均增加。

【处理要点】　依据第 8 版《妇产科学》精要进行处理。

1. 治疗方案　根据胎儿有无畸形和孕周大小选择。

2. 羊水过少合并胎儿畸形　确诊胎儿畸形应尽早终止妊娠。可选用 B 超引导下经腹羊膜腔穿刺注入依沙吖啶引产。

3. 羊水过少合并正常胎儿　寻找与去除病因。增加补液量,改善胎盘功能,抗感染。

4. **嘱孕妇自行计数胎动**　进行胎儿生物物理评分,B超动态监测羊水量及脐动脉收缩期最高血流速度与舒张期最低血流速度(S/D)的比值,胎儿电子监护,严密监测胎儿宫内情况。

5. **终止妊娠**　对妊娠已足月、胎儿可宫外存活者,应及时终止妊娠。合并胎盘功能不良、胎儿窘迫,或破膜时羊水少且胎粪严重污染者,估计短时间不能结束分娩的,应采用剖宫产术终止妊娠,以降低围生儿病死率。对胎儿贮备功能尚好,无明显宫内低氧,人工破膜羊水清亮者,可以阴道试产。若选择阴道试产,需密切观察产程进展,连续监测胎心变化。

6. **增加羊水量期待治疗**　对妊娠未足月,胎肺不成熟者,可行增加羊水量期待治疗,延长妊娠期。可采用羊膜腔灌注液体法,以降低胎心变异减速发生率、羊水粪染率及剖宫产率。与此同时,应选用宫缩抑制药预防早产。

【注意事项】

1. 注意孕妇经常因胎动而感疼痛,腹围及子宫底高度均<妊娠月份,胎儿活动受限,自然回转不易,故臀先露多见。

2. 发生于早、中妊娠的羊水过少多因胎儿畸形流产而告终。注意妊娠期间羊水过少通常会出现胎儿畸形,这种胎儿畸形指继发于羊水过少的胎儿畸形,即所谓的羊水过少四联症。由于羊水过少,子宫紧裹胎体,导致胎儿生长和运动受限,进而器官生长发育和功能异常,最后出现典型的羊水过少四联症。羊水过少四联症包括肺发育不全、特殊面容、四肢畸形和生长迟缓。

3. 注意羊水量减少是羊水过少对妊娠期和分娩期母儿产生不良影响的主要原因,通过羊膜腔灌注法增加羊水量是有针对性的治疗措施。灌注液通常用0.9%氯化钠注射液,灌注前加温。通常灌注速度约180ml/h,一次最多800ml,灌注动力为重力,避免应用推注法和输液泵,灌注液中可以加入抗生素、促胎肺成熟药物和氨基酸类营养物质,注意监测子宫收缩和胎儿胎心的变化,可以连续或多次灌注,注意预防感染。

4. 要注意羊膜腔灌注法适应证,增加胎儿内脏显影。羊水过少,胎体靠近宫壁和胎盘,内脏结构显示不清,难以判断是否合并胎儿畸形。通过羊膜腔灌注法可以增加声窗,提高胎儿畸形的诊断率;诊断不典型的胎膜早破:对难以诊断的胎膜早破,经腹壁行羊膜腔灌注,如出现阴道溢液则可以诊断胎膜早破;妊娠期减少胎体受压、胎儿生长发育和运动受限;减少分娩过程中脐带受压,减少不协调的子宫收缩;羊膜腔灌注法按灌注途径分为经腹壁和经阴道羊膜腔灌注两种,前者通常在未破膜的情况下,后者通常已经破膜。

5. 注意能够影响羊水量的药物目前主要有吲哚美辛,可以减少羊水量用来治疗羊水过多。用时要注意检测羊水量,及时减量或停药,避免引起羊水过少该药不宜用在孕 34 周后,因可引起胎儿动脉导管早闭。

6. 从怀孕 37 周开始,常做 B 超,如发现羊水过少可适当提早入院。在待产期间可每天 2 次吸氧治疗,每次 3min,并勤听胎心音,注意胎心变化。

7. 教会孕妇自我监测,注意胎动变化,并左侧卧位。同时可适当增加饮水量,提高循环血量,相对增加羊水量。

8. 隔 1~3d 重复胎心监护,也可重复 B 超检查,以利及时掌握胎儿宫内情况。

9. 注意羊水过少固然提示胎儿存在危险,但羊水量正常并不能说明胎儿没有危险,其原因之一是羊水量可以在短时间内发生改变。有学者报道 6 例过期妊娠,原来羊水量正常,24h 后突然减少,其中一例胎儿死亡。因此,羊水量的测定至少每周 2 次,有指征时应每天测定。

10. 注意分娩过程中常出现原发性宫缩乏力或不协调性宫缩,宫口扩张缓慢,易发生第一产程延长。羊水极少,黏稠多呈黄绿色,导致胎儿低氧。

11. 注意妊娠期发现羊水过少。如果明确合并胎儿畸形者,需要立即终止妊娠。

12. 注意妊娠期诊断羊水过少。明确无胎儿畸形且胎儿已经发育成熟者,可以考虑终止妊娠,终止妊娠的方式可以考虑剖宫产。

13. 分娩过程中要勤听胎心,注意胎心监护仪连续监护,有情况随时报告医师,可先行氧气吸入。

14. 分娩时应做好一切抢救物品的准备,有羊水粪染时,及时清理口、鼻、咽分泌物,吸出含胎粪的黏液、羊水。

第 17 章

胎儿宫内发育迟缓早期识别与处理

一、IUGR 宫高为小于第 10 百分位

【高危评分】 临床危险性评估:10B。

【早期识别】

1. 宫高连续 3 周在第 10 百分位。

2. 体重增长在 0.5kg。

3. 胎儿发育指数为 -3。

【诊断要点】 依据第 8 版《妇产科学》精要进行诊断。

1. 子宫长度、腹围值连续 3 周测量均在第 10 百分位数以下者,为筛选 FGR 指标,预测准确率 >85%。

2. 计算胎儿发育指数,胎儿发育指数 = 子宫长度(cm) - 3×(月份+1),指数在 -3 和 +3 之间为正常,< -3 提示可能为 FGR。

3. 妊娠晚期孕妇每周增加体重 0.5kg。若体重增长停滞或增长缓慢时,可能为 FGR。

4. B 型超声胎儿生长测量。①胎儿测头围与腹围比值(HC/AC):胎儿头围在妊娠 28 周后生长减慢,而胎儿体重仍按原速度增长,故只测头围不能准确反映胎儿生长发育的动态变化,应同时测量胎儿腹围和头围,比值 < 正常孕周平均值的第 10 百位数,即应考虑可能为 FGR,有助于估算不匀称型 FGR。②测量胎儿双顶径(BPD):正常孕妇妊娠早期每周平均增长 3.6~4.0mm,妊娠中期 2.4~2.8mm,妊娠晚期 2.0mm。若能每周连续测量胎儿双顶径,观察其动态变化,发现每周增长 <2.0mm,或每 3 周增长 <4.0mm,或每 4 周增长 <6.0mm,于妊娠晚期双顶径每周增长 <1.7mm,均应考虑有 FGR 的可能。③羊水量与胎盘成熟度:多数 FGR 出现羊水过少、胎盘老化的 B 型超声图像。

5. 彩色多普勒超声检查。脐动脉舒张期血流缺失或倒置,对诊断 FGR 意义大。妊娠晚期脐动脉 S/D 比值通常≤3 为正常值,脐血 S/D 比值升高时,也应考虑有 FGR 的可能。随着彩色多普勒超声的广泛应用,有学者提出测量子宫动脉的血流可以预测 FGR,尤其以子宫动脉的 PI 值及切迹的意义更大。

6. 抗心磷脂抗体(ACA)的测定。近年来,有关自身抗体与不良妊娠的关系已越来越多被人们所关注,研究表明抗心磷脂抗体与 FGR 的发生有关。

【处理要点】　依据第 8 版《妇产科学》精要进行处理。

1. 寻找病因　对临床怀疑 FGR 孕妇应尽可能找出可能的致病原因,如及早发现妊娠期高血压综合征,行 TORCH 感染检查、抗磷脂抗体测定。B 超检查排除胎儿先天畸形,必要时采用介入性产前诊断技术进行胎儿染色体核型分析。

2. 治疗越早效果越好　妊娠 32 周前开始疗效佳,妊娠 36 周后疗效差。

3. 治疗原则　积极寻找病因、补充营养、改善胎盘循环,加强胎儿监测、适时终止妊娠。

4. 常见的改善胎盘循环及补充营养的方法　卧床休息、静脉营养等,但治疗效果欠佳。

5. 卧床休息,均衡膳食,吸氧　一般建议孕妇左侧卧位,增加母体心排血量的同时,可能会使胎盘血流达到最大量。

6. 母体静脉营养　理论上氨基酸是胎儿蛋白质合成的主要来源,为胎儿生长发育的物质基础,以主动运输方式通过胎盘到达胎儿;能量合剂有助于氨基酸的主动转运。如果多普勒血流发现异常,需要更加严密监护,应每周 2 次 NST 或 BPP,监护频率取决于病情发展,直至胎儿分娩。

7. 产科处理

(1)继续妊娠指征:胎儿状况良好,胎盘功能正常,妊娠未足月、孕妇无合并症及并发症者,可以在密切监护下妊娠至足月,但不应超过预产期。

(2)终止妊娠指征:①治疗后 FGR 无改善,胎儿停止生长 3 周以上;②胎盘老化,伴有羊水过少等胎盘功能低下表现;③NST、胎儿生物物理评分及胎儿血流测定等提示胎儿缺氧;④妊娠合并症、并发症病情加重,继续妊娠危害母婴健康或生命者。均应尽快终止妊娠,一般在妊娠 34 周左右考虑终止妊娠,若孕周未达 34 周,应促胎肺成熟后再终止妊娠。

（3）分娩方式选择：FGR 胎儿对缺氧耐受力差，胎儿胎盘贮备不足，难以耐受分娩过程中子宫收缩时的缺氧状态，应适当放宽剖宫产指征。①阴道产：胎儿情况良好，胎盘功能正常，胎儿成熟，Bishop 宫颈成熟度评分≥7 分，羊水量及胎位正常，无其他禁忌者，可经阴道分娩；若胎儿难以存活；无剖宫产指征时予以引产。②剖宫产：胎儿病情危重，产道条件欠佳，阴道分娩对胎儿不利，应行剖宫产结束分娩。

二、IUGR B 超诊断

【高危评分】　临床危险性评估：10B。

【早期识别】

1. 双顶径每周增长<2mm。

2. 胎儿发育指数<－3。

3. 体重增长每周<0.5kg。

【诊断要点】　依据 SOGC（加拿大妇产科学会）《胎儿生长受限：筛查诊断和处理指南（2013 年）》精要进行诊断。

1. 小于胎龄儿的定义超声检查估计体重低于同胎龄应有体重第 10 百分位数以下。这个定义仅仅描述体重位于正常低限，但不指示病理性生长异常。

2. 胎儿宫内生长受限（IUGR）是指，受某些病理过程的影响，超声估计低于同胎龄应有体重第 10 百分位数以下，未达到其应有的生长潜力的胎儿。根据宫高腹围等临床检查数据推断胎儿体重的方法，敏感性和准确性较低，不宜作为诊断依据，虽宫高测量的诊断价值有限，但仍然是体检筛查中的唯一手段，一旦发现胎儿体重低于正常，应考虑 IUGR 可能。

3. 超声估计胎儿体重在 10～90 百分位之间，结果可能存在至少 10% 的误差。如果测量胎儿腹围，或腹围联合头部尺寸（双顶径或头围）和（或）股骨长估算胎儿体重，可以较好地估算胎儿体重。区分胎儿生长受限是匀称性还是非匀称性，最重要的是仔细测量胎儿各系统状况、子宫情况和多普勒监测脐动脉血流。

4. 孕妇具有 IUGR 高风险，则应在孕 19～23 周时使用多普勒检测子宫动脉血流筛查，协助产前预测与 IUGR 及胎盘疾病相关的死产、早产。

5. 在 IUGR 的孕妇中发现子宫胎盘血流灌注不足，应尤其警惕母亲发展成重度先兆子痫的可能。

6. 一旦确定开始 IUGR 的监测,应重视多普勒监测脐动脉血流及胎儿生物物理学评分,上述检查可作为短期预测胎儿健康情况的有效方法。如果发现有异常脐动脉多普勒血流表现,应该进一步检查大脑中动脉血流,静脉导管血流以及脐静脉血流征象。

【处理要点】 依据 SOGC(加拿大妇产科学会)《胎儿生长受限:筛查诊断和处理指南(2013 年)》精要进行处理。

1. 对于 IUGR 胎儿,如何进行产科干预,主要取决于超声下的胎儿健康情况,如果出现异常胎心、异常先露则应行剖宫产结束分娩。

2. 在早孕及中孕期间,筛查多倍体畸形可以有效提示胎盘功能。如果早孕及中孕期检查结果均异常,则医务人员需警惕胎儿 IUGR 的风险,其早产和死产风险也增高。

3. 存在≥两项高危因素的孕妇,也推荐服用低剂量阿司匹林。高危因素包括但不限于以下情况:孕前高血压,肥胖,>40 岁,既往接受生殖辅助技术史,孕前糖尿病(Ⅰ型或Ⅱ型),多次妊娠,胎盘早剥病史,胎盘梗死病史。推荐从 12−16 周开始服用阿司匹林至 36 周。

4. 如果在孕 26 周后发现宫高测量低于正常数值 3cm 以上,或宫高无增加,此类孕妇需进行胎儿超声估重及羊水量检测。

5. 超声检查估计体重低于正常第 10 百分位数以下胎儿,需进一步加强超声检查,以明确潜在病因,包括胎儿各系统超声,胎盘形态,及子宫动脉和脐动脉的多普勒血流检测。测量羊水量可以帮助进行 IUGR 鉴别诊断,并且有助于发现胎盘血流灌注不足。

6. 所有超声估计体重或胎儿腹围测量低于正常第 10 百分位数以下的胎儿都需进行脐动脉多普勒血流检测。>24 周的 IUGR 胎儿,进行多普勒检测脐动脉血流可以有效帮助决定产科干预方法,从而降低新生儿围生期死亡率及严重疾病的发病率。

7. 一旦确诊 IUGR,应开始严密监测。每两周进行超声下胎儿估重,同时进行多普勒检测脐动脉血流。如条件允许,进一步检查脑中动脉血流,静脉导管血流以及脐静脉的多普勒血流征象。并依据病情需要增加监测频率。

8. 如果胎儿生长开始缓慢,羊水指数开始下降,胎儿肌张力减少,胎动减少或消失,则需要更严密的监测(比如每周 2～3 次),甚至建议住院及制订分娩计划。

9. 在 IUGR 患者中,发现异常脐动脉多普勒血流表现(比如舒张末期血流消失或倒置)有重要意义,提示需要及时干预,甚至结束妊娠可能。

10. 如果预计妊娠在 34 周前结束,母亲应接受地塞米松治疗,其可能可以改善脐动脉血流情况。

11. 决定计划分娩的机构需有合理设备和人员配置,包括产科医师,儿科或新生儿科医师,麻醉医师,并具备可以进行剖宫产手术的条件。

12. 如果有多倍体高风险存在,建议羊水穿刺检查。

13. 母体:持续监测先兆子痫的发生。建议孕妇禁烟;建议早孕期起服用低剂量阿司匹林。

14. 胎儿。①无生机[<500g 和(或)<24 周]:提供多学科团队医疗监护,监测母儿情况直至有生机期。②有生机(>500g 和>24 周),超声检查:胎儿估重,羊水量,脐血管多普勒;晚孕时期每周监测胎儿生物物理评分,每两周监测生长情况。③如生长持续增长:每周监测胎儿生物物理评分及脐动脉多普勒血流检测,每 2 周监测胎儿生长;无其他异常情况则接近足月时(38 周)考虑分娩。

15. 如生长缓慢或停滞(<34 周)。①给予地塞米松;每周 2～3 次监测;考虑住院;给予母儿医学咨询;给予儿科医学咨询。②如发现异常脐动脉多普勒改变:增加脑中动脉(MCA)及静脉导管(DV)监测。③如发现脐动脉,MCA,DV 及 NST 均异常:结束妊娠。如果胎儿生物物理评分(BPP)异常,可以选择做 NST。④如果多普勒表现异常(如舒张末期血流消失或倒置)而 BPP 及 NST 正常:继续严密监测 BPP 和脐血管多普勒(每周 2～3 次);如果 BPP 或脐血管多普勒继续恶化,或 MCA/DV 异常,建议结束妊娠。

16. 如>34 周。①如果羊水量、BPP 及多普勒血流检测均正常:每周监测直至 37 周后,持续监测并考虑分娩。②如果羊水量异常(羊水量 AFV<5cm 或最大羊水深度 DVP<2cm),BPP 和(或)多普勒表现异常:考虑结束妊娠。

第 18 章

母儿血型不合早期识别与处理

一、母子血型不合 ABO 溶血症 1∶64 以上

【高危评分】 临床危险性评估:5A。

【早期识别】

1. 母亲为 O 型血。

2. 父为 A、B、AB 型。

3. 抗体效价>1∶64 以上。

【诊断要点】

1. 产前诊断凡既往有不明原因的死胎、流产、新生儿重度黄疸史的孕妇及其丈夫均应进行 ABO 血型测定,不合者进行孕妇血清中抗体动态监测。孕妇血清中 IgG 抗 A 或抗 B>1∶64。提示有可能发生 ABO 溶血病。

2. 生后诊断新生儿娩出后黄疸出现早,且进行性加重,有母婴血型不合,改良 Coombs 试验和抗体释放试验中有一项阳性者即可确诊。

3. 母子血型不合引起的新生儿溶血病是指母亲与胎儿血型不合引起血型抗原抗体免疫反应所导致的一种新生儿溶血性疾病。90%以上是 ABO 血型系统溶血病。发生于母亲为 O 型而孕育的胎儿为 A 型或 B 型者,少数由 Rh 血型不合导致。由于妊娠中、晚或分娩时可有少量胎儿红细胞进入母体循环,这时母体内就会产生针对胎儿红细胞表面 A、B 抗原抗体即抗 A 或抗 B 抗体,这些抗体经过胎盘进入胎儿循环血液中就可以和胎儿体内红细胞上的 A 或 B 抗原发生免疫反应,导致胎儿红细胞的破坏并出现溶血现象。

4. 多数 ABO 溶血病患儿主要表现为黄疸、贫血溶血病症状较重,严重者甚至死胎。①黄疸大多数 Rh 溶血病患儿生后 24h 内出现黄疸并迅速加重,而多数 ABO 溶血病的患儿黄疸在第 2~3 天出现。血清胆红素以非结合型为主,

但如溶血严重,造成胆汁淤积,结合胆红素也可升高。②贫血程度不一。部分患儿由于免疫抗体持续存在,也可于生后 3～6 周发生晚期贫血,甚至持续数月。

5. 40％～50％的 ABO 溶血病发生在第一胎,其原因是:O 型母亲在第一胎妊娠前,已受到自然界 A 或 B 血型物质(某些植物、寄生虫、伤寒疫苗、破伤风及白喉类毒素等)的刺激,母体内 B 存在抗 A 或抗 B 抗体(IgG)。在母婴 ABO 血型不合中,仅 1/5 发生 ABO 溶血病,其原因为:①胎儿红细胞的抗原数量较少,仅为成人的 1/4,不足以与相应的抗体结合而发生严重溶血;②除红细胞外,A 或 B 抗原存在于许多其他组织中,只有少量通过胎盘的抗体与胎儿红细胞结合,其余的被组织或血浆中可溶性的 A 或 B 物质吸收。

【处理要点】

1. **产前治疗** ①提前分娩:既往有输血、死胎、流产孕妇,用分光光度计测定羊水胆红素增高,且胎肺已成熟(羊水 U/L＞2)时,可考虑提前分娩;②宫内输血:对胎儿水肿或胎儿 Hb＜80g/L,而胎肺尚未成熟者,可直接将与孕妇血清不凝集的浓缩红细胞在 B 超引导下经脐血管穿刺后直接注入,以纠正贫血;③其他:孕妇于预产期前 1～2 周口服苯巴比妥,可诱导胎儿 UDPGT 活性增加,以减轻新生儿黄疸。对胎儿受累较重者,也有报道通过母亲或胎儿注射 IVIG,抑制血型抗体所致的胎儿红细胞破坏。

2. **新生儿治疗**

(1)光照疗法:简称光疗,是降低血清非结合胆红素的简单而有效的方法。指征:各种原因导致的足月儿血清总胆红素水平＞205μmol/L (12mg/dl),可给予光疗。

(2)药物治疗:①肝酶诱导剂:通过诱导 UDPGT 酶活性,增加肝处理胆红素的能力。常用苯巴比妥 5mg/(kg·d),分 2～3 次口服,连服 4～5d;②补充清蛋白:输血浆,每次 10～20ml/kg 或清蛋白 1g/kg,以增加其与非结合胆红素的联结,预防胆红素脑病的发生;③静脉用免疫球蛋白(IVIC):可阻断单核吞噬 6-8 系统 Fc 受体,抑制吞噬细胞破坏已被抗体致敏的红细胞,多采用一次大剂量疗法 1g/kg,于 6～8h 内静脉滴注早期应用较好;④其他:有报道口服肠道益生菌,改变肠道内环境,减少肝肠循环,有辅助治疗作用。

(3)换血疗法。

【注意事项】　可以通过以下的方法来预防母子血型不合引起的新生儿溶血病。

1. 检测父母双方的 ABO 血型,做到心中有数,及时到医院接受专科医师的检查和咨询。

2. 监测母体内抗 A、抗 B 或其他可能引起溶血病抗体滴度的变化。

3. 可通过中医中药等方法来降低母体内抗体水平,减轻或避免新生儿溶血病的发生。

4. 临床上通常使用直接以及间接抗人球蛋白试验(又叫作 Coombs 试验)及相关抗体的检测来诊断新生儿溶血病。

二、Rh 溶血症 1∶64 以上

【高危评分】　临床危险性评估:5A。

【早期识别】

1. 母亲血型为 Rh 阴性。

2. 父亲为 Rh 阳性。

【诊断要点】

1. Rh 血型不合在我国少见,多见于少数民族,少数民族女性中 Rh 阴性较多。

2. 胎儿或新生儿溶血通常是由于母儿血型不合,母体产生的抗体通过胎盘进入胎儿体内引起的。当母亲血型为 Rh 阴性,父亲为 Rh 阳性,而胎儿的血型是 Rh 阳性时,会发生 Rh 血型不合。妊娠期间,胎儿红细胞通过胎盘漏出,进入母亲血循环(在分娩时进入最多),诱发母体对 Rh 因子产生抗体(同种免疫),在以后的妊娠中,这些抗体再通过胎盘进入胎儿体内,溶解胎儿红细胞,所造成的贫血可致胎死宫内。对贫血的反应,胎儿骨髓可释放出成熟的红细胞或有核红细胞,进入胎儿周围循环,造成胎儿溶血症。

3. 注意第 1 次产前检查时,对所有的孕妇都要做 Rh 血型分型,如果发现是 Rh 阴性血型,还要做其丈夫和胎儿的血型分析,如果丈夫是 Rh 阳性,而孕妇 Rh 抗体定量测定为阴性,应当在 18－20 周和 26－27 周再重复 Rh 抗体定量测定,尽管抗体定量对已致敏的孕妇不能测得最高值,但对尚未发病的高危孕妇的诊断是很有帮助的。

4. 如果定量值是 1∶32,应当在孕 28 周以后每隔 2 周抽取羊水用分光光度测定仪测定胆红素值,如孕妇已对 Rh 因子致敏,应当在孕 26—30 周时做羊膜腔穿刺,具体时间根据病情的严重程度而定,高分辨率的分光光度测定法对判断胎儿溶血症是有价值的。

5. 产前诊断凡既往有不明原因的死胎、流产、新生儿重度黄疸史的孕妇及其丈夫均应进行测定,不合者进行孕妇血清中抗体动态监测。Rh 阴性孕妇在妊娠 16 周时应检测血中 Rh 血型抗体作为基础值,以后 2～4 周监测 1 次,当抗体效价上升,提示可能发生 Rh 溶血病。

【处理要点】

1. 产前治疗。①提前分娩:既往有输血、死胎、流产和分娩史的 Rh 阴性孕妇,本次妊娠 Rh 抗体效价逐渐升至 1∶32 或 1∶64 以上,用分光光度计测定羊水胆红素增高,且胎肺已成熟(羊水 U/L＞2)时,可考虑提前分娩。②血浆置换:对血 Rh 抗体效价明显增高(＞1∶64),但又不宜提前分娩的孕妇,可对其进行血浆置换,以换出抗体,减少胎儿溶血,但该方法临床已极少应用。③宫内输血:对胎儿水肿或胎儿 Hb＜80g/L,而胎肺尚未成熟者,可直接将与孕妇血清不凝集的浓缩红细胞在 B 超引导下经脐血管穿刺后直接注入,以纠正贫血。④其他:孕妇于预产期前 1～2 周口服苯巴比妥,可诱导胎儿 UDPGT 活性增加,以减轻新生儿黄疸。对胎儿受累较重者,也有报道通过母亲或胎儿注射 IVIG,抑制血型抗体所致的胎儿红细胞破坏。

2. Rh 阴性血型的人本身不会有任何健康问题,但是如果一个妇女是 Rh 阴性血型,就有分娩 Rh 溶血病婴儿的风险。

3. 一个 Rh 阴性血型的母亲和 Rh 阳性血型的父亲的后代,就有可能遗传父亲的 Rh 阳性血型,并在出生时发生危险,特别是在分娩过程中,胎儿的一些 Rh 阳性的红细胞可能进入母亲血液里,而这些具有 Rh 抗原的胎儿红细胞对母亲机体来说,是外来物,母亲身体试图通过产生抗 Rh 的抗体来排斥这些外来物,这种启动的母亲免疫反应称为致敏。

4. 第 1 次怀孕时,对 Rh 阳性血型的胎儿危害很小,这是因为通常在母亲产生致敏前,或者至少在母亲产生适量的 Rh 抗体前,孩子已经出生。然而,一旦致敏发生后,母亲一生都会不断产生 Rh 抗体作为其血液的一部分。在以后的每次怀孕中,母亲的 Rh 抗体就能通过胎盘到达胎儿,所以以后每次怀孕,孩子患严重 Rh 溶血病的风险就越来越大。如果胎儿是 Rh 阳性血型,母亲的 Rh 抗体就会破坏胎儿的红细胞,导致婴儿发生 Rh 溶血病。

5. 为了预防 Rh 溶血病,Rh 阴性血型妇女的所有孩子都应在出生时做一个 Rh 血型检测。所有怀有 Rh 阳性血型孩子的 Rh 阴性血型母亲应在分娩后 72h 注射一种纯血液 Rh 免疫球蛋白,这可以预防 95% 以上的 Rh 阴性血型妇女的致敏。然而一些研究显示,大约 2% 的孕妇在分娩前就已经发生了致敏。因此从预防早期致敏考虑,可以在孕 28 周和分娩后给孕妇注射 Rh 免疫球蛋白。

6. 因为未曾分娩的妇女体内不会致敏产生抗体,所以可以在产后 72h 内注射大剂量的 RhO (D) 免疫球蛋白以防止再次妊娠时发生溶血。无论是足月分娩,宫外孕还是流产,每次妊娠后都应给予预防性注射,抗 Rh 抗体可在胎儿的红细胞致敏母体产生抗体前就破坏了胎儿红细胞,如果有大量胎母出血,应当增加注射剂量,此种治疗的失败率为 1%～2%,多是因为母亲在妊娠时已致敏,而非分娩时致敏,因此,凡 Rh 阴性的孕妇,即使并未致敏(用抗体定量法测定),也应在孕 28 周时注射 $300\mu g$ 的 RhO (D) 的免疫球蛋白,3～6 个月后,母体内的外源性抗体会被逐渐破坏,从而保持母亲未致敏状态,任何孕周时,凡发生阴道出血,破膜或绒毛检查后,都应给予 RhO(D) 的免疫球蛋白。Rh 免疫球蛋白提供的保护作用仅持续 12 周,因此每次怀孕以及上面提到的各种情况,都需要再次注射 Rh 免疫球蛋白。

7. 当母亲血型为 Rh 阴性,父亲为 Rh 阳性,而胎儿的血型是 Rh 阳性时,会发生 Rh 血型不合。妊娠期间,胎儿红细胞通过胎盘漏出,进入母亲血循环(在分娩时进入最多),诱发母体对 Rh 因子产生抗体(同种免疫)。在以后的妊娠中,这些抗体再通过胎盘进入胎儿体内,溶解胎儿红细胞,所造成的贫血可致胎死宫内。对贫血的反应,胎儿骨髓可释放出成熟的红细胞或有核红细胞,进入胎儿周围循环,造成胎儿溶血症。产后,新生儿可发展成为核黄疸。

8. 如羊水中的胆红素值在正常水平,可以继续妊娠直至足月分娩,如胆红素值升高,提示胎儿可能有胎死宫内的危险,应隔 10d 到 2 周行一次宫腔内输血,直至孕 32－34 周终止妊娠。宫腔内输血时,用一根细针穿过母亲的腹壁和子宫壁及胎儿的腹壁,到胎儿的腹腔内。血中的红细胞会经胎儿腹腔吸收进入循环,脐周采血和输血也是可行的,但上述操作必须在有高危妊娠监护设备的医院进行。

9. 应尽量采取无创性方法,避免徒手剥离胎盘以防把胎儿红细胞挤入母体循环,有溶血的新生儿应即刻交给儿科医师处理,以便需要时及时换血治疗。

【注意事项】

1. 因为未曾分娩的妇女体内不会致敏产生抗体,所以可以在产后 72h 内注射大剂量的 RhO(D)免疫球蛋白以防止再次妊娠时发生溶血。无论是足月分娩,宫外孕还是流产,每次妊娠后都应给予预防性注射。抗 Rh 抗体可在胎儿的红细胞致敏母体产生抗体前就破坏了胎儿红细胞。如果有大量胎母出血,应当增加注射剂量。此种治疗的失败率为 $1\% \sim 2\%$,多是因为母亲在妊娠时已致敏,而非分娩时致敏。因此,凡 Rh 阴性的孕妇,即使并未致敏(用抗体定量法测定),也应在孕 28 周时注射 $300\mu g$ 的 RhO(D)的免疫球蛋白。$3 \sim 6$ 个月后,母体内的外源性抗体会被逐渐破坏,从而保持母亲未致敏状态。任何孕周时,凡发生阴道出血,破膜或绒毛检查后,都应给予 RhO(D)的免疫球蛋白。

2. 新生儿 Rh 溶血病是母血中对胎儿红细胞的免疫抗体 IgG 通过胎盘进入胎儿血液循环,发生免疫反应而引起的一种溶血性疾病,可以引起胎儿红细胞破坏。如果不予治疗,大多情况严重患病的胎儿就会发生死亡。Rh 溶血病也可导致新生婴儿黄疸(皮肤、眼睛变黄)、贫血、大脑损伤、心力衰竭甚至死亡,但不会影响母亲健康。

3. 当母亲体内已产生了抗体,孩子父亲也应做检测。如果父亲是 Rh 阴性血型,那么他们的孩子也将是 Rh 阴性血型(这个胎儿就没有患 Rh 溶血病的风险),那么孕妇就不需要做进一步的检测。如果孩子父亲是 Rh 阳性血型(或者其 Rh 血型未知),医师则会给已致敏的孕妇做羊水穿刺术,将穿刺针刺入孕妇腹区取出羊水以检测胎儿的 Rh 血型。目前有一个正在试验的孕母血液检测显示对胎儿 Rh 血型判断的前景,以便最终减少进行羊膜腔穿刺术的需求,因为该术还是有较小的流产风险。如果胎儿是 Rh 阳性血型(或医师没有行羊膜腔穿刺术,也不知道胎儿的 Rh 血型),那么妇幼保健人员将检测不同孕期中孕妇体内 Rh 抗体的水平。如果抗体水平较高,医师就会建议做一些特殊检查来判断孩子是否患有 Rh 溶血病。

4. 这些检查包括羊膜腔穿刺术、胎儿脐静脉穿刺术等,医师在 B 超引导下,将很细的针穿刺入孕妇腹区并进入脐带的微血管中获取胎儿血液样本。这些检查帮助判断胎儿是否贫血及贫血的严重程度。而这 2 种检查通常都需要每 2～4 周重复做 1 次,因此具有较小的流产风险。最新研究显示,一项测量胎儿头部动脉血流速度的超声检查可以较准确地判断胎儿是中-重度贫血(需要产前治疗)还是轻度贫血(通常不需要治疗)。如果这项对胎儿没有风险的超声检查被证实是准确的,那么最终将会减少用以监测胎儿患 Rh 疾病风险的羊膜腔穿刺术和脐静脉穿刺术的需求。

5. 根据以上或其他一些的检查结果,医师建议及早分娩,以避免孕妇 Rh 抗体破坏更多的胎儿血细胞。在分娩后,如果孩子出现黄疸,就可以被放置在特殊的蓝光下治疗(即光化学治疗)。如果光化学治疗对黄疸无效,或孩子出现贫血,那么就可能需要输血治疗。也有一些 Rh 溶血病病情很轻,以至于他们不需要治疗。

6. 如果父母都是 Rh 阴性血型,他们的孩子也是 Rh 阴性血型。在这种情况下,孩子没有患 Rh 疾病的风险,母亲在分娩后也不需要注射 Rh 免疫球蛋白进行治疗。即使父亲是 Rh 阳性血型,他也可能携带 Rh 阴性血型基因,那么孩子有 50% 的遗传 Rh 阴性血型。由于目前还缺乏检测胎儿 Rh 血型的完全安全方法,因此,即使孩子在出生后被发现是 Rh 阴性血型,Rh 阴性血型的孕妇也应在 28 周时注射 Rh 免疫球蛋白。当然,如果孩子被发现是 Rh 阳性血型,孕妇产后也应当注射 Rh 免疫球蛋白。

第19章

产科其他急危重症早期识别与处理

一、产后出血

【早期识别】

1. 胎儿娩出后 24h 内出血。

2. 阴道分娩者出血量≥500ml。

3. 剖宫产分娩者出血量≥1000ml。

【诊断要点】 依据中国《产后出血预防与处理指南(2014)》精要进行诊断。

1. 产后出血是指胎儿娩出后 24h 内,阴道分娩者出血量≥500ml、剖宫产分娩者出血量≥1000ml。

2. 严重产后出血是指胎儿娩出后 24h 内出血量≥ 1000ml。

3. 难治性产后出血是指经宫缩药、持续性子宫按摩或按压等保守措施无法止血,需要外科手术、介入治疗甚至切除子宫的严重产后出血。

4. 常用的估计出血量的方法。①称重法或容积法;②监测生命体征、尿量和精神状态;③休克指数法,休克指数 = 心率/收缩压(mmHg),休克指数为1.0,出血量为 1000ml;休克指数为 1.5,出血量 1500ml;④血红蛋白水平测定,血红蛋白每下降 10g/L,出血量 400~500ml。重症产后出血情况包括:出血速度>150ml/min;3h 内出血量超过总血容量的 50%,24h 内出血量超过全身总血容量。

【处理要点】 依据中国《产后出血预防与处理指南(2014)》精要进行处理。

1. 产后出血的预防方法。①应用方法:缩宫素 10U+500ml 液体中以50~100ml/h 静脉滴注或缩宫素 10U 肌内注射。预防剖宫产产后出血还可考虑应用卡贝缩宫素,其半衰期长(40~50min),起效快(2min),给药简便,100μg 单剂静脉注射可减少治疗性宫缩药的应用,其安全性与缩宫素相似。如果缺乏缩宫素,也可选择使用米索前列醇。②延迟钳夹脐带和控制性牵拉脐带:胎儿娩出后常规 1~3min 钳夹脐带对胎儿更有利,仅在怀疑胎儿窒息而需要及时娩出并抢救的情况下才考虑娩出后立即钳夹并切断脐带。③产后 2h,产妇应及时排空膀胱。

2. 产后出血的处理

(1)应用宫缩药。①缩宫素:方法为缩宫素 10U 肌内注射或子宫肌层或子宫颈注射,以后 10~20U 加入 500ml 晶体液中静脉滴注,给药速度根据患者的反应调整,常规速度 250ml/h,约 80mU/min。静脉滴注能立即起效,但半衰期短(1~6min),故需持续静脉滴注。缩宫素应用相对安全,但大剂量应用时可引起高血压、水中毒和心血管系统不良反应;快速静脉注射未稀释的缩宫素,可导致低血压、心动过速和(或)心律失常,禁忌使用。因缩宫素有受体饱和现象,无限制加大用量反而效果不佳,并可出现不良反应,故 24h 总量应控制在 60U内。②卡贝缩宫素:使用方法同预防剖宫产产后出血。③卡前列素氨丁三醇:能引起全子宫协调强有力的收缩。用法为 250μg 深部肌内注射或子宫肌层注射,3min 起作用,30min 达作用高峰。可维持 2h;必要时重复使用,总量不超过2000μg。哮喘、心脏病和青光眼患者禁用,高血压患者慎用;不良反应常见的有暂时性的呕吐、腹泻等。④米索前列醇:可引起全子宫有力收缩,在没有缩宫素的情况下也可作为治疗子宫收缩乏力性产后出血的一线药物,应用方法:米索前列醇 200~600μg 顿服或舌下给药。但米索前列醇不良反应较大,恶心、呕吐、腹泻、寒战和体温升高较常见;高血压、活动性心、肝、肾疾病及肾上腺皮质功能不全者慎用,青光眼、哮喘及过敏体质者禁用。⑤其他:治疗产后出血的宫缩药还包括卡前列甲酯栓(可直肠或阴道给药,偶有一过性胃肠道反应或面部潮红但会很快消失)及麦角新碱等。

(2)止血药物。如果宫缩药止血失败,或者出血可能与创伤相关,可考虑使用止血药物。推荐使用氨甲环酸,其具有抗纤维蛋白溶解的作用,1 次 1g 静脉滴注或静脉注射,1d 用量为 0.75~2g。

(3)手术治疗。在上述处理效果不佳时,可根据患者情况和医师的熟练程度选用下列手术方法。如合并凝血功能异常,除手术外,需补充凝血因子等。①宫腔填塞术:有宫腔水囊压迫和宫腔纱条填塞两种方法,阴道分娩后宜选用水囊压迫,剖宫产术中可选用水囊或纱条填塞。宫腔填塞术后应密切观察出血量、子宫底高度、生命体征变化等,动态监测血红蛋白、凝血功能状况,以避免宫腔积血,水囊或纱条放置 24～48h 后取出,注意预防感染。②子宫压迫缝合术:最常用的是 B-Lynch 缝合术,适用于子宫收缩乏力、胎盘因素和凝血功能异常性产后出血,子宫按摩和宫缩药无效并有可能切除子宫的患者。先试用两手加压,观察出血量是否减少以估计 B-Lynch 缝合术成功止血的可能性,应用可吸收线缝合。B-Lynch 缝合术后并发症的报道较为罕见,但有感染和组织坏死的可能,应掌握手术适应证。除此之外,还有多种改良的子宫缝合技术如方块缝合等。③盆腔血管结扎术:包括子宫动脉结扎和髂内动脉结扎,子宫血管结扎术适用于难治性产后出血,尤其是剖宫产术中子宫收缩乏力或胎盘因素的出血,经宫缩药和按摩子宫无效,或子宫切口撕裂而局部止血困难者。推荐实施 3 步血管结扎术法:即双侧子宫动脉上行支结扎;双侧子宫动脉下行支结扎;双侧卵巢子宫血管吻合支结扎。髂内动脉结扎术手术操作困难,需要对盆底手术熟练的妇产科医师操作。适用于子宫颈或盆底渗血、子宫颈或阔韧带出血、腹膜后血肿、保守治疗无效的产后出血,结扎前后需准确辨认髂外动脉和股动脉,必须小心,勿损伤髂内静脉,否则可导致严重的盆底出血。④经导管动脉栓塞术(TAE):此方法适用于有条件的医院。适应证:经保守治疗无效的各种难治性产后出血(包括子宫收缩乏力、产道损伤和胎盘因素等),孕产妇生命体征稳定。禁忌证:生命体征不稳定、不宜搬动的患者;合并有其他脏器出血的弥散性血管内凝血;严重的心、肝、肾和凝血功能障碍;对造影剂过敏者。⑤子宫切除术:适用于各种保守性治疗方法无效者。一般为子宫次全切除术,如前置胎盘或部分胎盘植入子宫颈时行子宫全切除术。操作注意事项:由于子宫切除时仍有活动性出血,故需以最快的速度"钳夹、切断、下移",直至钳夹至子宫动脉水平以下,然后缝合打结,注意避免损伤输尿管。对子宫切除术后盆腔广泛渗血者,可用大纱条填塞压迫止血并积极纠正凝血功能障碍。充分暴露手术视野,在良好照明下,查明损伤部位,注意有无多处损伤,缝合时注意恢复解剖结构,并应在超过裂伤顶端 0.5cm 处开始缝合,必要时应用椎管内麻醉。发现血肿尽早处理,可采取切开清除积血、缝扎止血或聚维酮碘纱条填塞血肿压迫止血(24～48h 后取出)。

(4)胎盘因素的处理。①胎盘滞留伴出血:对胎盘未娩出伴活动性出血者可立即行人工剥离胎盘术,并加用强效宫缩药。对于阴道分娩者术前可用镇静药,手法要正确、轻柔,勿强行撕拉,以防胎盘残留、子宫损伤或子宫体内翻的发生。②胎盘残留:对胎盘、胎膜残留者应用手或器械清理,动作要轻柔,避免子宫穿孔。③胎盘植入:胎盘植入伴活动性出血,若为剖宫产可先采用保守治疗方法,如盆腔血管结扎、子宫局部楔形切除、介入治疗等;若为阴道分娩应在输液和(或)输血的前提下,进行介入治疗或其他保守性手术治疗。如果保守治疗方法不能有效止血,则应考虑及时行子宫切除术。④凶险性前置胎盘:即附着于子宫下段剖宫产瘢痕处的前置胎盘,常常合并有胎盘植入,出血量大。此处将其单独列出以引起重视。如果保守治疗措施如局部缝扎或楔形切除、血管结扎、压迫缝合、子宫动脉栓塞等无法有效止血,应早期做出切除子宫的决策,以免发展为失血性休克和多器官功能衰竭而危及产妇生命。对于有条件的医院,也可采用预防性髂内动脉球囊阻断术,以减少术中出血。

(5)凝血功能障碍的处理。一旦确诊为凝血功能障碍,尤其是弥散性血管内凝血,应迅速补充相应的凝血因子。①血小板计数:产后出血尚未控制时,若血小板计数$<(50\sim75)\times10^9$/L 或血小板计数降低并出现不可控制的渗血时,则需考虑输注血小板,治疗目标是维持血小板计数在 50×10^9/L 以上。②新鲜冰冻血浆:是新鲜抗凝全血于 $6\sim8h$ 内分离血浆并快速冰冻,几乎保存了血液中所有的凝血因子、血浆蛋白、凝血因子Ⅰ。应用剂量为 $10\sim15ml/kg$。③冷沉淀:静脉滴注冷沉淀主要为纠正凝血因子Ⅰ的缺乏,如凝血因子Ⅰ水平高于1.5g/L 不必静脉滴注冷沉淀。冷沉淀剂量为 $0.10\sim0.15U/kg$。④凝血因子Ⅰ:静脉滴注凝血因子Ⅰ 1g 可提升血液中凝血因子Ⅰ 0.25g/L,1 次可输入凝血因子Ⅰ $4\sim6g$(也可根据患者具体情况决定输入剂量)。总之,补充凝血因子的主要目标是维持凝血因子Ⅱ时间及活化凝血因子Ⅱ时间均<1.5 倍平均值,并维持凝血因子Ⅰ水平$>1g/L$。

(6)产后出血的输血治疗。成分输血在治疗产后出血尤其是严重产后出血中起着非常重要的作用。产后出血输血的目的在于增加血液的携氧能力和补充丢失的凝血因子。应结合临床实际情况掌握好输血的指征,既要做到输血及时、合理,又要做到尽量减少不必要的输血及其带来的相关不良反应。①红细胞悬液:产后出血何时输注红细胞尚无统一的指征,往往是根据产妇出血量的多少、临床表现如休克相关的生命体征变化、止血情况和继续出血的风险、血红蛋白水平等综合考虑来决定是否静脉滴注。一般情况下,血红蛋白$>100g/L$

可不考虑静脉滴注红细胞,而血红蛋白＜60g/L 必须输血,血红蛋白＜70g/L 应考虑输血,如果出血较多且出血尚未完全控制或继续出血的风险较大,可适当放宽输血指征。每个单位红细胞悬液是从 200ml 全血中提取的,每静脉滴注 2U 红细胞悬液可使血红蛋白水平提高约 10g/L,应尽量维持血红蛋白＞80g/L。另外,在剖宫产术中如果出血量＞1500ml,有条件的医院还可考虑自体血过滤后回输。②凝血因子:补充凝血因子的方法同上述,包括输注新鲜冰冻血浆、血小板、冷沉淀、凝血因子Ⅰ等。另外,在药物和手术治疗都无法有效止血且出血量较大并存在凝血功能障碍的情况下,有条件的医院还可考虑使用重组活化Ⅶ因子(rFⅦa)作为辅助治疗的方法,但由于临床研究证据不足而不推荐常规应用,应用剂量为 90μg/kg,可在 15～30min 内重复给药。③止血复苏及产科大量输血:止血复苏强调在大量静脉滴注红细胞时,早期、积极的静脉滴注血浆及血小板以纠正凝血功能异常(无需等待凝血功能检查结果),而限制早期输入过多的液体来扩容(晶体液不超过 2000ml,胶体液不超过 1500ml),允许在控制性低压的条件下进行复苏。过早输入大量的液体容易导致血液中凝血因子及血小板的浓度降低而发生"稀释性凝血功能障碍",甚至发生弥散性血管内凝血及难以控制的出血;过量的晶体液往往积聚于第 3 间隙中,可能造成脑、心、肺的水肿及腹腔间隔室综合征等并发症。

(7)产科大量输血在处理严重产后出血中的作用越来越受到重视,应用也越来越多,但目前并无统一的产科大量输血方案(MTP),按照国内外常用的推荐方案,建议红细胞∶血浆∶血小板以 1∶1∶1 的比例(如 10U 红细胞悬液＋1000ml 新鲜冰冻血浆＋1U 机采血小板)输注。如果条件允许,还可以考虑及早应用 rFⅦa。

(8)产后出血的处理可分为预警期、处理期和危重期,分别启动一级、二级和三级急救方案,产后 2h 出血量达到 400ml 且出血尚未控制者为预警线,应迅速启动一级急救处理,包括迅速建立两条通畅的静脉通道、吸氧、监测生命体征和尿量、向上级医护人员求助、交叉配血,同时积极寻找出血原因并进行处理;如果继续出血,应启动相应的二、三级急救措施。病因治疗是产后出血的最重要的治疗,同时应抗休克治疗,并麻醉科、ICU、血液科医师等协助抢救。在抢救产后大出血时,团体协作十分重要。

(9)如果缺乏严重产后出血的抢救条件,应尽早合理转诊。转诊条件:①产妇生命体征平稳,能够耐受转诊;②转诊前与接诊单位充分的沟通、协调;③接诊单位具有相关的抢救条件。但是,对于已经发生严重产后出血且不宜转诊者,应当就地抢救,可请上级医院会诊。

附:产后出血孕产妇安全的管理

依据美国妇产科医师学会(ACOG)《产后出血孕产妇安全管理共识(2015)》进行管理。

1. 提出"当临床表明累计出血量在 500~999ml 时应当启动/增加监护和干预措施"。因此,累计出血量的估计是此安全共识至关重要的组成部分。在产后出血诊治过程中,"拒绝"和(或)"延误"现象很常见,因此该共识提到应重视和杜绝这种现象,并不断改进和提高。临床上,大量失血,丢失总血量的10% 或以上时会出现低血压、头晕、苍白、少尿等症状。由于临床上常常低估失血量,该共识建议当患者出现低血容量的症状和体征时临床医师应当警惕,并启动监护和干预措施。

2. 管理层应制订详细的规范并组织监督具体实施,且制订了产后出血从准备、识别预防、应急、报告和系统学习 4 个方面 13 项要素的流程和规范。

3. 产后出血孕产妇安全管理共识要点。

(1)准备工作(每个机构):抢救车:包括必需品、手册、子宫压迫球囊及压迫缝合的缝线等;即刻获得所需药物(药品箱等);建立产后出血应急团队,发生产后出血时能即刻到位(血库、高级妇科医生等其他支持);建立紧急发放血液制品及大输血方案(O 型、Rh 阴性血或未交叉配血者);定期演练培训及总结。具体工作如下:准备工作(针对每个机构,包含 5 项要素)。

①抢救车和药物的准备:医疗机构平时应准备好急救车及急救药品箱,并列出详细的清单,包括产科、麻醉、护理、助产等所需要的器械及药品,以及止血所需的子宫压迫球囊及缝线等,随时备用并定期检查,以保证在抢救时能立即获得所需的器械或药物。共识建议将几种标准的子宫收缩药放在一个药品包中,在发生产后出血事件时可以迅速获取药物。可与药剂部门合作,联合制订储存和即刻获得药物的策略,并监测从发出宫缩药物到最后使用药物所需时间,不断改进,且应当作为产后出血常规处理演练的一部分。

②建立产后出血应急团队:共识建议建立产后出血应急团队,成员应包括

经验丰富的妇产科、麻醉科、血库、药师、重症监护室、手术室、介入放射科医师和护士等,并且提到需要社会支持。方案的关键是确定一个简单可靠的方法,能够应用现有的手机、呼机号码以及"快速反应"或"代码"系统,通知团队成员及时到位参加抢救。共识强调平时应建立详细的流程,定期组织培训及演练,在培训及演练中不断提升临床医生处理产后出血的能力及水平。

③建立紧急发放血液制品及大输血方案:针对产后出血的输血方案提出了紧急发放血液制品方案和大输血方案,并且提出需要不断完善。紧急发放血液制品方案主要用于在维持液体药物输注情况下生命体征仍然不平稳的活动性出血患者;若机构血库血源充足,紧急发放血液制品应快速;血库血源不足的机构应立即启动紧急血液运输方案;对于可能需要大量输注血液制品的出血高风险患者,需转诊到血源充足的医疗机构。关于大量输血方案:紧急发放血液制品时,可将红细胞、血浆、血小板以预定比例打包发放,以预防稀释性凝血障碍的发生(凝血障碍可发生在患者大部分血液被大量的晶体、胶体和红细胞悬液替换的情况下)。建议红细胞和血浆的比例在 1∶1 到 2∶1 之间,每静脉滴注 6～8U 的红细胞应静脉滴注 1 个 U 血小板。共识建议连续动态监测患者出血情况及凝血功能,可应用床旁检测技术评价孕产妇凝血情况,以进一步指导纠正凝血功能。产科出血中凝血因子Ⅰ消耗迅速,应监测凝血因子Ⅰ水平,需要时可及时应用冷沉淀替代治疗。

④机构定期演练培训及总结:母婴机构一旦制订了产科出血的处理方案,关键的一步就是方案的培训及总结。为使每个团队成员熟悉整个安全共识和处理方案,可进行机构演练。培训可用于复习、铭记方案,识别存在的系统问题和练习重要的临床技能;并且通过对演练的不断总结,可加强演练中进展顺利的部分、讨论需要改进的部分、分享经验教训以及突出系统问题以形成解决方案。演练后总结模拟真实出血发生后的过程。在演练中可以使用简单的工具来练习那些不常用的产后出血处理技能(如安置气囊填塞或者压迫缝合),以不断提高处置水平。

(2)识别和预防(每例患者):评估出血风险(产前、入院或其他恰当的时候);测量累计出血量(正式、尽可能量化);积极处理第 3 产程(广泛应用)。具体工作如下:识别和预防(针对每例患者,包含 3 项要素)。

①评估出血风险:早期识别产后出血可以起到提早准备、加强监护和早期

认识,提前预防的作用,同时让团队做好启动早期积极应对出血的准备。风险评估应在孕期的不同时间点进行,包括产前、临产晚期(如绒毛膜羊膜炎、产程延长)、入院分娩、产时和产后。产前风险评估为产后出血高风险的孕妇(如胎盘植入或凶险性前置胎盘),应转诊至经验丰富且具有强大血库资源的 3 级诊疗中心。评估出血风险可以借助多种工具量表,尽管证明有效,但尚不完善。使用风险评估工具能筛查出 25% 的高风险女性,但这些只占严重出血病例(需要输血)的 60%,而约 40% 的出血发生在低风险女性。因此需警惕,任何孕妇都存在出血风险。

②测量累计出血量:产时、产后对实际出血量的评估不精确是导致应对延迟甚至导致不良反应的主要原因之一。对产后出血的处理主要基于对出血量的精确评估,因此对出血量的精确评估非常重要。一是应使用细致的、直接的和精确的方法测量出血量(比如出血量定量法);二是应对所有孕产妇,在整个分娩过程中记录累计出血量。评估出血量的方法包括容积法和称重法等。肉眼估计会导致低估 33%～50% 的出血量,尤其是出血量很大时。通过视觉辅助训练,临床医生可以显著提高估测技能,但是这种技能在培训 9 个月后会减弱,所以需要频繁的再训练以保持这种能力。因此,直接测量出血量的技术仍在研究之中。直接测量出血量可以通过两种互补的方式来实现。第一种最容易,方法是用有刻度的容器收集血液(容积法),阴道分娩可利用臀部铺巾或者剖宫产中标有刻度的容器收集。在胎儿娩出之后再测量出血量,可以避免误测非血液液体。第二种方法是称重浸血的纱布或血凝块(称重法)。应用这种方法,总重量减去干纱布的重量就是实际出血量。对于每一例孕产妇,都应该尽量使用最精确的方法估测出血量。另外,共识强调测量累计出血量非常重要,应设定在分娩的不同时间点进行测量,如果有活动性出血,应增加测量频率。

③积极处理第三产程:积极处理第三产程是预防产后出血最重要的方法之一。包括 3 个经典的组成部分:缩宫素、子宫按摩和脐带牵拉。最近的研究表明缩宫素是关键的步骤。2013 年 1 篇系统评价认为,与麦角生物碱(主要不良反应是恶心和呕吐)或米索前列醇(主要不良反应是高热)相比,缩宫素是最有效且不良反应最小的药物。将缩宫素的使用推迟到延迟钳夹脐带之后不会增加产后出血风险。早期研究表明,在胎儿前肩娩出后或胎盘娩出后使用缩宫素,其差异没有统计学意义。建议所有机构在产后立即使用缩宫素预防产后出

血。世界卫生组织，ACOG，美国家庭医生学会，妇女健康、产科和新生儿护士协会都推荐所有孕妇应产后使用缩宫素。

（3）应急（每次出血）：机构标准化的、分阶段的产科出血紧急处理方案；所有重大出血时，对患者、家属及医务人员的支持。具体工作如下：产后出血处理（针对每次出血，包含 2 项要素）。

①产后出血紧急处理方案：每个分娩中心都应制订一个详细的产后出血紧急事件应急处理方案。产后出血的诊断方法很多，确定病因是关键的第一步。产后出血病因中虽然子宫收缩乏力占了约 70%，但是仔细检查排除阴道宫颈裂伤、胎盘残留亦非常重要。当发现产妇有发生产后出血的预兆时，分阶段处理可以促进有组织的、分级的应急，可以尽量保证患者能接受最佳治疗，同时不会浪费资源。应急处理方案包括：确定病因；监测每个阶段重要的体征及出血情况；确定应急团队的成员及他们在每个阶段的角色；建立一个用于启动应急的沟通方案；确定每个阶段人员所需的装备、药品或其他所需物资。

②严重产后出血事件后的多方支持：严重产后出血事件对患者及其家庭成员，甚至医务人员都是高度创伤性事件。产后出血进展迅速，当医务人员处理紧急出血的时候，分娩所带来的兴奋和喜悦突然消失，抢救过程持续紧张。家属在产妇需要进行有创性操作时需回避，由于时间限制临床医师难以给家属充分解释，但是产妇及家属需要与医务人员及时沟通并知晓病情，且希望得到保证及支持。最后即使出血事件得到了圆满的解决，医疗机构无论是对患者及其家庭成员还是医务人员都应认识到潜在的创伤后应激障碍，对遭受了严重出血的产妇及家属予以关怀的同时，对医务人员也应该提供心理咨询，以预防创伤后应激障碍。

（4）报告和系统学习（每个机构）：针对高风险患者，建议建立相关讨论会议，以总结成功和不足之处；严重出血的多学科评审会，以便发现系统问题；围产期质量改进委员会，监测结局和进展指标。

附：国外产后出血处理进展

法国《产后出血临床指南（2015）》。

该指南推荐在胎儿娩出后预防性使用宫缩药以降低产后出血的发生率。缩宫素为一线预防性药物，建议采用 5～10U 缓慢静脉滴注或肌内注射。对于经阴道分娩的孕妇,不推荐使用可控性牵拉脐带、常规的牵拉脐带、按摩子宫或排空膀胱的方法预防产后出血。对于剖宫产的孕妇,建议采用可控性牵拉脐带的方法娩出胎盘。不建议常规使用血液收集袋评估阴道分娩患者的失血量,除非是阴道分娩后,患者出现了明显的产后出血。产后出血的初始治疗包括检查子宫、抗生素预防感染、直视下仔细检查下生殖道、按摩子宫以及缓慢静脉注射或肌内注射 5～10U 缩宫素,随后给予累积量不超过 40U 的缩宫素静脉滴注维持。如果缩宫素效果不满意,建议在诊断产后出血的 30min 以内给予米索前列醇。如果效果仍不满意,建议在采用手术或介入治疗之前,先使用宫腔球囊压迫止血。在应用一线促宫缩药物治疗后仍有活动性产后出血或患者临床症状严重的状况下,建议使用液体复苏治疗。静脉滴注异体红细胞的目的是保持患者血红蛋白浓度＞80g/L。在活动性出血的情况下,建议凝血因子Ⅰ水平维持在≥2g/L。可以在实验室结果回报之前就开始红细胞、凝血因子Ⅰ和新鲜冰冻血浆的静脉滴注。可以注射 1g 氨甲环酸止血治疗,如果应用米索前列醇后出血仍持续,则可以不等临床化验回报,再重复使用一次氨甲环酸。建议静脉滴注加温的液体及血液制品,以及采用皮肤保暖的方法预防低体温的发生。对于发生严重产后出血者,建议吸氧。如果采用药物及宫腔球囊治疗仍不能控制产后出血,则建议采用介入性的治疗方法,包括手术或子宫动脉栓塞。对于保守性的手术,无优劣之分。只有在患者血流动力学稳定,同时除外腹腔内出血时,方可将产后出血的患者转运至外院进行栓塞治疗。

二、妊娠期急性心肌梗死

【早期识别】

1. 胸痛或压迫感。

2. 低血压。

3. 心电图 ST 段抬高、压低、T 波倒置。

【诊断要点】　依据《妊娠期急性心肌梗死处理指南(2016 年)》精要进行诊断。

1. 急性心肌梗死发生在妊娠期间,常导致母亲和胎儿发病率和死亡率升高。同几十年前相比,高龄产妇、流行性肥胖、慢性高血压和糖尿病的高发生率,这些因素让心肌梗死在妊娠期间更为常见。孕妇心源性死亡最常见的原因是主动脉夹层和心肌梗死。此外,与同年龄的非妊娠女性相比,孕期和产后由于血液呈高凝状态,心肌梗死危险因素的等级由 3 级增加到 4 级。

2. 急性心肌梗死最常见的原因是动脉粥样硬化斑块(由血小板凝集形成的)破裂导致冠状动脉的急性堵塞。部分堵塞导致非 ST 段抬高型心肌梗死,完全堵塞引起 ST 段抬高型心肌梗死。非动脉粥样硬化因素导致的心肌梗死的原因包括动脉炎、冠状动脉夹层、原发性心肌病、来自左心腔或心内膜炎的栓子、主动脉夹层延伸至冠状动脉的动脉炎等。

3. 心肌梗死的症状比心绞痛的症状更强烈,持续 15~20min。患者通常主诉胸痛或压迫感(可能放射到下巴、颈部或前臂)、窒息感、呕吐、腹泻、眩晕。严重的病例可能表现为低血压和心源性休克。非典型症状在女性患者和糖尿病患者中常见,表现为尖锐的胸痛、无痛性心梗、消化不良、上腹区疼痛等。

4. 可疑的临床诊断通常由心电图的改变和心肌坏死标志物的升高来确诊。患者按心电图结果分为 ST 段抬高型心肌梗死和非 ST 段抬高型心肌梗死。两者的区别决定治疗策略的不同。非 ST 段抬高型心电图通常表现为连续两个导联 ST 段的压低或者 T 波倒置,但也可能变化甚微,甚至是正常心电图的初始部分。ST 段抬高型心电图通常显示连续两个导联的 ST 段抬高,一个新发的或者不确定的左束支阻滞,或者显示右侧胸导联 ST 段压低(V1 到 V4),提示后壁心肌梗死。正常心电图并不能排除冠状动脉事件,高达 18% 的患者初始心电图正常却发生心肌梗死。

5. 肌钙蛋白 I 和肌钙蛋白 T 是心肌坏死最敏感和特异的指标。指标升高表明心肌坏死,某些其他情况也可能使其升高。心肌炎和心包炎,细胞因子类物质损伤心肌细胞,导致肌钙蛋白的渗出,指标上升。心室内部压力升高,例如急性肺栓塞,右心室压力升高或者高血压紧急事件中左心室压力急剧升高可能压迫心内膜下小血管,出现弥散性的缺血和肌钙蛋白渗出。症状发生 4~6h 内,肌钙蛋白在血清中可以检测出,一旦升高,肌钙蛋白会持续 1~2 周。正常妊娠期间,肌钙蛋白不会升高,因此任何升高都被考虑为异常情况。总之,心肌梗死的诊断基于临床表现,由心电图改变和肌钙蛋白升高支持。

【处理要点】 依据《妊娠期急性心肌梗死处理指南(2016 年)》精要进行处理。

1. 非 ST 段抬高型心肌梗死的治疗 最基本的做法是确保呼吸道通畅,维持血流动力学和心跳节律的稳定。常规给予吸氧治疗,持续的胸痛可以舌下含服硝酸甘油、硫酸吗啡碱类或者静脉滴注硝酸甘油。右心室壁心肌梗死的案例中使用硝酸甘油是不恰当的,因为硝酸甘油可以显著扩张静脉减轻前负荷。硝酸甘油作用于冠状动脉减轻前后负荷,随之可以降低氧耗。

(1)如果舌下含服无效,可以考虑静脉给药。吗啡有镇痛、镇静的作用,也可以扩张静脉降低前负荷。最近一些研究提出吗啡在非 ST 段抬高型心肌梗死中使用安全性的问题,由于吗啡的使用可以导致低血压,所以在非 ST 段抬高型心肌梗死中,吗啡被降为Ⅱa类推荐用药。

(2)心动过速和高血压需要用β受体阻滞药或者钙离子通道阻滞药处理和治疗,美托洛尔、阿替洛尔或艾司洛尔等都可以使用。如果患者表现为持续的胸痛、心动过速或高血压的话,应该首选静脉途径,如果没有这些症状,口服给药较好。

(3)若患者表现为收缩压较低(<120mmHg)心动过速(心率>110/min),这种情况下,心动过速作为一种代偿,为了维持足够的心排血量。理想情况下,在这类人群使用β受体阻滞药之前应该做超声心动图,因为如果心室收缩性严重下降,可以预防心源性休克的发生。

(4)以下患者不适合使用β受体阻滞药。①严重的哮喘或慢性阻塞性肺区疾病;左侧心力衰竭所致的肺水肿;②收缩压<100mmHg;Ⅱ度或Ⅲ度的心脏传导阻滞;③心动过缓(心率<60/min)。

(5)患有反应性呼吸道疾病,持续的心绞痛和心动过速的患者禁用β受体阻滞药,可以考虑选用选择性钙通道阻滞药,如地尔硫䓬和维拉帕米等。心肌梗死患者推荐使用他汀类药物(阿托伐他汀 80mg/d),正因为它们具有抗炎、抗氧化的性质,可以稳定血小板,减少再次梗死的次数,使用过程中很少出现心律失常。尽管他汀类药物在妊娠期间看似安全,但在获得更多数据以前,并不建议使用。

(6)血管紧张素转换酶抑制药/血管紧张素受体阻断药在前壁心肌梗死且左心室射血分数<40%的患者中取得明显的效果。据报道,血管紧张素转换酶抑制药/血管紧张素受体阻断药可以降低心肌梗死后心室重塑。妊娠期间,因为可能增加先天性畸形和新生儿肾衰竭的风险而被禁用。

(7)抗血小板药物在非 ST 段抬高型心肌梗死的治疗中扮演至关重要的角

色。急性心肌梗死中阿司匹林和氯吡格雷的使用最广泛,在妊娠期间也可以应用。与单一使用阿司匹林相比,阿司匹林和氯吡格雷的联合可以降低 20% 的心血管事件。首次应大剂量给药,接下来第 2 天维持剂量,阿司匹林或者氯吡格雷两者任何一方加大剂量并未提示效果更佳。

(8)接受经皮冠状动脉介入治疗(PCI)之前,不建议使用糖蛋白 Ⅱb/Ⅲa 抑制药(如埃替非巴肽和阿昔单抗等)。后者在非 ST 段抬高型心肌梗死治疗中,它属于保守药物,使用的结果并没有得到明确的改善,反而会导致出血率的增加。如果妊娠时接受 PCI 治疗需要使用的话,则可以使用。虽然数据有限,却没有出现致畸性的证据。

(9)临床医生提出的溶栓治疗,最常用的是普通肝素和低分子肝素。被考虑为"低风险"或者选择保守治疗的患者,依诺肝素优于普通肝素。被认定为"高风险"的患者除了最佳的药物治疗外,在发病 24～48h 应该接受侵入性治疗(血管造影术或者血管重建术),普通肝素和低分子肝素效果相同,几乎没有出血并发症。

(10)非 ST 段抬高型心肌梗死,危险因素分级在选择最佳治疗方案中十分重要。可使用不同的危险因素分级量表评估患者的等级(TIMI 危险评分和 GRACE 模型)。药物治疗失败的患者,TIMI 危险评分高,那么在发病 24～48 h 应该接受侵入性治疗。

(11)评分低的患者最好应接受多种药物联合治疗(他汀类、依诺肝素、阿司匹林、氯吡格雷、β 受体阻滞药),周期性发作或反复发作的心肌缺血可以考虑心导管介入术。如果低评分组患者接受早期侵入性治疗,将会导致更糟糕的后果,临床上应避免出现。

(12)推荐患者经冠状动脉支架植入后 1 年内必须进行抗凝治疗,最近指南推荐低剂量的阿司匹林和替卡格雷联合代替其与氯吡格雷的组合。虽然阿司匹林和氯吡格雷可以在妊娠期间联合使用,但由于存在替卡格雷妊娠时使用的数据,虽然数据不多,还是有证可循。1 年后,单一抗凝治疗用低剂量的阿司匹林就足矣。

2. ST 段抬高型心肌梗死的治疗

(1)ST 段抬高型心肌梗死的治疗,最重要的干预措施是提供早期的血管重建,实施静脉内溶栓或者用 PCI 替代冠状动脉支架的植入。

（2）PCI介入技术是再灌注治疗的首选。妊娠期间，医院如果没有实施PCI的能力，且孕妇没有绝对禁忌证，临床建议使用重组组织型纤溶酶原激活剂（r-TPA）进行系统性溶栓治疗。r-TPA并不通过胎盘，但可能会导致胎盘后出血。症状发生12h内溶栓治疗效果较好，如果距离症状首发时间＞24h，则不建议进行溶栓。ST段抬高型心肌梗死溶栓治疗的禁忌证：①颅内出血史；②可疑的主动脉夹层；③新发的活动性出血；④重度高血压（不易控制）；⑤脑动静脉畸形或脑部肿瘤；⑥近3个月，头部外伤或缺血性脑卒中史；⑦近2个月神经外科手术史；⑧近3周内动过大的手术，使用抗凝药或心肺复苏＞10min等。

（3）冠状动脉支架植入优于简单的冠状动脉球囊扩张术，经皮冠状动脉介入治疗（PCI）利用冠状动脉造影的造影剂标记病灶，在受损血管处植入支架。临床上支架主要分为：金属裸支架（BMS）和药物洗脱支架（DES）。BMS的优点在于植入4～6周内发生内皮化，因此可以降低早期支架血栓形成的风险，缺点在于缺乏抗增殖的药物，造成再狭窄的概率较高。

（4）DES可以释放抗增殖的药物，如依维莫司，佐他莫司等可以降低再狭窄风险，但会延迟内皮化。DES需要至少3～6个月的抗凝治疗来降低早期形成支架血栓的风险。尽管如此，两种支架都建议抗凝治疗1年，之后还是低剂量阿司匹林单一用药，持续终身。分娩期间，氯吡格雷可能被迫停用，但支架在权衡利弊后也可以植入。

（5）ST段抬高型心肌梗死实施PCI之前的药物治疗原则和上述非ST段抬高型心肌梗死大体一致。一般妊娠期间心肌梗死治疗的基本原则不变，除了血管紧张素转换酶抑制药，血管紧张素受体阻断药，他汀类还有所有对胎儿不利的药物。如果患者需要PCI，不应该因考虑对胎儿的辐射而推迟，可以使用腹区屏障限制胎儿射线暴露。

（6）根据美国妇产科协会建议，PCI中射线的数量不达到胎儿射线暴露的上限时整个过程是安全的。荧光镜检查时间应当尽可能减少。推荐24孕周后，进行连续电子胎儿监护。一项研究认为地塞米松可以保护心肌细胞免于凋亡，还可以限制心肌梗死面积，然而，另一项研究却认为它增加心肌梗死的面积。如果恰逢心肌梗死期间早产儿分娩的话，那么使用类固醇类促使胎儿肺成熟是合理的。

（7）有学者建议如果发生心肌梗死时间＞2周，心肌层已经恢复，阴道分娩可能安全,然而这个时间段延迟分娩才是合理的。忽略严格的时间限制,不管是阴道分娩还是剖宫产,为避免心动过速和焦虑而镇痛反而增加心肌耗氧,分娩期间美托洛尔应当持续使用。如果可以进行阴道试产的话,手术钳和真空吸引器的使用可以缩短产程,减少孕妇的用力。

(8)冠状动脉夹层是非常罕见的情况,但在围生期有冠状动脉综合征的患者中也应该考虑存在。在心肌梗死孕妇产后,冠状动脉造影发现多达 35% 出现冠状动脉夹层,多数发生在产后前两周。夹层通常引起动脉管壁血肿,可能将血管堵塞,抗血小板凝集保持血管开放非常重要。临床表现和左冠状动脉 ST 段抬高型心肌梗死类似,最初的基本治疗也相似。诊断常由冠状动脉造影证实,治疗选择冠状动脉支架植入术。

三、新生儿窒息

【早期识别】

1. 1 或 5minApgar 评分≤ 7 分。

2. 脐动脉血 pH < 7.15。

【诊断要点】　依据中国《新生儿窒息诊断的专家共识(2016 年)》精要进行诊断。

1. 中国医师协会新生儿专业委员会制订了新生儿窒息诊断和分度标准建议　①产前具有可能导致窒息的高危因素;②1 或 5minApgar 评分≤7 分,仍未建立有效自主呼吸;③脐动脉血 pH < 7.15;④排除其他引起低 Apgar 评分的病因。

以上②～④为必要条件,①为参考指标。新生儿窒息是指由于分娩过程中的各种原因使新生儿出生后不能建立正常呼吸,引起缺氧、酸中毒,严重时可导致全身多脏器损害的一种病理生理状况。

2. 关于新生儿窒息诊断的变迁

(1)Apgar 评分的应用:Apgar 评分是由 Dr. Virginia Apgar 在 1953 年提出来的用于快速评估新生儿生后一般状况的方法。Apgar 评分由 5 项体征组成,5 项体征中的每一项授予分值 0、1 或 2,然后将 5 项分值相加,即为 Apgar 评分的分值。Apgar 评分作为评估新生儿出生时生命状况和复苏效果是一种简捷实用的初筛指标。但是,近 20 余年人们对 Apgar 评分的诊断价值不断提出质疑:①Apgar 评分虽可识别新生儿有无抑制,但不能区别抑制的病因;②低 Apgar 评分并不等同于窒息,低评分的原因可能不是宫内缺氧;③早产儿由于肌张力弱和对刺激反应差,其 Apgar 评分可低于正常;④没有突出呼吸抑制,把相同的分值赋予了重要性并不相等的 5 个成分;⑤1min Apgar 评分与患儿远期预后无明显相关性,5mim 低评分与预后相关性更强;⑥主要不足之处在于敏感度高而特异度低,常导致窒息诊断扩大化。而且,国内部分医疗单位及个人不能正确执行评分,个体主观影响较大,降低了评分的可靠性。Apgar 评分低的原因可能不一定是宫内缺氧,5min Apgar 评分 0~3 分的新生儿中仅 38%、5min4~6 分者仅 8% 存在胎心监护异常,单用 Apgar 评分诊断窒息显然是不妥的。此外,美国新生儿复苏指南指出,Apgar 评分可评价窒息的严重程度和复苏的效果,但不能指导复苏,因为它不能决定何时应开始复苏,也不能对复苏过程提供决策。评分是生后 1min 完成的,但窒息新生儿不能等 1min 后再进行复苏。

(2)关于脐动脉血气:近 10 年,有研究认为应增加脐动脉血气作为新生儿窒息的诊断标准。脐动脉血气代表新生儿在产程中血气变化的结局,能揭示有无缺氧、酸中毒及其严重程度,反映窒息的病理生理本质,被认为比 Apgar 评分更客观、更具有特征性。新生儿窒息的本质是由于胎盘/胎儿血流气体交换障碍导致低氧血症、高碳酸血症及代谢性酸中毒。发生严重酸中毒和窒息且 $pH <7$ 的新生儿其主动脉最大血流和主动脉舒张压明显降低,甚至不能测出,致冠状动脉血流灌注下降而加重心肌缺血缺氧,但经合适心肺复苏及使用肾上腺素,主动脉舒张压(正常为 20mmHg)上升,从而使冠状动脉血流灌注增加。加强心肺复苏应该将纠正低氧血症及增加冠状动脉灌注作为重点。近年来国内外均提出,Apgar 评分对诊断新生儿窒息的敏感度高,特异度较低,而脐动脉血气(pH 和碱剩余)指标特异度高,敏感度较低,两者结合可增加其准确性。

(3)国内外对新生儿窒息诊断标准的探讨:1996 年美国儿科学会联合美国妇产科医师学会更改了新生儿窒息的诊断标准,即必须同时具备以下 4 条:①出生后严重代谢性酸中毒(脐动脉血 $pH < 7$);②Apgar 评分 0~3 分持续 $> 5min$;③有神经系统症状如惊厥、昏迷及肌张力低下等;④有多器官损害。并明确指出:低 Apgar 评分并不等同于窒息,如将 Apgar 评分作为诊断窒息的唯一标准,则是对 Apgar 评分的误解和滥用。2004 年经典儿科学专著 Nelson

Textbook of Pediatrics(17 版)也将脐动脉血气纳入新生儿窒息的诊断标准。但也有研究认为该诊断标准太苛刻。结合我国国情考虑,以上诊断标准太过严格,不适合我国推广。

3. 新生儿窒息诊断

(1)Apgar 评分的应用:Apgar 评分在国际上已用了半个世纪,目前我国也还在应用,尽管有不少问题和缺陷,但仍不失为新生儿出生时最简捷实用的初筛评估方法,但是要注意如下问题。①由于 Apgar 评分的缺陷,单纯用 Apgar 评分诊断新生儿窒息,有一定局限性,不能将 Apgar 评分作为诊断窒息的唯一标准。②Apgar 评分可作为评价窒息严重程度和复苏效果的部分手段,但不能完全指导复苏,因为它不能决定何时应开始复苏,也不能对复苏过程提供决策。复苏程序要按照新生儿复苏指南流程图的要求进行。因为复苏措施是改变 Apgar 评分的要素,因此在评分时应用的复苏措施也应同时记录。

(2)脐动脉血气分析:如上所述,Apgar 评分敏感度较高而特异度较低,脐动脉血气(pH 和碱剩余)特异度较高而敏感度较低,两者结合可增加准确性。因此建议,在二级及以上或有条件的医院,对出生后怀疑有窒息的新生儿,应常规做脐动脉血 pH 检查,Apgar 评分要结合脐动脉血 pH 的结果做出窒息的诊断。单纯 Apgar 评分低但 pH 正常,不诊断新生儿窒息,可诊断"低 Apgar 评分"。在无条件做脐动脉血气分析的医院,仅 Apgar 评分异常,也可称为"低Apgar 评分"。但考虑到目前国际、国内的疾病诊断编码的现状,对于"低Apgar 评分",目前仍可列入新生儿窒息的诊断。

脐动脉血气诊断窒息的标准值,国内外都做了不少研究,国外将脐动脉血 pH < 7.0 作为新生儿窒息不良预后最高危因素。窒息缺氧新生儿需心肺复苏者若脐血 pH < 7.0,83.3% 预后不良;若脐血 pH > 7,10.8% 预后不良,诊断新生儿窒息的敏感度为 86%,特异性度 92%,阳性预测值为 89%。经典儿科学专著 Nelson Textbook of Pediatrics(2011 年,19 版)已将新生儿窒息最高危因素改为 pH < 6.7,碱剩余 > − 25mmol/L。

2008 年 3 月至 2009 年 9 月,我国新生儿脐动脉血气指标研究协作组组织 5 省 6 家医院进行脐动脉血气指标诊断新生儿窒息的多中心临床研究,结论认为:新生儿窒息的脐动脉血 pH 临床校正值分布范围为 7.00~7.20,碱剩余分布范围为 − 10~18mmol/L,诊断新生儿窒息的血气指标可在上述范围内灵活掌握；pH < 7.15 诊断新生儿窒息的敏感度、特异度分别为 96.1% 及 69.9%，而 pH < 7.0 为 49.1% 及 99.9%。碱剩余<− 12mmol/L 诊断的敏感度、特异度分别为 91.4% 及 74.8%，而碱剩余<− 16mmol/L 分别为 54.0% 及 89.6%，显然 pH < 7.0 及碱剩余<− 16mmol/L 的特异度为好。2012 年 12 月至 2015 年全国新生儿窒息多器官损害临床诊断多中心研究纳入 111 例具有生后脐动脉血 pH 及碱剩余值的新生儿，结果显示：1min Apgar 评分 4～7 分诊断新生儿窒息的敏感度、特异度及阳性预测值分别为 100%、0 及 42.6%，评分 0～3 分为 52.2%、87.1% 及 75.0%；生后脐动脉血 pH ≤ 7.15 分别为 66.0%、56.3% 及 52.5%；而 pH ≤ 7.00 则为 42.6%、87.6% 及 71.4%；碱剩余≤−14mmol/L 分别为 48.9%、85.9% 及 71.9%；而碱剩余 ≤− 16mmol/L 则为 38.3%、92.2% 及 78.3%。显然 pH < 7 及碱剩余<−16mmol/L 特异度及阳性预测值更高。参照以上研究，建议 pH <7 及碱剩余<−14～16mmol/L 可作为诊断新生儿窒息的标准。

(3)关于国际新生儿窒息的诊断标准国际上用的必须同时具备 4 条的诊断标准，对于目前我国情况来说太苛刻，全部符合此 4 条标准者，实际已是缺氧缺血性脑病(应属于严重窒息)。如严格按此 4 条诊断，会造成部分漏诊，故结合目前国情在我国尚不能推广。但是如果此 4 条皆具备，可肯定为重度窒息。关于结合 Apgar 评分及脐动脉血气 pH 诊断新生儿窒息的具体方案如下。

①新生儿生后仍做 Apgar 评分，在二级及以上或有条件的医院出生后即刻应做脐动脉血气分析，Apgar 评分要结合血气结果做出窒息的诊断。轻度窒息：Apgar 评分 1min ≤ 7 分，或 5min ≤7 分，伴脐动脉血 pH < 7.2；重度窒息：Apgar 评分 1min ≤ 3 分或 5min ≤ 5 分，伴脐动脉血 pH < 7.0。

②未取得脐动脉血气分析结果的，Apgar 评分异常，可称之为"低 Apgar 评分"。考虑到目前国际、国内的疾病诊断编码的现状，对于"低 Apgar 评分"的病例，Apgar 评分≤ 3 分列入严重新生儿窒息；Apgar 评分≤ 7 分列入轻或中度新生儿窒息的诊断。需要说明的是，本共识推荐的新生儿窒息诊断方案为双轨制，"低 Apgar 评分"并未取得相关的国内外编码。因此建议在具体实行过程中，具体病例的诊断包括病历封面仍应该采用轻或中度窒息、重度窒息，以避免病例诊断和统计的困难。"低 Apgar 评分"在做临床流行病学和比较研究时可以应用，以方便国际交流和科研论文发表。

4. 其他　应重视围产期缺氧病史,尤其强调胎儿窘迫及胎心率异常,在有条件的医院常规定时做胎心监护,呈现不同程度胎心减慢、可变减速、晚期减速、胎心变异消失等,可作为新生儿窒息的辅助诊断标准,尤其是对于没有条件做脐动脉血气的单位,可作为诊断的辅助条件。

【处理要点】　(分为新生儿窒息儿和重度窒息濒死儿)。

1. 新生儿窒息儿　依据《中国新生儿复苏指南(2016 年北京修订)》进行处理。

(1)指南目标和原则:①确保每次分娩时至少有 1 名熟练掌握新生儿复苏技术的医护人员在场。②加强产儿科合作,儿科医师参加高危产妇分娩前讨论,在产床前等待分娩及实施复苏,负责复苏后新生儿的监护和查房等。产儿科医师共同保护胎儿完成向新生儿的平稳过渡。③在卫生行政领导参与下将新生儿复苏技能培训制度化,以进行不断地培训、复训、定期考核,并配备复苏器械;各级医院须建立由行政管理人员、产科、儿科医师、助产士(师)及麻醉师组成的院内新生儿复苏领导小组。④在 ABCD 复苏原则下,新生儿复苏可分为 4 个步骤:a. 快速评估(或有活力评估)和初步复苏;b. 正压通气和脉搏血氧饱和度监测;c. 气管插管正压通气和心脏按压;d. 药物和(或)扩容。

(2)复苏准备:①人员。每次分娩时至少有 1 名熟练掌握新生儿复苏技术的医护人员在场,其职责是照料新生儿。高危分娩时需要组成有儿科医师参加的复苏团队。多胎分娩时,每名新生儿都应由专人负责。②物品。新生儿复苏设备和药品齐全,单独存放,功能良好。

(3)复苏的基本程序:评估主要基于以下 3 个体征:呼吸、心率、脉搏血氧饱和度。通过评估这 3 个体征中的每一项来确定每一步骤是否有效。其中心率对于决定进入下一步骤是最重要的。

(4)复苏的步骤

①快速评估:出生后立即快速评估 4 项指标:a. 足月吗? b. 羊水清吗? c. 有哭声或呼吸吗? d. 肌张力好吗? 如 4 项均为"是",应快速彻底擦干,和母亲皮肤接触,进行常规护理。如 4 项中有 1 项为"否",则需复苏,进行初步复苏。如羊水有胎粪污染,进行有无活力的评估及决定是否气管插管吸引胎粪。

②初步复苏

a. 保暖:产房温度设置 25～28℃。提前预热辐射保暖台,足月儿辐射保暖台温度设置32～34℃,或腹区体表温度36.5℃,早产儿辐射保暖温度设置33～35℃。用预热毛巾包裹新生儿放在辐射保暖台上,注意头部擦干和保暖。有条件的医疗单位复苏胎龄<32周的早产儿时,可将其头部以下躯体和四肢放在清洁的塑料袋内,或盖以塑料薄膜置于辐射保暖台上,摆好体位后继续初步复苏的其他步骤。避免高温,防止引发呼吸抑制。

b. 体位:置新生儿头轻度仰伸位(鼻吸气位)。

c. 吸引:必要时(分泌物量多或有呼吸道梗阻)用吸球或吸管(12F或14F)先口咽后鼻清理分泌物。过度用力吸引可导致喉痉挛,可刺激迷走神经引起心动过缓,并可延迟自主呼吸出现。应限制吸管的深度和吸引时间(<10s),吸引器的负压不超过100mmHg。

d. 羊水胎粪污染时的处理:2015年美国新生儿复苏指南不再推荐羊水胎粪污染时常规气管内吸引胎粪(无论有无活力)。根据我国国情和实践经验,新生儿复苏项目专家组做如下推荐:当羊水胎粪污染时,仍首先评估新生儿有无活力;新生儿有活力时,继续初步复苏;新生儿无活力时,应在20s内完成气管插管及用胎粪吸引管吸引胎粪。如果不具备气管插管条件,而新生儿无活力时,应快速清理口鼻后立即开始正压通气。

e. 擦干和刺激:快速彻底擦干头部、躯干和四肢,拿掉湿毛巾。彻底擦干既是对新生儿的刺激以诱发自主呼吸。如仍无呼吸,用手轻拍或手指弹患儿的足底或摩擦背区2次以诱发自主呼吸。如这些努力无效,表明新生儿处于继发性呼吸暂停,需要正压通气。

③正压通气:新生儿复苏成功的关键是建立充分的通气。a. 指征。呼吸暂停或喘息样呼吸;心率<100/min。对有以上指征者,要求在"黄金一分钟"内实施有效地正压通气。如果新生儿有呼吸,心率>100/min,但有呼吸困难或持续发绀,清理呼吸道、脉搏血氧饱和度监测,可常压给氧或持续气道正压通气(CPAP),特别是早产儿。b. 气囊面罩正压通气。压力:通气压力需要20～25cmH$_2$O,少数病情严重的初生儿可用2～3次30～40cmH$_2$O压力通气。国内使用的新生儿复苏囊为自动充气式气囊(250ml),使用前要检查减压阀。有条件最好配备压力表。频率:40～60/min。用氧:在产房添置空氧混合仪、空气压缩器及脉搏血氧饱和度仪。无论足月儿或早产儿,正压通气均要在脉搏血氧饱和度仪的监测指导下进行。足月儿开始用空气进行复苏,早产儿开始给

21％～40％浓度的氧,用空氧混合仪根据血氧饱和度调整给氧浓度,使氧饱和度达到目标值。心脏按压时给氧浓度要提高到 100％。在利用自动充气式气囊复苏时,有 4 种氧浓度可用:自动充气式气囊不连接氧源,氧浓度 21％(空气);连接氧源,不加储氧器,可得到约 40％浓度的氧;连接氧源,加储氧器得100％(袋状)、90％(管状)浓度的氧。脉搏血氧饱和度仪的传感器应放在新生儿动脉导管前的位置(即右上肢,通常是手腕或手掌中间的表面)。在传感器与仪器连接前,先将传感器与婴儿连接,有助于最迅速地获得信号。

④评估心率:可触摸新生儿的脐带搏动或用听诊器听诊新生儿的心跳,计数 6s,乘 10 即得出每分钟心率的快速估计值。近年来脉搏血氧饱和度仪用于新生儿复苏,可以测量心率和血氧饱和度。为了更准确地评估心率,2015 年美国新生儿复苏指南推荐应用 3 导心电图测量心率,考虑到我国国情,我们建议有条件的单位可以试用,并总结经验。

⑤判断有效通气:开始正压通气时即刻连接脉搏血氧饱和度仪,并观察胸廓是否起伏。有效地正压通气表现为胸廓起伏良好,心率迅速增快。

⑥矫正通气步骤:如达不到有效通气,需做矫正通气步骤,包括:检查面罩和面部之间是否密闭,再次通畅呼吸道(可调整头位为鼻吸气位,清除分泌物,使新生儿的口张开)及增加呼吸压力。矫正通气后,如心率＜100/min,可进行气管插管或使用喉罩气道。

⑦评估及处理:经 30s 有效正压通气后,如有自主呼吸且心率≥100/min,可逐步减少并停止正压通气,根据脉搏血氧饱和度值决定是否常压给氧;如心率＜60/min,行气管插管正压通气并开始心脏按压。

⑧其他:持续气囊面罩正压通气(＞2min)可产生胃充盈,应常规经口插入8F 胃管,用注射器抽气,并保持胃管远端处于开放状态。

(5)T-组合复苏器(T-Piece 复苏器):T-组合复苏器是一种由气流控制、有压力限制的机械装置,能提供恒定的吸气峰压(PIP)及呼气末正压(PEEP)。①指征。用于足月儿和早产儿正压通气。②用法。需接上压缩气源,气体由T-组合复苏器的新生儿气体出口经一个管道输送到新生儿端,与面罩或气管导管相连。预先设定 PIP 20～25 cmH$_2$O、PEEP5cmH$_2$O、最大气道压(安全阀)40cmH$_2$O。操作者用拇指或示指关闭或打开 T 形管的开口,控制呼吸频率及吸气时间。使气体直接进入新生儿呼吸道。由于提供恒定一致的 PEEP 及

PIP,维持功能残气量,更适合早产儿复苏时正压通气的需要。本装置容易操作、使用灵活、压力输出稳定、操作者不易疲劳。

(6)喉镜下经口气管插管

①指征:a. 需要气管内吸引清除胎粪时;b. 气囊面罩正压通气无效或要延长时;c. 心脏按压时;d. 经气管注入药物时;e. 需呼吸道给表面活性物质(PS);f. 特殊复苏情况,如先天性膈疝或超低出生体重儿。

②准备:进行气管插管必需的器械和用品应放置在一起,在每间产房、手术室、新生儿室和急救室应随时备用。常用的气管导管为上下直径一致的直管、不透射线和有刻度标示。如使用金属导丝,导丝前端不可超过管端。表1、2提供气管导管型号和插入深度的选择方法。

③方法:关键在于暴露声门,并强调操作者小手指的3个用途。a. 插入喉镜:左手持喉镜,使用带直镜片(早产儿用0号,足月儿用1号)的喉镜进行经口气管插管。将喉镜柄夹在拇指与前3个手指间,镜片朝前。小指靠在新生儿颏区(小手指的第1个用途)提供稳定性。喉镜镜片应沿着舌面向右边滑入,将舌头推至口腔左边,推进镜片直至其顶端达会厌软骨谷。b. 暴露声门:采用一抬一压手法,轻轻抬起镜片,上抬时需将整个镜片平行于镜柄方向移动,使会厌软骨抬起即可暴露声门和声带。如未完全暴露,操作者用小指(小指的第2个用途)或由助手用示指向下稍用力压环状软骨使气管下移有助于看到声门。在暴露声门时不可上翘镜片顶端抬起镜片。c. 插管:插入有金属管芯的气管导管,将管端置于声门与气管隆凸之间,接近气管中点。d. 操作时限及技巧:整个操作要求在20~30s内完成。如插入导管时声带关闭,可采用Hemlish手法,助手用右手示、中指在胸外按压的部位向脊柱方向快速按压1次促使呼气产生,声门即张开。

④胎粪吸引管的使用:施行气管内吸引胎粪时,将胎粪吸引管直接连接气管导管,以清除气管内残留胎粪。吸引时复苏者用右手示指将气管导管固定在新生儿的上腭,左手示指按压胎粪吸引管的手控口使其产生负压,边退气管导管边吸引,3~5s将气管导管撤出气管外,并随手快速吸引1次口腔内分泌物。

⑤判断气管导管位置的方法:正压通气时导管管端应在气管中点,判断方法如下:a. 声带线法:导管声带线与声带水平吻合;b. 颈静脉切迹摸管法:操作者或助手的小指尖垂直置于颈静脉切迹上(小手指的第3个用途),当导管在气

管内前进时小指尖触摸到管端，则表示管端已达气管中点。

⑥确定插管成功的方法：a. 胸廓起伏对称；b. 听诊双肺呼吸音一致，尤其是腋下，且胃部无呼吸音；c. 无胃部扩张；d. 呼气时导管内有雾气；e. 心率、血氧饱和度和新生儿反应好转；f. 有条件可使用呼出 CO_2 检测器，可快速确定气管导管位置是否正确。

（7）喉罩呼吸道：喉罩呼吸道是一个用于正压通气的气道装置。①适应证：a. 新生儿复苏时如气囊-面罩通气无效，气管插管失败或不可行时；b. 小下颌或相对大的舌，如 Pierre-Robin 综合征和唐氏综合征；c. 多用于体重≥2000g 的新生儿。②方法：喉罩呼吸道由一个可扩张的软椭圆形边圈（喉罩）与弯曲的气道导管连接而成。弯曲的喉罩越过舌产生比面罩更有效地双肺通气。采用"盲插"法，用示指将喉罩罩体开口向前插入新生儿口腔，并沿硬腭滑入至不能推进为止，使喉罩气囊环安放在声门上方。向喉罩边圈注入 2～3ml 空气，使扩张的喉罩覆盖喉口（声门）。喉罩呼吸道导管有 1 个 15mm 接管口可连接复苏囊或呼吸器进行正压通气。

（8）心脏按压：①指征：有效正压通气 30s 后，心率<60/min，在正压通气同时须进行心脏按压。②要求：此时应气管插管正压通气配合心脏按压，以使通气更有效。胸外心脏按压时给氧浓度增加至 100%。③方法：心脏按压的位置为胸骨下 1/3（两乳头连线中点下方），避开剑突。按压深度约为胸廓前后径的 1/3，产生可触及脉搏的效果。按压和放松的比例为按压时间稍短于放松时间，放松时拇指或其他手指应不离开胸壁。按压的方法为拇指法和双指法：a. 拇指法：双手拇指端压胸骨，根据新生儿体型不同，双拇指重叠或并列，双手环抱胸廓支撑背区。b. 双指法：右手示、中两手指尖放在胸骨上进行按压，左手支撑背区。因为拇指法能产生更高的血压和冠状动脉灌注压，操作者不易疲劳，加之采用气管插管正压通气后，拇指法可在新生儿头侧进行，不影响做脐静脉插管，拇指法成为胸外心脏按压的首选方法。④心脏按压和正压通气的配合：需要心脏按压时，应气管插管进行正压通气。由于通气障碍是新生儿窒息的首要原因，因此心脏按压和正压通气的比例应为 3∶1，即 90/min 按压和 30/min 呼吸，达到每分钟约 120 个动作。每个动作约 1/2s，2s 内 3 次心脏按压加 1 次正压通气。45～60s 重新评估心率，如心率<60/min，除继续心脏按压外，还应考虑使用肾上腺素。

(9)药物:新生儿复苏时,很少需要用药。新生儿心动过缓通常是由于肺部通气不足或严重缺氧,纠正心动过缓的最重要步骤是充分地正压通气。①肾上腺素:a. 指征:45～60s 的正压通气和心脏按压后,心率<60/min。b. 剂量:新生儿复苏应使用1:10 000 的肾上腺素。静脉用量0.1～0.3ml/kg;气管内用量0.5～1ml/kg。必要时 3～5min 重复 1 次。c. 给药途径:首选脐静脉给药。如脐静脉插管操作尚未完成或无条件做脐静脉插管时,可气管内快速注入,若需重复给药,则应选择静脉途径。②扩容药:a. 指征:有低血容量、怀疑失血或休克的新生儿在对其他复苏措施无反应时;b. 扩容药:推荐 0.9%氯化钠注射液;c. 方法:首次剂量为 10ml/kg,经脐静脉或外周静脉 5～10min 缓慢推入,必要时可重复扩容 1 次。③其他药物:分娩现场新生儿复苏时一般不推荐使用碳酸氢钠。④脐静脉插管:脐静脉是静脉注射的最佳途径,用于注射肾上腺素及扩容药。可插入 3.5F 或 5F 的不透射线的脐静脉导管。当新生儿复苏进行胸外心脏按压时,即可考虑开始脐静脉插管,为给药做准备。插管方法如下:沿脐根区用线打一个松的结,如在切断脐带后出血过多,可将此结拉紧。在钳夹下离皮肤线 2cm 处用手术刀切断脐带,可在 11、12 点位置看到大而壁薄的脐静脉。脐静脉导管连接三通和 5ml 注射器,充以 0.9%氯化钠注射液,导管插入脐静脉 2～4cm,抽吸有回血即可。早产儿插入导管稍浅,插入过深,则高渗透性药物和影响血管的药物可能直接损伤肝脏,务必避免将空气推入脐静脉。

(10)复苏后监护:复苏后的新生儿可能有多器官损害的危险,应继续监护,包括①体温管理;②生命体征监测;③早期发现并发症。继续监测维持内环境稳定,包括血氧饱和度、心率、血压、血细胞比容、血糖、血气分析及血电解质等。需要复苏的新生儿断脐后立即进行脐动脉血气分析,出生后脐动脉血 pH<7,结合 Apgar 评分有助于窒息的诊断和预后的判断。及时对脑、心、肺、肾及胃肠等器官功能进行监测,早期发现异常并适当干预,以减少窒息的死亡和伤残。一旦完成复苏,为避免血糖异常,应定期监测血糖,低血糖者静脉给予葡萄糖。如合并中、重度缺氧缺血性脑病,有条件的医疗单位可给予亚低温治疗。

(11)早产儿复苏需关注的问题:①体温管理:置于合适中性温度的暖箱。对胎龄<32 周早产儿复苏时,可采用塑料袋保温(见初步复苏部分)。②正压通气时控制压力:早产儿由于肺发育不成熟,通气阻力大,不稳定的间歇正压给氧易使其受伤害。正压通气需要恒定的 PIP 及 PEEP,推荐使用 T-组合复苏器

进行正压通气。③避免肺泡萎陷：胎龄＜30 周、有自主呼吸或呼吸困难的早产儿，产房内尽早使用 CPAP。根据病情选择性使用 PS。④维持血流动力学稳定：由于早产儿生发层基质的存在，易造成室管膜下-脑室内出血。心肺复苏时要特别注意保温、避免使用高渗药物、注意操作轻柔、维持颅压稳定。⑤缺氧后器官功能检测：围生期窒息的早产儿因缺氧缺血易发生坏死性小肠结肠炎，应密切观察、延迟或微量喂养。注意尿量、心率、心律。⑥减少氧损伤：早产儿对高动脉氧分压非常敏感，已造成氧损害。需要规范用氧，复苏开始时给氧浓度应低于 65％，并进行脉搏血氧饱和度或血气的动态监测，使血氧饱和度维持在目标值，复苏后应使血氧饱和度维持在 90％～95％，定期眼底检查随访。

2. **重度窒息濒死儿**　依据中国《新生儿重度窒息濒死儿复苏方法的建议（2016 年）》精要进行处理。

新生儿窒息是我国新生儿死亡的主要原因之一，而重度窒息濒死儿（简称濒死儿）又是其死亡的主要人群，其发生率占活产儿的 0.25‰～1.3‰。

(1)濒死儿的定义和病理生理状况：濒死儿指出生时因窒息处于死亡边缘即"正在死亡(be dying)"的初生儿，国际上亦称"近死产儿"。这部分患儿在出生时可能完全无心跳或仅有几次心跳，但经过有效的新生儿复苏后，至 1min 甚至 5min 能恢复缓慢心跳，此时进行 Apgar 评分可能得分，即通常所说的 Apgar 0～1 分儿。从心跳停止到真正死亡经历 5～8min，濒死儿即可能处于这一阶段中。此时，如经有效的、高质量复苏将有机会把一个"正在死亡"的新生儿复苏成功。分娩过程中（无论是阴道分娩还是剖宫产）出现胎儿心跳停止，娩出后属于真正的"死产"还是"濒死儿"状态，在刻不容缓的复苏现场做出判断并非易事也无必要，即刻进行快速和高质量的复苏是关键。濒死儿往往对复苏有反应，如进行 1、5min 甚至 10min Apgar 评分可以得分。

(2)新生儿重度窒息濒死儿复苏方法的建议：而真正"死产"儿则对复苏完全无反应。如果出生即刻，复苏医师不作为或复苏不当，则往往将部分实际上属活产的濒死儿推入"死产"。有关围生期窒息病理生理改变的研究指出，宫内窒息有 3 个主要机制：①脐带血流的中断；②胎盘氧交换受阻，如胎盘早剥等；③胎盘灌注不足，如母体循环改变。而生后窒息则为宫内窒息的延续，难以或不能启动生后自主呼吸，发生原发性呼吸暂停；如缺氧继续，进而发生继发性呼吸暂停，出现终末呼吸停止、心跳停顿、血压消失，最终发生脑死亡，整个过程大约历时 20min。如在脑死亡发生前娩出,即为"濒死儿"。所以,濒死儿娩出时即刻实施有效、高质量的通气和迅速恢复循环是新生儿复苏的关键步骤。

(3)国内外濒死儿的复苏现状:美国第 4 版新生儿复苏教程已明确指出,2/3接近死产的足月儿可复苏成功,且存活者中 2/3 都是正常的,即使是超低出生体重儿也有 50% 的存活机会,故仍主张积极复苏。

①濒死儿的病死率:濒死儿虽病死率较高,但国内文献报道随着复苏技术和水平的提高,其病死率在 20 世纪已降低至 35.6%,目前已经降至 11.1%。国外报道濒死儿在复苏现场病死率为 33.3%。

②神经系统并发症率:国外有研究表明,濒死儿复苏成功后,有＞60% 的患儿可以完全无神经系统并发症,这可能与新生儿对缺氧的耐受力相对较强有关。国内深圳市妇幼保健院资料也显示:在濒死儿复苏存活的足月儿中,出院时无严重神经系统并发症(中、重度缺氧缺血性脑病)者达 75%。

(4)濒死儿复苏前的准备

①复苏器械的准备:国内外颁布的各版新生儿复苏指南均明确提出,产科分娩室、手术室应当配足新生儿复苏设备和药品,做到随手可得、随时可用。特别需强调的是所有复苏用品应在每一间分娩室和手术室准备好,而不应由复苏人员复苏时随身带入。濒死儿的复苏尤其需要秒秒必争,复苏过程中的任何耽搁和延误都可能造成无可挽回的后果。因此,产房、手术室指定责任人要每天例行检查相关设备、器具和药品是否齐全可用,护士长则例行抽查,复苏前再由复苏人员亲自检查是否完好无缺并呈待用状态(如喉镜电池,灯是否足够亮);复苏完成后要及时做好清理、消毒和补充。

②人员准备:每个分娩医院应组成至少一支人员相对固定的新生儿复苏团队,定期开展新生儿复苏技能培训和团队合作训练,可建立新生儿模拟复苏培训室,培训中特别强调同时执行多项复苏技术的能力训练,以及团队成员如何相互协作,在复苏过程中尽可能减少心脏按压和人工通气的中断。对于常规新生儿复苏,应确保每次分娩时至少有一名熟练掌握新生儿复苏技术的医护人员在场。但在濒死儿复苏现场最好有 3～4 名分工明确、配合密切、技术娴熟的复苏人员在场。其中一名作为主复苏者站在患儿头侧,负责体位、快速气管插管和正压通气;一名助手站在左侧或右侧,负责在正压通气的同时进行心脏按压;另一名助手负责脐带处理,监测心率、呼吸和氧饱和度,并进行脐静脉置管或穿

刺、给药(包括气管内和脐静脉)等;如能有一名巡回医护人员则更好(负责氧气、吸引器、配药和传递物品等)。

③识别产前高危因素,复苏团队提前到场:濒死儿发病率不高,仅约0.25‰~1.3‰,对高危因素认识不足往往会造成复苏抢救时措手不及,而贻误时机。产前高危因素包括胎盘早剥、产前大出血、子痫或重度子痫前期、严重胎儿窘迫、多胎妊娠、双胎输血综合征、严重围生期感染、孕妇发生意外如外伤、昏迷,过量使用镇静药、麻醉药,及产前已明确母儿严重疾病等;产程中突发的高危因素如脐带脱垂、打结、扭转,以及各种难产、急产、产时大出血等。以上情况除了快速正确的产科处理外,应及时通知新生儿复苏团队提前到达分娩现场。

(5)濒死儿的复苏

①濒死儿的判断和初步处理:除了孕妇分娩前和分娩时的高危因素评估外,产时的胎心监护及产科医师、助产士的临床经验和判断也非常重要。濒死儿娩出时几乎无任何反应、亦无肌张力和呼吸动作,产科医师或助产士应该即刻断脐(用止血钳在近胎盘端钳夹断脐,保留大部分脐带),同时迅速将患儿放在预热的复苏台上,头部朝向主复苏者,此时喉镜已打开、灯亮,复苏者左手持镜,右手拿好带管芯的气管插管,站好位置,等患儿一放下即行气管插管。

②人工通气和胸外心脏按压

a. 复苏顺序:气管插管正压通气是濒死儿复苏的关键措施,生后即刻应由技术熟练的复苏者完成气管插管人工通气,并配合进行胸外心脏按压。此时,常规的吸痰、擦干、刺激等动作均需暂缓,正压通气、心脏按压几乎同时并举;另一助手则迅速行脐静脉穿刺或置管给药,全过程所耗时间越短则成功率越高,一般勿超 30s 就应全部准确施行到位。心脏按压可以为心脏和脑提供重要血流,心脏按压一旦开始,切忌中断;如还没插管就误行心脏按压则不妥,待要插管时按压会被迫中断。

b. 给氧方法:建议濒死儿复苏开始即可使用 100% 的氧气。同时考虑到复苏时人工通气的速率可能较普通复苏时快,因此建议氧气流量增至 10~15 L/min,以保证复苏囊的储气袋始终饱满,有较高浓度的氧气输出。由于新生儿高氧暴露有害的证据日益增多,特别是早产儿。因此,应及时在患儿右上肢监测脉搏氧饱和度,一旦循环恢复,根据血氧饱和度值适当调整吸入氧浓度。血氧饱和度达到目标值即可,一般出生时为 60%,5min 时达到 85%。目的是避免组织内氧过多,但同时要确保输送足够的氧。

c. 清吸气道:对于濒死儿的复苏,以上迅疾插管、通气和胸外心脏按压是确保患儿复苏成功的关键。美国第 6 版《新生儿复苏教程》对羊水胎粪污染无活力的新生儿要求用 12～14 F 大孔吸管进行口咽部吸痰,对于濒死儿的复苏口咽部吸引可暂缓,除非咽喉部有较多分泌物影响插管时,可用比平时略高吸引负压快速吸净(1～2 s),也可考虑用棉签极快旋蘸一下清除。气管插管正压通气后,复苏者可根据经验判断是否需进行气管内吸痰,原则是迅速恢复肺泡氧合。对羊水胎粪污染的濒死儿已插管成功后究竟先吸引胎粪还是先正压通气,要视不同情况:若见气管内有胎粪涌出,或感觉胎粪特别黏稠,堵塞气管导管,则应先行胎粪吸引管吸引,胎粪吸引和重新插管动作应迅速。若估计气管内残存胎粪不多,或胎粪不很黏稠,则应首先保证氧合,立即接复苏囊加压给氧(当然心脏按压和给药亦紧紧跟上);若在正压通气时,导管内(又)有胎粪和(或)羊水涌出,量少可继续复苏,直至肤色转红心搏有力;量多且氧饱和度无上升趋势,则可考虑行胎粪吸引管快速吸一次,吸引和重新气管插管过程中,复苏团队应密切配合,尽可能缩短时间,以提高抢救成功率。

d. 高质量的心肺复苏:在成人或儿童心肺复苏时建议实施高级气道管理后,可继续进行心脏按压(速率为 100/min),且不必与呼吸同步,但是否适合危重新生儿的复苏尚有待进一步研究。有报道对于濒死儿的复苏开始时同样可不要求心脏按压与人工呼吸按 3:1 比例,且需提高各自速率,心脏按压按120～140/min 而不是通常的 90/min,更接近正常新生儿心率,人工通气按 60～80/min 而不是通常的 30/min,以增加每分通气量;之后可根据复苏情况按 3:1 的心脏按压与人工通气的比例进行复苏。心肺复苏过程中的心脏按压次数对于能否恢复有效循环以及存活后是否具有良好的神经系统功能非常重要。此外,要以足够的深度进行心脏按压,心脏按压深度为新生儿胸廓前后径的 1/3,保证每次按压后胸廓回弹,并尽可能避免按压中断。濒死儿的高质量心肺复苏还包括:新生儿气管插管人工通气时,对于正压通气的压力设置,按复苏指南一般初始压力约 $20cmH_2O$,无改善时增加至 $30\ cmH_2O$,并小心地提高直至 $40\ cmH_2O$,但对濒死儿逐渐提高压力的方法进行复苏可能会延误抢救时机。复苏者可根据个人经验(复苏时个人捏气囊的手感)和现场情况选择适当的初始压力,有效后再逐渐下调压力,维持适当的氧合;正压通气时也需注意避免发生气漏和过度通气。强调 2min 无中断的心肺复苏：主复苏者马上开放气道、气管插管并通气，助手开始心脏按压，以建立有效呼吸和循环；其他助手需如前述紧紧跟上各项配合。切不要因为"听心率、看呼吸"而中断正压通气和心脏按压。

e. 复苏用药：濒死儿复苏一定会用药，且需要尽早使用。复苏前即应准备好相应药物，以备随时可用。一旦气管插管成功，在进行正压通气和胸外心脏按压的同时，助产士就应处理脐带，在离婴儿端 1～2 cm 断脐，并在婴儿脐带断端处行脐静脉插管，游离下来的脐带可采血查血气。大部分情况下，通过气管导管内使用肾上腺素更快速、方便，越早使用自主心跳恢复的机会就越大。无论是气管内用药还是脐静脉给药，开始用药量要足够，气管内用药时每次使用 1:10 000 肾上腺素 1.0ml/kg，快速注入后马上行正压通气，保证药物能很快进入肺内布散吸收，及时发挥作用。一旦脐静脉置管或穿刺成功，应改为脐静脉内用药，剂量为 1:10 000 肾上腺素每次 0.3ml/kg，快速静脉注射后用 0.9%氯化钠注射液 2～3ml 冲管，保证药物能充分进入血循环而发挥作用。指南并未推荐外周静脉用肾上腺素，特别是对濒死儿，血循环极差，外周静脉用药基本无效且成功穿刺概率极小，应特别引起注意。有报道在成人和儿童可以考虑胫骨骨髓腔内用药。对于肾上腺素使用后无法恢复心率的患儿，往往存在严重的酸中毒，在保证有效通气的情况下，可使用 5% 碳酸氢钠，每次 3ml/kg（约 2mmol/kg），用等量灭菌注射用水稀释，按 1mmol/(kg·min)速率经脐静脉推注，2min 以上推毕。如仍未恢复心跳，可再用肾上腺素推注，重复使用 1～2 次。如有产前失血指征可考虑用 0.9%氯化钠注射液扩容处理。

（6）暂停或停止复苏操作：如有效复苏超过 10min 以上仍监测不到心率时，其病死率 83%，即使存活，其严重并发症率 77%。因此，如果判断存活可能性极小，且致残风险非常高，则继续复苏没有意义。新生儿复苏指南也建议：如果持续 10min 监测不到新生儿心率，则可以考虑停止复苏。

（7）加强新生儿复苏后的处理：濒死儿经有效复苏，生后 5min Apgar 评分仍≤ 5 分，出现神经系统并发症的风险将增加，存活的濒死儿中近 1/3 可能发生较为严重的神经系统并发症。复苏后的治疗应包括继续进行适当的呼吸、循环支持，防治神经系统并发症等。其治疗的初始和长期目标包括：①转入有治疗能力的新生儿重症监护病房，在恢复有效循环后优化心肺功能和保证重要器官灌注;②加强呼吸、循环和脑功能的监测;③适当控制体温(包括亚低温),避免高温,以促进神经系统功能恢复;④预测、治疗和防治多器官功能障碍,包括避免过度通气和用氧过多。对于胎龄 36 周以上复苏成功的濒死儿,应行神经系统功能评估,对可能存在中、重度缺氧缺血性脑病者,建议在生后 6h 内进行亚低温治疗,有助于降低病死率,改善 18 月龄时的神经发育结局。

四、脐 带 脱 垂

【早期识别】

1. 胎膜破裂。

2. 脐带脱至子宫颈外。

【诊断要点】 依据英国皇家妇产科医师学会《脐带脱垂指南》精要进行诊断。

脐带脱垂是在胎膜破裂情况下,脐带脱至子宫颈外,位于胎先露一侧(隐性脐带脱垂)或越过胎先露(显性脐带脱垂),是导致围生儿死亡的重要原因,发生率为 0.1%～0.6%。导致脐带脱垂的主要原因包括胎位不正、多次分娩、胎膜早破、羊水过多、产科干预等因素,其导致的胎儿不良反应包括早产、新生儿窒息甚至新生儿死亡。

风险因素分为 2 个方面:

1. **一般因素** 经产妇、胎儿出生体重低(<2500g)、早产(<37 周)、胎儿先天畸形、臀先露、胎产式不正(包括横产式、斜产式及胎儿位置不稳定)、双胎妊娠之第二个胎儿、羊水过多、胎先露未衔接、胎盘低置。

2. **产科干预因素** 胎先露位置较高时进行人工破膜、胎膜破裂后进行阴道操作、外倒转术(在分娩过程中)、内倒转术、药物性引产、子宫内压力传感器的放置、使用大型号球囊导管的引产术。

【处理要点】 依据英国皇家妇产科医师学会《脐带脱垂指南》精要进行处理。

1. **脐带脱垂的预防** ①胎产式异常的孕妇可在妊娠 37 周后入院,如果出现分娩先兆或怀疑出现胎膜破裂时,应视为紧急情况紧急处理;②胎先露为非头先露以及出现未足月胎膜早破(PPROM)的孕妇均建议入院治疗;③如果胎先露未固定或者位置较高时,应尽量避免人工破膜,但是如果必须人工高位破膜时,则需在可实施紧急剖宫产的情况下进行操作;④因在胎膜破裂的情况下存在胎先露上浮以及脐带脱垂的风险,所以对孕妇进行阴道检查或其他产科干预时,不能随意上推胎头;⑤如果进行阴道检查发现脐带低于胎先露,则应避免人工破膜;⑥在分娩过程中确诊脐带先露后,应尽快实施剖宫产。

2. **怀疑脐带脱垂的检查**　①因风险因素导致胎膜自发性破裂后或者在阴道分娩过程中,每次阴道检查均应排除脐带脱垂;②除了按照国际指南所规定的在分娩期监测胎心率外,还应在分娩过程中每次阴道检查后以及自发性胎膜破裂后监测胎心率,以排除脐带脱垂;③如果出现胎心率异常,应怀疑是否存在脐带脱垂,特别是胎心率异常是在胎膜破裂(无论是自发性胎膜破裂或人工破膜)不久后发生,应高度警惕脐带脱垂的存在;④怀疑存在脐带脱垂时应行窥器和(或)阴道指检确诊;⑤发生自发性胎膜破裂的情况下,如果胎心率监测正常且不存在脐带脱垂的风险因素时,不建议进行常规的阴道检查。

3. **脐带脱垂初期处理**　①孕妇宫口开全前,确诊发生了脐带脱垂,应立即通知助手,做好剖宫产术前准备;②不建议为了延长妊娠时间,人工改变位于胎先露前方脱垂脐带的位置(脱垂脐带的还纳术);③为了防止血管痉挛的发生,应尽量减少对阴道外脱垂脐带的操作;④使用人工操作或者充盈膀胱等提高胎先露的位置可预防脐带压迫;⑤脐带压迫也可以通过孕妇采用膝胸位或左侧卧位(同时保持头朝下,将枕头放于左髋区下)来预防;⑥如果为防止脐带压迫而进行相关操作后,胎心率持续性异常,尤其是因各种情况引起分娩延迟时,在进行术前准备的同时应行保胎治疗;⑦尽管在术前准备过程中,上述操作存在潜在的益处,但应保证其不会导致不必要的分娩拖延。

4. **脐带脱垂分娩方式**　①如果不能很快阴道分娩,建议选择剖宫产,以防胎儿发生缺氧性酸中毒;②如果被确诊为脐带脱垂,且存在可疑性或病理性胎心率异常,应列为"Ⅰ类剖宫产"(直接威胁到产妇或胎儿生命时为Ⅰ类剖宫产),争取在 30min 内娩出胎儿;③孕妇确诊发生脐带脱垂,胎心率正常,但是必须行持续性胎心率监测,应列为"Ⅱ类剖宫产"(危及产妇或胎儿的安全,但并不造成直接生命威胁时为Ⅱ类剖宫产),如果胎心率或宫缩异常,则应考虑将Ⅱ类剖宫产改为Ⅰ类剖宫产;④应与麻醉医师商讨最适宜的麻醉方式,尽量与经验丰富的麻醉医师讨论后进行局部麻醉;⑤如果宫口开全,预计可以快速、安全阴道分娩者,可尝试阴道分娩,但是必须使用标准规范的技术,注意尽量防止对脐带的压迫;⑥在一些特殊情况下(例如对双胞胎第二个胎儿进行内倒转术后)建议使用臀牵引术;⑦建议有非常熟悉新生儿复苏操作的医务人员参与整个分娩过程;⑧采集配对脐血样本进行 pH 及剩余碱测定。

5. 在家中脐带脱垂处理　①如果孕妇在家中分娩或在没有剖宫产设施的医院进行分娩,助产士应对孕妇进行脐带脱垂风险评估;②如果发现脐带脱垂时,应电话告知其在等待送入医院过程中需保持膝胸卧位;③在急救车上,孕妇使用膝胸卧位可能存在潜在的安全隐患,建议使用 Sims 体位(左侧卧位,枕头置于左髋下);④除非是有经验的产科医师进行阴道检查后,认为孕妇即将自然临产外,其余所有发生脐带脱垂孕妇均应转入就近的上级医院;⑤在转院过程中,应使用人工或膀胱充盈等操作以提高胎先露,建议助产士随身携带导尿管以及输液相关工具;⑥为了防止血管痉挛的发生,应尽量减少对阴道外脱垂脐带的操作。

6. 妊娠 23～24^{+6} 周脐带脱垂处理　①可进行期待治疗;②目前没有证据支持可将脱垂脐带重新置入子宫内;③应告知孕妇两种选择:继续妊娠或终止妊娠。

7. 脐带脱垂时延迟脐带结扎(DCC)　①如果胎儿出生后无明显异常,应考虑延迟脐带结扎(DCC);②如果胎儿出生后情况不理想,应在 DCC 前立即实施新生儿复苏。

五、产褥期静脉血栓栓塞性疾病

【早期识别】

1. 患肢胀痛、压痛。

2. D-二聚体高于正常。

3. 超声血流图像示股静脉异常。

【诊断要点】　妊娠期及产褥期,由于特殊的生理变化和血流动力学改变,静脉血栓栓塞性疾病(VTE)的发病率较非妊娠期大约高 6 倍。在西方国家中 VTE 占孕产妇死亡的 10% 左右。VTE 相关的流行病学资料主要统计了有临床症状的患者,而忽略了无症状患者,因此,其真实发病率、流行病学特点和病死率难以准确评估。国外多项研究显示,妊娠合并深静脉血栓形成(DVT)的发生率为 0.05%～0.20%,国内研究数据显示为 0.072%。妊娠合并 DVT 中大约 30％发生于产后,43％～60％肺栓塞也发生在产后。

1. 妊娠合并 VTE 的发病机制

(1)妊娠期及产褥期血流动力学与凝血系统改变:妊娠期血容量增加 20％～100％,同时静脉血管扩张、张力降低,使血流缓慢。纤维蛋白原的增高,凝血因子Ⅱ、Ⅶ、Ⅷ、Ⅹ增加,纤维蛋白溶解活性降低,游离蛋白 S 水平降低及获得性抗蛋白 C 活性增强,使孕妇血液处于高凝状态,子宫肌层、胎盘蜕膜等均含有丰富的凝血活酶,分娩时胎盘剥离、产伤及手术创伤,均可使凝血活酶大量释放,诱发外源性凝血。同时产褥期女性长时间卧床、活动少及增大的子宫压迫等原因影响下肢静脉回流,使产褥期女性发生下肢 DVT 的概率比非妊娠妇女增高。

(2)妊娠期抗凝系统生理性变化:抗凝系统包括纤溶系统、蛋白 S、蛋白 C 和抗血栓素Ⅲ。为产后快速凝血止血,从妊娠中期开始几乎所有凝血因子均有不同程度增加,至分娩时达到高峰。凝血因子Ⅶ超过正常值的 10 倍,凝血因子Ⅰ在分娩时达到 4～8g/L,凝血因子Ⅷ的水平为正常的 1.0～1.3 倍。同时,妊娠期某些抗凝血成分,如蛋白 S 和蛋白 C 的活性有所降低,其中蛋白 S 活性可降低 50％～70％。随着孕周的增加,在纤溶酶原激活剂增加的同时,纤溶酶原激活物抑制剂Ⅰ型和Ⅱ型亦明显增加,致纤溶作用降低,导致高凝状态加重。妊娠期抗凝系统上述变化导致孕妇血液处于一种生理性高凝状态。

(3)遗传性血栓形成倾向:遗传性血栓形成倾向是导致孕产妇血栓栓塞及不良妊娠反应发生增多的主要原因之一。其不良妊娠结局有复发性流产、妊娠中晚期胎儿死亡、死产、早产、严重的胎儿发育受限、严重的子痫前期、胎盘早剥、胎盘梗死等。遗传性血栓形成倾向是发生于一组常染色体显性遗传患者,包括抗血栓素Ⅲ缺陷症、凝血因子Ⅴ基因 Leiden 突变、遗传性蛋白 C 和蛋白 S 缺陷症、活化蛋白 C 辅助因子-Ⅱ缺陷症、凝血酶原基因 G20210A 突变、异常凝血因子Ⅰ血症、家族性富含组氨酸糖蛋白增多症、抗磷脂综合征、遗传性高同型半胱氨酸血症等。

(4)获得性血栓形成倾向:高龄孕产妇(年龄＞35 岁)、肥胖、吸烟、多产、产后出血使用止血药及输血、妊娠期高血压综合征、围生期心肌病、过度增大的子宫(羊水过多、合并子宫肌瘤)、剖宫产(尤其是急诊剖宫产)、长期制动、心功能不全及下肢静脉曲张等均为潜在的危险因素。目前孕产妇发生 VTE 被认为是一个多病因性疾病,可能是上述危险因素综合相互作用的结果。

2. 孕产妇合并 VTE 的诊断

(1)临床症状:产褥期 VTE 多在产后 1~2 周发病,最迟可达 6 周。DVT 常见临床症状为肢体肿痛、活动受限、浅静脉扩张,有时伴有发热和肢体颜色的改变,以左下肢为主。而孕妇下肢生理性肿胀多发生在妊娠第 6~9 个月,在妊娠期间较常见,产科医师应高度警惕妊娠期及产褥期妇女单侧肢体(尤其是左下肢和腹股沟区)的水肿、疼痛等症状,及时进行客观的影像学检查以排除或明确 VTE 的诊断。DVT 引起的肺栓塞多表现为呼吸困难、胸痛、束胸感、咳嗽等。

(2)D-二聚体检测:纤溶酶对纤维蛋白的降解产生多种复合物,其中 D-二聚体是纤维蛋白被纤溶酶降解的特异性标志物,故血浆 D-二聚体水平检测是反映机体新鲜血栓形成或纤溶系统亢进的指标。孕妇血浆 D-二聚体水平随着妊娠的进展渐增加,孕 13—20 周期间,25% 的孕妇血浆 D-二聚体 >0.5 mg/L,孕 36 周后几乎均>0.5mg/L,产后可达正常的 1~10 倍,故妊娠期血浆 D-二聚体水平检测的假阳性率较高,但其阴性预测值较高。血浆 D-二聚体 >0.5 mg/L 结合静脉彩色多普勒超声检查有助于正确诊断,其含量<0.5mg/L 可基本排除急性肺栓塞和 DVT,对非孕人群的 DVT 诊断也有一定价值。故临床上将 D-二聚体检测作为 DVT 与肺栓塞筛查指标。但 D-二聚体水平检测正常也不能完全排除 VTE。因此,不能将其单独用于诊断或排除妊娠合并 VTE。

(3)超声检查:目前彩色多普勒超声血流图像基本取代了静脉造影,成为 DVT 可疑病例首选的检查方法。可以发现 95% 以上的近端下肢静脉内的血栓,但对孤立的腓静脉及髂静脉血栓检查阳性率较低。常采用压迫超声(CUS)检查,检查时压迫近端静脉至三分叉处,若看到明确的股静脉或腘静脉异常时可确诊。若未检测到 DVT 异常,不能排除小腿段血栓形成可能,需 1~2d 后复查;若仍未发现异常,1 周后再次复查,以排除小腿段血栓向上蔓延的可能。压迫超声检查检测近心端 DVT 的敏感度为 93%,特异度 99%,但对远心端特别是小腿段 DVT 诊断准确率较差。经食道超声心动图直接显示较大肺动脉栓塞的敏感度及特异度分别为 80% 和 100%,彩色多普勒超声心动图表现正常,不能确定或排除肺栓塞的诊断。由于 75%~90% 肺动脉血栓来自盆区与下肢的 DVT,因此,当怀疑肺动脉栓塞时应常规进行盆腔与下肢静脉彩色多普勒超声检查。

(4)磁共振检查:磁共振(MRI)在 DVT 和肺栓塞诊断中的作用受到越来越多的关注。MRI 具有无创、灵敏度和特异度高、操作简便、无辐射,以及可较准确诊断近端和远端静脉,特别是小腿段静脉血栓的优点。MRI 对膝盖以上 DVT 的敏感度为 97%～100%,小腿段 DVT 为 87%。MRI 能识别潜在新旧血栓,将来有可能为制订溶栓方案提供依据。MRI 平扫仅可显示肺动脉主干及肺段动脉的血栓,但受呼吸和心脏搏动影响,图像伪影较多,对于大多数肺栓塞患者难以达到满意的显示效果。如果将 MRI 肺动脉造影、核素肺通气/灌注扫描 3 种检查联合使用,可一次性完成肺血管形态学和肺功能检查,将是评估肺栓塞的一种有前途和应用潜力的方法。

(5)血管造影检查:下肢静脉造影是诊断 DVT 的"金标准",可显示静脉堵塞的部位、范围、程度及侧支循环和静脉功能状态,其诊断敏感度和特异度均接近 100%。肺动脉造影是诊断肺栓塞的金标准,但其为一种有创性检查,价格昂贵,衰弱患者难以耐受,肾功能减退者禁用,且由于可产生辐射,其在妊娠期的应用受到严格限制,如必须应用该检查时,检查者应对孕妇腹区采取防护措施。

(6)诊断肺栓塞的其他方法:怀疑肺栓塞时,除进行上述介绍的血浆 D-二聚体测定、超声心动图、MRI 检查外,根据需要可加做诊断性影像学检查。胸区 X 平片检查目的是排除其他原因引起的呼吸困难和胸痛,并指导进一步的诊断性检查。核素肺通气/灌注扫描是诊断肺动脉栓塞的重要方法,若结果正常可排除肺动脉血栓,但灌注缺损为非特异性表现,只有 1/3 是肺栓塞。CT 肺动脉造影有助于发现心内血栓和评估肺动脉栓塞的严重程度,右心室舒张期短轴最大横径与左心室舒张期短轴最大横径比值>1.4,室间隔左移,与肺栓塞的临床严重程度明显相关。

【处理要点】

1. 一般处理 患者 DVT 的急性期需卧床休息 1～2 周,减轻局部疼痛,促使炎症反应消退。避免用力排便以防血栓脱落导致肺栓塞。患肢抬高需高于心脏水平,膝关节置于稍屈曲位。

2. 抗凝治疗 正确使用抗凝药可降低血栓栓塞发病率和后遗症的发生率,防止已形成的血栓继续滋长和预防新血栓的形成。适应证:既往发生过 2

次或以上 DVT 的妊娠妇女,高危血栓形成患者,无论是否有静脉血栓栓塞病史,都应接受预防性治疗;既往只发生过 1 次静脉血栓栓塞且低危血栓形成倾向的女性,长期卧床且合并高危因素的患者和肥胖患者(体重指数 >40)。

(1)抗凝药物:孕产妇合并血栓形成的管理仍是临床医师面临的一大挑战。目前用于孕产妇静脉血栓栓塞的预防和治疗药物包括:

①华法林:为香豆素类衍生物。妊娠期前 3 个月使用该药可导致自发性流产和胚胎病,包括精神发育迟缓,视神经萎缩,小眼畸形,白内障,腹侧中线发育不良,鼻发育不全,斑点状的骨骼和骨骺,及中枢神经系统病变,其发生率为 4%~5%。有研究显示人工心瓣膜术置换的孕妇在孕期使用华法林,其胎儿畸形发生率高达 29%;其次,不管孕期任何阶段使用华法林,均可能引起胎儿中枢神经系统发育异常。华法林易通过胎盘而导致胎儿抗凝功能增强,使胎儿颅内出血风险增高,故华法林在妊娠期间慎用。但华法林极少会分泌入乳汁,因此认为其在产褥期及哺乳期使用相对安全。

②肝素:半衰期短,必须通过皮下注射或持续静脉滴注。肝素皮下注射 14%~20% 被吸收,抗 Xp_a 因子作用仅持续 0.68h;目前的治疗指南推荐每 12h 皮下注射肝素,常规给予 500U 的较低剂量,使患者血浆抗 Ⅹa 因子介于 0.1~0.3U/ml,或使其活化部分凝血酶时间达到正常范围。在使用肝素抗凝时,需反复监测凝血功能并个体化调整用药剂量。虽然肝素的作用可通过鱼精蛋白逆转,但它仍可引起出血并发症(其发生机制可能是通过对 Ⅱa 因子作用从而抑制了凝血因子 Ⅱ 活性);其次,使用肝素另一并发症可导致血小板减少,虽然较少见,但仍然是一个值得担心的问题,约 5% 的患者使用后会发生血小板减少症。另外,据报道肝素的长期使用可能导致骨质疏松症的发生,如需要长期使用肝素抗凝的妇女需关注这一问题。通过美国食品和药物管理局(FDA)的分级,肝素划分为妊娠 C 类药物。因其不通过胎盘,对胎儿无不良影响,故在妊娠期间使用相对安全。同时肝素不通过乳汁分泌,故适用于哺乳期产妇。

③低分子量肝素:近年来已成为治疗妊娠期和产褥期 DVT 的首选药物。可通过皮下注射低分子量肝素预防或治疗静脉血栓栓塞,特性优于普通肝素,包括拥有更好的生物利用度、更长的血浆半衰期(3~5h)、更持久的抗 Ⅹa 因子的作用(24h)、对药动学和药效学更具可预测性,低分子肝素皮下注射生物有效性达 80%~100%,就并发症来说,相对于使用肝素,低分子肝素并发出血较

少,骨质疏松及血小板减少症的发生率低。低分子肝素在 FDA 的分级中被划分为妊娠 B 类药物。因其不通过胎盘和不分泌入乳汁,故孕产妇使用相对安全。

④ X a 因子抑制药:是一类相对较新的抗凝血药。磺达肝素为此类药物中的一线用药,目前主要用于大部分手术、整形外科手术及急性 VTE 防治,已获得 FDA 的认证。磺达肝素被标识为妊娠 B 类药物。虽然磺达肝素可分泌入乳汁,但动物试验表明其对胎儿及生育力均无影响。然而磺达肝素在孕期的使用尚缺少足够的临床数据支持,故对于孕产妇 VTE 的防治有待进一步研究。

⑤凝血酶原抑制药:在美国已获批准用于临床,包括来匹卢定、比伐卢定、阿戈托班,均由 FDA 认定为妊娠 B 类药物。动物实验研究尚无证据显示其对生育能力或胎儿有不良作用。然而,有确切研究表明来匹卢定可能通过胎盘;阿戈托班能通过动物乳汁分泌。目前对孕期及产后使用凝血酶原抑制药尚缺乏临床研究数据,需进一步研究。

(2)产褥期的抗凝治疗:患者如在产前就需要充分的抗凝治疗,通常在产后也需要规范的抗凝治疗。如先前治疗中使用了华法林,产后仍可考虑使用该药物,因为该药在哺乳期间使用是安全的。产妇如需更改为华法林治疗,通常先予以低分子量肝素或普通肝素治疗,然后过渡到使用华法林,产后使用华法林的初始剂量应该不超过 5mg 或者是孕前使用的剂量。在孕期使用普通肝素或者低分子量肝素的患者,在产后继续使用时需要核对体重,因为产前、产后体重变化明显,通常产后所需普通肝素或低分子量肝素的剂量更低。而对于某些需用低分子肝素抗凝治疗的患者,如凝血酶原基因突变(G20210A)患者,在产后通常要使用低分子肝素 6～8 周方可停药。对于这类患者同样可使用华法林。当每日给予低分子量肝素一次,血浆抗 X a 因子峰值通常在第 3 次使用低分子量肝素后的 3～4h 出现。检测其峰值水平的意义在于,如其峰值水平在 0.2～0.4U/ml,其主要是起预防血栓形成;而如其峰值在 0.5～1.0U/ml,则被认为具有抗凝作用。既往有 VTE 病史的患者,使用低分子量肝素或普通肝素的时间应持续至产后 6～8 周。对于既往没有发生过 VTE 或新发的 VTE 的患者,如需预防血栓形成,也需要使用同样剂量的普通肝素或低分子量肝素至产后 6～8 周。然而这一观点尚存争议,因部分研究者建议对于这类产妇在产褥期可期待自行好转或痊愈,而不使用抗凝药物。然而大多数学者认为,就算既往无

VTE病史的产妇,如有血栓形成倾向,在剖宫产术后或者产后也应该预防性用药6周,使用药物主要以普通肝素或低分子量肝素为主。如产后有新近发生的VTE,通常使用华法林,推荐使用时间为持续到产后3~6个月。对于患有特殊疾病的产妇来说则需要终身服用华法林抗凝,包括抗血栓素Ⅲ缺陷症、有动脉血栓形成病史、有2次或者更多新发血栓患者、抗磷脂综合征的妇女。

3. 溶栓治疗 目前的研究资料显示,妊娠合并VTE患者不宜常规进行溶栓治疗。临床常用的溶栓药物如链激酶、尿激酶、rt-PA等有致畸作用,其中链激酶已被证明不通过胎盘,但溶栓可引起生殖道出血,其发生率约为8%,且较严重。当孕妇发生致命性大面积肺动脉栓塞时,对静脉注射肝素无效的情况下可以考虑应用。溶栓治疗DVT或并发肺动脉栓塞在发病1周内的患者可应用纤维蛋白溶解剂包括链激酶及尿激酶治疗。妊娠期溶栓治疗的经验有限,但使用这些药物有可能挽救大面积肺动脉栓塞和严重血流动力学功能受损患者的生命。此外,中分子量或低分子量右旋糖酐静脉滴注,是治疗急性DVT的辅助药物,现已被广泛应用。疗程10~14d,可与肝素或尿激酶同时应用。

4. 下腔静脉滤器 下腔静脉滤器置入是预防致命性肺栓塞的一种有效方法。目前,多主张放置可回收或临时性下腔静脉滤器。目前公认的置入下腔静脉滤器的绝对指征是:存在抗凝禁忌、抗凝失败、抗凝过程中反复发生肺动脉栓塞。下腔静脉滤器置入术可选择颈静脉或股静脉路径,术后常见并发症有穿刺点出血或局部血肿形成、滤器移位或者变形、滤器内血栓形成或捕获血栓后合并下腔静脉阻塞综合征等,因此,术后穿刺部位应加压包扎并密切观察有无出血、有无双下肢突发粗肿等下腔静脉阻塞的表现。

5. 产褥期深静脉血栓栓塞性疾病的预防 产后如病情允许,特别是剖宫产术后,建议抬高患肢20°~30°,鼓励产妇早期进行双下肢被动或主动运动,麻醉消失后,在床上多活动,多翻身。拔除导尿管后,病情允许时早期下床活动,可增加血液循环,促进子宫复旧,排出恶露,防止血栓形成;如因合并症不宜下床活动者(心脏病等),应勤翻身并按摩下肢,促进静脉回流。分娩后,根据病情,鼓励产妇多饮水,多吃蔬菜、水果及清淡、低脂易消化的汤类饮食,既可保持粪便通畅,又可促进乳汁分泌,稀释血液,预防血液黏稠。有获得性易栓症引起的DVT病史的孕妇,如果产前无复发风险,可予密切关注,不需预防性药物抗凝。对于有遗传性血栓形成倾向的孕妇,不论有无发病史,推荐妊娠期及产褥期全程采用预防性抗凝治疗。总之,低分子肝素抗凝治疗妊娠合并 VTE 是安全有效的,妊娠合并 VTE 并非终止妊娠的指征,不需要常规使用溶栓治疗。应严格掌握使用下腔静脉滤器的指征,必要时行可回收下腔静脉滤器置入术以预防致命性肺动脉栓塞的发生。虽然对于非孕人群的静脉血栓性疾病的治疗方案较成熟,然而对于孕产妇这一特殊人群的治疗尚需进一步研究。治疗应遵循个体化原则,对于不同时期的患者(孕期、分娩期、产褥期),其治疗方案需不断调整、完善和总结。

六、Ⅲ类胎监异常

【早期识别】

1. 反复性晚期减速(基线变异缺失)。

2. 反复性变异减速(基线变异缺失)。

3. 胎儿心动过缓(基线变异缺失)。

4. 正弦波形。

【诊断要点】　依据中国《电子胎心监护应用专家共识(2015 年)》精要进行诊断。

1. 电子胎心监护(EFM)　EFM 作为一种评估胎儿宫内状态的手段,其目的在于及时发现胎儿宫内缺氧,以便及时采取进一步措施。正确解读胎心监护图形对减少新生儿惊厥、脑性瘫痪的发生,降低分娩期围生儿死亡率,预测新生儿酸中毒以及减少不必要的阴道助产和剖宫产术等产科干预措施非常重要。

2. 对 EFM 图形的完整的描述包括 5 个方面　即基线、基线变异、加速、减速及宫缩。

3. 正弦波形有着非常特殊的临床意义　往往预示胎儿已存在严重缺氧,常见于胎儿重度贫血、胎母输血的病例,需要特别引起重视。

4. 无刺激胎心监护(NST)

(1)NST 的原理:在胎儿不存在酸中毒或神经系统发育不完善的情况下,胎动时会出现胎心率的短暂上升,预示着正常的自主神经功能。无反应最常见的情况是胎儿睡眠周期所致,但也可能与胎儿神经系统抑制(如酸中毒)有关。

(2)NST 的方法:孕妇取坐位或侧卧位,20min。由于胎儿存在睡眠周期,NST 可能需要监护 40min 或更长时间。研究显示,声震刺激所诱导的胎心加速能可靠地预测胎儿正常酸碱平衡状态,减少40%的NST无反应型的出现,并且能减少达到NST反应型的监护时间,同时不会影响胎儿酸中毒的发现。

5. NST的相关定义　NST分为反应型和无反应型。

(1)NST反应型:指监护时间内出现≥2次的胎心加速。妊娠32周前,加速在基线水平上≥10/min、持续时间≥10s,已证明对基线在10min内胎心波动范围在5/min内的平均胎心率,并除外加速、减速和显著变异的部分。正常胎心基线范围是110~160/min。基线必须是在任何10min内持续2min以上的图形,该图形可以是不连续的。

(2)NST无反应型:指>40min没有足够的胎心加速。研究显示,妊娠24－28周,约50%的NST为无反应型;妊娠28－32周,约15%的NST为无反应型。

(3)在观察阶段基线不确定,可以参考前10min的图形确定基线,其中:胎儿心动过速:指胎心基线>160/min,持续≥10min。胎儿心动过缓:指胎心基线<110/min,持续≥10min。

(4)基线变异:指每分钟胎心率自波峰到波谷的振幅改变,是可直观定量的。其中:变异缺失:指振幅波动消失。微小变异:指振幅波动≤5/min。正常变异:指振幅波动6~25/min。显著变异:指振幅波动>25/min。短变异:指每一次胎心搏动至下一次胎心搏动瞬时的胎心率改变,即每一搏胎心率数值与下一搏胎心率数值之差。这种变异估测的是2次心脏收缩时间的间隔。长变异:指1min内胎心率基线肉眼可见的上下摆动的波形。此波形由振幅和频率组成。

(5)加速指基线胎心率突然显著增加,开始到波峰时间<30s。从胎心率开始加速至恢复到基线胎心率水平的时间为加速时间。妊娠32周前,加速在基线水平上≥10/min,持续时间≥10s,但<2min。妊娠32周及以后,加速在基线水平上≥15/min,持续时间≥15s,但<2min。延长加速:指胎心率增加持续≥2min,但<10min。如果加速持续≥10min,则考虑胎心率基线变化。

(6)减速:①早期减速(ED):指伴随宫缩出现的减速,通常是对称地、缓慢地下降到最低点再恢复到基线,开始到最低点的时间≥30s,减速的最低点常与宫缩的峰值同时出现一般来说,减速的开始、最低点、恢复和宫缩的起始、峰值和结束同步。②晚期减速(LD):伴随宫缩出现的减速,通常是对称地、缓慢地下降到最低点再恢复到基线,开始到最低点的时间≥30s,减速的最低点通常延迟于宫缩峰值。一般来说,减速的开始、最低点和恢复分别落后于宫缩的起始、峰值及结束。③变异减速(VD):指突发的、显著的胎心率急速下降,开始到最低点时间<30s,胎心率下降≥15/min,持续时间≥15s,但<2min。当变异减速伴随宫缩,减速的起始、深度和持续时间与宫缩之间无规律。④延长减速(PD):指明显的低于基线的胎心率下降,减速≥15/min,从开始到恢复到基线持续≥2min 但<10min,如果减速超过 10min,是基线改变。⑤反复性减速:指20min 观察时间内≥50%的宫缩均伴发减速。⑥间歇性减速:指 20min 观察时间内<50%的宫缩伴发减速。

(7)宫缩:正常宫缩:≤5/10min 宫缩,观察 30min,取平均值。宫缩过频:>5/10min 宫缩,观察 30min 取平均值。

(8)正弦波形:明显可见的、平滑的、类似正弦波的图形,长变异每分钟 3~5 周期,持续≥20min。

6. 宫缩应激试验(CST)

(1)CST 的原理:CST 观察胎心率对宫缩的反应。CST 的理论基础是,在宫缩的应激下,子宫动脉血流减少,可促发胎儿一过性低氧表现。对已处于亚低氧状态的胎儿,在宫缩的刺激下低氧逐渐加重将诱导出现晚期减速。宫缩的刺激还可引起脐带受压从而出现变异减速。

(2)CST 的适应证和禁忌证:当 EFM 反复出现 NST 无反应型,疑胎儿宫内缺氧状态时,可行 CST 进一步评估胎儿宫内状态。CST 的相对禁忌证即阴道分娩的禁忌证。研究显示,对于妊娠<37 周的孕妇,如 EFM 出现 NST 无反应型,应用 CST 对胎儿进行评估是安全、有效的,并且不会增加胎儿死亡和产科并发症的发生。值得注意的是,当 NST 严重异常,如出现正弦波形时,胎儿宫内缺氧状态已非常明确,不需要进行 CST,以免加重胎儿缺氧状态,并延误抢救胎儿的时机。

(3)CST 的方法:足够的宫缩定义为至少 3/10min,每次持续至少 40s。如果产妇自发的宫缩满足上述要求,无需诱导宫缩,否则可通过刺激乳头或静脉滴注缩宫素诱导宫缩。

(4)CST 图形结果判读:CST 图形的判读主要基于是否出现晚期减速。①阴性:无晚期减速或明显的变异减速;②阳性:50%以上的宫缩后出现晚期减速(即使宫缩频率＜3/10min);③可疑阳性:间断出现晚期减速或明显的变异减速;④可疑过度刺激:宫缩过频时(＞5/10min)或每次宫缩时间＞90s时出现胎心减速;⑤不满意的CST:宫缩频率＜3次,10min或出现无法解释的图形。

7. 产时EFM的三级评价系统

(1) Ⅰ类:同时包括以下各项:基线:110～160/min。正常变异。晚期减速或变异减速:无。早期减速:有或无。加速:有或无。正常的胎心监护图形,提示在临护期内胎儿酸碱平衡状态良好。后续的观察可按照产科情况常规处理,不需要特殊干预。

(2) Ⅱ类:除Ⅰ或Ⅲ类以外的图形,包括以下任一项:①基线率:胎儿心动过缓但不伴基线变异缺失,胎儿心动过速;②基线变异:变异缺失:不伴反复性减速,微小变异,显著变异。③加速:刺激胎儿后没有加速;④周期性或偶发性减速:反复性变异减速伴基线微小变异或正常变异。延长减速。反复性晚期减速伴正常变异。变异减速有其他特征,如恢复基线缓慢,"尖峰"或"双肩峰"。变异减速的前后出现一过性胎心率上升,称为代偿性加速,也称为变异加速。这是脐带受压、胎儿血液急剧变化时,进行代偿而发生的交感神经反应,亦称为"尖峰"或"双肩峰"波形。这种加速的机制与胎动引起加速的机制有区别,它是暂时性低血压的一种反射,而胎动引起的加速使交感神经直接受到刺激,若反复发生脐带循环障碍,胎儿缺氧逐渐加重,这些伴随减速的加速或增大或消失,皆为判断变异减速严重程度的指标之一。

(3) Ⅲ类:①(基线变异缺失伴)反复性晚期减速;②(基线变异缺失伴)反复性变异减速;③(基线变异缺失伴)胎儿心动过缓;④正弦波形。

(4) Ⅰ类为正常EFM图形,对于胎儿正常血氧状态的预测价值极高,不需特殊干预;Ⅲ类为异常EFM图形,对于预测胎儿正在或即将出现窒息、神经系统损伤、胎死宫内有很高的预测价值,因此一旦出现,需要立即分娩。而在上述两种情况之间的图形被定义为Ⅱ类,是可疑的EFM图形。对于这一类图形需要后期进一步的评估、监测、必要的临床干预以及再评估,直至转为Ⅰ类EFM图形。在各种Ⅱ类EFM图形中,存在胎心加速(包括自发加速及声震刺激引起的加速)或正常变异,对于胎儿正常酸碱平衡的预测价值很高,这对于指导临床干预非常重要。另外,由于EFM图形反映的是胎儿在监护时间内酸碱平衡状态,故常需要对其进行动态观察,以动态了解胎儿宫内情况。如,当出现Ⅱ类

EFM 图形时,随着宫内复苏措施的实施或产程的进展,Ⅱ类 EFM 图形可能转变为Ⅰ类或Ⅲ类 EFM 图形。临床工作中,EFM 图形的处理还应该结合患者个体情况、产妇和胎儿是否存在高危因素及产程进展等因素进行综合分析。

【处理要点】　依据中国《电子胎心监护应用专家共识(2015 年)》精要进行处理。

1. 对 NST 无反应型图形的处理　应该根据监护图形的基线、变异、有无减速、是否存在宫缩以及是否应用可能对监护图形产生影响的药物(如硫酸镁,并结合孕周、胎动及临床情况等决定复查监护,或者采用宫缩应激试验或超声等方法对胎儿宫内状态进行进一步评估。

2. NST 图形中减速的处理　50% 的 NST 图形中可能观察到变异减速。当变异减速类型为非反复性,且减速时间<30s 时,通常与胎儿并发症无关,不需产科干预。对于反复性变异减速(20min 内至少 3 次),即使减速时间<30s,也提示胎儿存在一定危险。如 NST 图形中减速持续 1min 以上,胎死宫内的风险显著增加,是否终止妊娠,应取决于继续期待的利弊风险评估。

3. Ⅲ类胎监异常处理

(1)异常的胎心监护图形,提示在监护期内胎儿出现异常的酸碱平衡状态,必须立即宫内复苏,同时终止妊娠。

(2)宫内复苏措施提高胎儿血氧饱和度和子宫胎盘血供抑制宫缩减少脐带受压反复性晚期减速。

(3)改变体位。

(4)吸氧。

(5)静脉输液。

(6)减慢宫缩频率停用缩宫素或促宫颈成熟药物。

(7)使用宫缩抑制药改变体位。

(8)如果脐带脱垂在抬高先露部的同时准备立即分娩。

七、新生儿缺氧缺血性脑病(HIE)

【早期识别】

1. 脐动脉血 pH<7.0。

2. 低 Apgar 评分。

3. 早期脑水肿。

【诊断要点】 依据 FIGO《产时胎儿监护指南解读（第一部分）胎儿氧合生理和监护主要目标以及相关辅助技术（2016 年）》精要进行诊断。

1. HIE 的确诊 需要有代谢性酸中毒、低 Apgar 评分、早期脑水肿的影像学证据，及出生 48h 内有肌肉紧张、吮吸运动改变、抽搐或昏迷表现。

2. HIE 分为 3 度 Ⅰ度：无惊厥，绝大多数新生儿没有明显的长期神经系统后遗症；Ⅱ度：有惊厥，20%～30% 死亡或者有明显的神经系统后遗症；Ⅲ度：昏迷，大部分新生儿死亡或者遗留神经系统后遗症。需要强调的是，其他非缺氧因素也会导致新生儿脑病，需要有脐动脉血或者出生后几分钟内的新生儿血液存在代谢性酸中毒的证据才能证实存在缺氧缺血。

3. HIE 伴其他合并症 可能同时伴有心血管、胃肠道、血液系统、呼吸系统或者泌尿系统的功能障碍。

4. 出生后立即测定新生儿脐血 可以评估是否存在代谢性酸中毒。通过测定 pH、PCO_2、HCO_3^-、BD（碱缺失）、BD（细胞外液碱缺失）并绘制成酸碱图，是检测代谢来源氢离子浓度最有代表性的方法，尽管该方法会使 BD‰（全血碱缺失）稍增高。同时推荐使用血气分析仪进行检测。但是，必须指出的是不同的血气分析仪可能会使用不同的算法来估计 BD 值。然而，已经有证据表明，pH 值<7.05 同时 BD>10mmol/L 和新生儿短期的不良反应有关。或测定胎儿脐动脉乳酸浓度可用来量化代谢性酸中毒，脐动脉乳酸浓度>10mmol/L 和新生儿短期不良反应密切相关。但是，由于仪器校准标准不同或者使用不同血液样本测定，导致参考范围变化很大。

5. 新生儿脐血 血气分析无创而且相对简便，而且可作为重要的法医学证据。如果技术和设备允许，推荐所有怀疑胎儿缺氧和酸中毒和（或）低 Apgar 评分的新生儿进行脐血血气分析。应该指出的是，有代谢性酸中毒表现也不能排除其他可能导致代谢性酸中毒的因素如新生儿呼吸抑制和（或）后续的障碍（早产、产伤、感染、胎粪吸入、某些先天性异常、潜在病变、新生儿缺氧）。分娩时没有代谢性酸中毒情况下也不能排除妊娠期间或者临产前的缺氧和酸中毒。

6. Apgar 评分 反映了新生儿呼吸、心血管和神经系统的功能，当低氧严重并影响上述系统功能时，会导致 Apgar 评分降低。1min 评分高低是评估是否启动新生儿复苏的关键指标，但是与产时缺氧和酸中毒的关系不大。虽然产时发生严重缺氧和酸中毒时,1min 和 5min 评分均下降,但 5min 评分与近期和远期神经系统后遗症和新生儿死亡关系更密切。然而,需要指出的是,评分不受轻度缺氧的影响,因为评分带有主观性,同时非缺氧性因素也可能导致评分低,如早产、产伤、感染、胎粪吸入、某些先天性异常、潜在病变、孕妇使用的药物以及新生儿早期使用气管插管。

【处理要点】　依据 FIGO《产时胎儿监护指南解读(第一部分)胎儿氧合生理和监护主要目标以及相关辅助技术(2016 年)》精要进行处理。

1. 缺氧和酸中毒导致的细胞内 pH 下降和能量供应不足,可能会使细胞功能受损甚至死亡。然而,绝大多数有代谢性酸中毒发生,伴或不伴评分低的胎儿在出生后恢复都很快并且不会遗留任何近期和远期的并发症。只有少数胎儿缺氧和酸中毒程度严重并且持续时间长,出现了重要器官和系统的功能障碍,并且导致新生儿死亡或长期并发症。

2. 在医疗资源丰富的国家,10%～20% 的脑瘫是产时缺氧所致。感染、先天性疾病、代谢性疾病、凝血功能障碍、产前和产后缺氧,以及与产伤和早产相关的并发症构成了脑瘫的主要病因。同时,也可能与产前和产时的共同作用相关。为了证明足月儿脑瘫是由产时缺氧和酸中毒所致,需要联合以下临床证据:存在代谢性酸中毒、1min 和 5min 评分低、早发型 2～3 度 HIE、早期影像学证据表明存在急性和非灶性大脑病变,有痉挛型脑瘫或者运动障碍型脑瘫,同时需除外其他病因(产伤、凝血功能障碍、感染、基因异常)。

3. 需要强调不能因产时监护导致不必要的产科干预,比如器械助产、剖宫产,这些操作会增加母儿风险。

八、剖宫产术后再次妊娠阴道分娩(VBAC)

【早期识别】

1. 第一胎剖宫产。

2. 第二胎妊娠晚期。

【诊断要点】　依据《剖宫产术后再次妊娠阴道分娩管理的专家共识(2016)》精要进行诊断。

1. 关于剖宫产术　术后再次妊娠的分娩方式有选择性再次剖宫产(ERCS)和剖宫产术后再次妊娠阴道试产(TOLAC)两种。剖宫产术后再次妊娠阴道分娩(VBAC)。

2. TOLAC 的适应证

(1)孕妇及家属有阴道分娩意愿,是 TOLAC 的必要条件。

(2)医疗机构有抢救 VBAC 并发症的条件及相应的应急预案。

(3)既往有 1 次子宫下段横切口剖宫产史,且前次剖宫产手术顺利,切口无延裂,如期恢复,无晚期产后出血、产后感染等;除剖宫产切口外子宫无其他手术瘢痕。

(4)胎儿为头位。

(5)不存在前次剖宫产指征,也未出现新的剖宫产指征。

(6)2 次分娩间隔≥18 个月。

(7)B 超检查子宫前壁下段肌层连续。

(8)估计胎儿体重不足 4000g。

3. TOLAC 的禁忌证

(1)医疗单位不具备施行紧急剖宫产的条件。

(2)已有 2 次及以上子宫手术史。

(3)前次剖宫产术为古典式剖宫产术、子宫下段纵切口或 T 形切口。

(4)存在前次剖宫产指征。

(5)既往有子宫破裂史;或有穿透宫腔的子宫肌瘤剔除术史。

(6)前次剖宫产有子宫切口并发症。

(7)超声检查胎盘附着于子宫瘢痕处。

(8)估计胎儿体重≥4000g。

(9)不适宜阴道分娩的内外科合并症或产科并发症。

【处理要点】　根据《剖宫产术后再次妊娠阴道分娩管理的专家共识(2016)》精要进行处理。

1. TOLAC 的成功率　各国报道不一,60%～80%,且子宫破裂的风险高于 ERCS,但整体风险率不足 1%,一旦发生子宫破裂,孕妇输血率、子宫切除率和围生儿发病率、死亡率明显增加。因此,对剖宫产术后再次妊娠但有 TOLAC 意愿的孕妇必须在产前充分评估、具备阴道分娩适应证、规范的产时管理、具备相应的应急预案的前提下实施 TOLAC。

2. 提高 VABC 成功率的因素　①有阴道分娩史,包括前次剖宫产术前或术后的阴道分娩史;②妊娠不足 39 周的自然临产;③子宫颈管消失 75%～90%、宫口扩张;④本次分娩距前次剖宫产＞18 个月;⑤孕妇体质指数(BMI)＜30 kg/m²;⑥孕妇＜35 岁。

3. 分娩前的评估　建议在孕 36－37 周由高年资产科医师为孕妇确定分娩方式、计划分娩日期、是否引产等。①严格掌握并充分分析 TOLAC 的适应证及禁忌证;②评估孕妇骨盆情况、胎产式、胎方位、胎儿估计体质量等,是否存在头盆不称及生殖道畸形等;③建议妊娠满 36 周开始超声评估子宫切口处肌层的连续性;④建立本医院的剖宫产术后再次妊娠孕妇分娩方式的评估表及规范的 VBAC 知情同意书。

4. 自然临产者　①备血、留置导尿,开放静脉通路,做好紧急剖宫产的术前准备;②建议行持续电子胎儿监护,观察胎心率变化,判断胎儿宫内状态;③注意产妇主诉,监测生命体征变化、子宫下段是否存在压痛、血尿等情况;④产程进展缓慢,需要缩宫素静脉滴注加强宫缩时,尽量使用小剂量;⑤当产程停滞或胎头下降停滞时,可放宽剖宫产指征;⑥第二产程时间不宜过长,应适当缩短第二产程,必要时可行阴道手术助产,助产前需排除先兆子宫破裂;⑦发现胎心异常、先兆子宫破裂或子宫破裂等征象时应实施紧急剖宫产,尽快娩出胎儿,手术中请新生儿科医师到场协助抢救新生儿。

5. TOLAC 的引产　TOLAC 孕妇的引产指征同非剖宫术后再次妊娠孕妇,但引产方式的选择及引产过程的监测与围产期预后密切相关。关于引产的安全性,目前尚缺少循证医学证据。因此,需要由高年资医师通过评估母儿状态、引产条件及方式,并与孕妇及家属沟通后再决定引产。

(1)引产前的准备:①评估母儿状态、胎儿体质量、骨盆情况、胎头下降、子宫颈条件、子宫下段等情况来判断是否具备 TOLAC 的适应证;②引产前需充分向孕妇及家属交代母儿情况、引产条件、引产方式、子宫破裂的风险、子宫破裂对母儿的危害、医院的监护及应急处理措施,并签署知情同意书;③备血、留置导尿,开放静脉通路,做好紧急剖宫产的手术准备。

(2)引产方法的选择:①有引产指征的孕妇可考虑使用水囊引产或小剂量缩宫素引产。缩宫素引产要特别注意缩宫素的剂量、宫缩强度、产程进展、胎头下降及母儿状态;②不建议使用前列腺素类药物(如米索前列醇)促子宫颈成熟,可增加子宫破裂的风险。

(3)引产过程中的注意事项：①应由专人监护和观察。②建议持续电子胎儿监护，及时发现胎心率异常。③有条件者应对孕妇持续心电监护，观察孕妇的生命体征，注意孕妇的主诉及一般状况。④密切注意产程进展、胎头下降情况；尽量缩短第二产程。如引产≥8h仍未临产应再次评估是否适合阴道分娩，并再次与家属交代病情，必要时中转剖宫产。⑤发现胎心异常、先兆子宫破裂或子宫破裂等征象应实施紧急剖宫产，尽快娩出胎儿，并做好新生儿复苏的准备。

6. **分娩镇痛** 建议对于计划 TOLAC 的孕妇应早期采用椎管内麻醉，以减轻孕妇疼痛，或满足手术产的麻醉需求。分娩镇痛应由麻醉科医师制订相应的用药方案，尽量通过最小的剂量达到最佳的镇痛效果。使用分娩镇痛可增加产妇阴道分娩的信心，且不会增加 TOLAC 产妇并发症，通常不会掩盖子宫破裂的症状和体征，但可增加第二产程延长和手术助产的风险。

7. **并发症及处理** VBAC 的主要并发症为先兆子宫破裂和子宫破裂，是导致母儿不良预后的主要原因。改善母儿结局的关键是尽早发现子宫破裂，及时处理。因此，尽早发现及识别子宫破裂征象十分重要。

(1)子宫破裂的征象：①胎心监护异常，特别是出现胎儿心动过缓、变异减速或晚期减速等；②严重的腹痛，尤其在宫缩间歇期持续存在的腹痛；③子宫瘢痕部位的压痛和反跳痛；④孕妇心动过速、低血压、惊厥或休克；⑤产程中胎先露位置升高；⑥先前存在的有效宫缩突然停止；⑦血尿；⑧产前或产后阴道异常出血；⑨腹区轮廓改变，在以往的位置不能探及胎心。胎心监护异常是子宫破裂最常见的临床表现，发生率为 66%～75%，但超过一半的孕妇会出现两个以上的症状，最多见为胎心监护异常和腹痛，子宫破裂的诊断通常在紧急剖宫产或产后剖腹探查时做出。

(2)处理：疑诊先兆子宫破裂或子宫破裂时，争取在最短时间内剖宫产终止妊娠，同时，严密监测产妇的生命体征、出血等情况，维持生命体征稳定，纠正出血的相关并发症，必要时输血治疗，并积极预防感染。

8. **应急预案** TOLAC 应在有母儿急救措施和剖宫产条件成熟的医院开展。制订 TOLAC 紧急事件的应急预案与急救绿色通道。在 TOLAC 过程中，应由有经验的医师对分娩过程进行监护。当发现先兆子宫破裂或子宫破裂征象时，应迅速启动院内急救绿色通道及急救预案。

9. 产后管理　①生命体征:VBAC 后应持续监测产妇生命体征 2h,若发生产妇烦躁、心率增快、血压下降等情况,应除外子宫破裂的可能。②子宫收缩及阴道流血情况:密切观察宫缩及出血情况,直至产后 2h。若出现子宫轮廓不清、阴道流血较多、明显下腹区压痛等,应警惕子宫破裂,必要时行阴道检查或盆腔超声检查。③血红蛋白及血细胞比容:产后监测血红蛋白、血细胞比容变化情况,判断有无活动性出血。

九、会阴Ⅲ度、Ⅳ度裂伤

【早期识别】

1. 会阴裂伤累及肛门括约肌(Ⅲ度)。

2. 会阴裂伤累及内外括约肌及肛门直肠黏膜(Ⅳ度)。

【诊断要点】　依据英国皇家妇产科医师学会《会阴Ⅲ度和Ⅳ度裂伤处理指南(2015 年)》精要进行诊断。

1. 产妇在阴道分娩过程中,常会出现不同程度的会阴裂伤,不仅会导致产时大出血危及生命,还会发生产伤性肛门括约肌损伤(OASIS),导致会阴区正常组织结构功能改变,出现肛门失禁等对患者生理功能和生活质量造成严重影响的并发症。分度如下:Ⅰ度裂伤为会阴区皮肤和(或)阴道黏膜损伤;Ⅱ度裂伤为伴有会阴区肌肉损伤、但无肛门括约肌损伤;Ⅲ度裂伤为累及肛门括约肌复合体,又分为 3 个亚型;Ⅲa:肛门外括约肌(EAS)裂伤厚度≤50%,Ⅲb:EAS裂伤厚度≥50%,Ⅲc:EAS 和肛门内括约肌(IAS)均受损;Ⅳ度裂伤:内外括约肌及肛门直肠黏膜均发生损伤。

2. OASIS 的鉴别。评估生殖道损伤程度前,医师应:①向产妇解释即将进行的操作和原因;②确保良好的麻醉;③确保良好的照明设备;④应采用截石位,利于暴露会阴情况。在分娩后立即进行检查,且动作要轻柔。如果分娩后发生会阴裂伤,应进行包括直肠指检在内的更全面的评估;⑤应翔实记录,最好是形象地记录,如画图。

【处理要点】　依据英国皇家妇产科医师学会《会阴Ⅲ度和Ⅳ度裂伤处理指南(2015 年)》精要进行处理。

1. OASIS 的患者　Ⅲc、Ⅳ度裂伤的患者,其排便反应,肛门测压结果及相关的生活质量都显著差于Ⅲa、Ⅲb 度裂伤的患者。尽可能在所有的病历中记录 EAS 的损伤程度(以 50% 为分界点)。如果不能确认损伤是否超过 50%,应诊断为Ⅲb 度裂伤,以免低估其损伤范围。

2. 直肠扣眼裂伤　直肠黏膜损伤但尚存有完整的肛门括约肌,按定义并不能称为会阴Ⅳ度裂伤,这种类型的裂伤称为直肠扣眼裂伤。如果未能及时识别和修复这种损伤,可能导致直肠阴道瘘。

3. OASIS 的预测　现已证实以下为 OASIS 的危险因素,然而,在不同的研究中对同一危险因素风险值的报道尚有较大差异:初产妇;出生体重＞4000g;肩难产;持续性枕后位;第二产程延长,第二产程持续 2～3h,第二产程持续 3～4h,第二产程持续时间＞4h;器械助产,无会阴切开的胎头吸引助产术,会阴切开后胎头吸引助产术,无会阴切开的产钳助产术,会阴切开术下产钳助产术。

4. OASIS 的预防　①医师应该告知产妇,会阴切开术的保护作用有争议;器械助产时应考虑行会阴侧切术;②如果有指征进行会阴切开术,推荐行会阴侧切术,应确保会阴扩张时沿中线 60°切开;③胎头着冠时保护会阴可以起到预防性作用;④第二产程轻微按压会阴可降低 OASIS 风险。

5. 会阴切开术　器械助产时会阴侧切术则对 OASIS 有保护性作用。会阴侧切时偏离中线的角度为 45°～60°,该角度被证实在降低 OASIS 的发生率中起重要作用。

6. 会阴保护　左手降低头部娩出的速度;右手保护会阴;当胎头着冠的时候母亲不要用力;实施会阴侧切术(针对高危人群并选择正确的切开角度)。轻微按压:轻微按压会阴,可显著降低 OASIS 发生率,轻微按压会阴能显著降低Ⅲ、Ⅳ度裂伤的风险。按压方法为在会阴收缩期和间隙期持续按压会阴。

7. OASIS 的修补原则　①会阴Ⅲ度和Ⅳ度裂伤修补术应该由经过规范培训的医师施行。②修补应在满意的麻醉、照明设施和设备完善的分娩室或手术室内完成。如果患者出血量过多,可给予阴道填塞,并尽快将患者转运至手术室。③OASIS 的修补中应避免八字缝合,因为八字缝合适合止血但可能导致组织局部缺血。④修补后应进行直肠检查,以确保缝线没有穿透肛门直肠黏膜。如果在直肠内摸到缝合线,应拆除。

8. 肛门直肠黏膜修补的技术　肛门直肠黏膜裂伤可使用连续或间断缝合技术。传统上对肛门直肠黏膜裂伤的修补采用间断缝合,缝线打结在肛管内。

这是使用肠线以减少组织反应及感染时推荐使用的。而现在使用聚乳糖缝合材料时,因其可以通过水解作用而溶解,因此,并不要求必须进行间断缝合。无论使用什么缝合技术,肛门黏膜进行修复的时候都应避免行八字缝合,因其可能会引起局部缺血。如果识别是肛门内括约肌损伤,最好进行单独间断或褥式缝合,缝合时避免将肛门内括约肌重叠。

9. 肛门外括约肌修复技术　①对于肛门外括约肌全层撕裂者,重叠缝合或端-端缝合效果相近。②对于肛门外括约肌部分撕裂(所有Ⅲa和部分Ⅲb裂伤)者,使用端-端缝合。

10. 缝合材料　①与可吸收缝合线(PDS)相比,3-0 薇乔线(Vicryl)的刺激性和不适感降低,适宜于修复肛门直肠黏膜;②对于缝合 EAS 和(或)IAS 肌肉,无论是单丝缝线(如 3-0 PDS 缝线)或现代编织缝线(如 2-0 薇乔线)结果相当;③修复产科肛门括约肌时,应将外科结包埋于会阴浅肌层,以减少线结和缝线迁移至皮肤的风险。

11. 修复 OASIS 的人员　产科肛门括约肌修复术应该由经过规范培训的医师进行。正规的肛门括约肌修复技术培训应作为产科培训的一个重要组成部分。无经验的医师尝试修复肛门括约肌损伤可能导致产妇并发症的发生,尤其是随后发生肛门失禁。有随机对照研究报道,在所有修复后的病例中存在 $19\%\sim36\%$ 残留的 EAS 缺陷。通过超声证实临床相关的无症状缺陷目前尚不明确,但是可以确认是首次修复不充分所致。

12. 对 OASIS 患者的术后管理　①OASIS 修补术后使用广谱抗生素,以降低产后感染和伤口裂开的风险;②推荐术后使用通便药以减少伤口裂开的风险;③腹泻的患者,不必常规应用容积性泻药;④产科肛门括约肌修补的患者应就使用的抗生素、缓泻剂、检查情况和随访签署一份告知书;⑤建议患者 OASIS 修复后进行理疗,有利于患者的恢复;⑥产后 6～12 周进行随访;⑦如果随访时患者主诉大便失禁或疼痛,应考虑请妇科医师或外科医师会诊。

13. 修复术后的预后　在分娩和损伤修复 12 个月后,$60\%\sim80\%$ 患者症状会逐渐消失。

14. OASIS 患者再次妊娠和分娩方式　①既往分娩过程中发生过 OASIS 的患者再次妊娠时医师应注意分娩方式的选择,并记录在患者的病历中;②既往分娩过程中发生过有症状的 OASIS 患者,如肛门内超声和(或)肛门压力值提示异常,应建议择期剖宫产分娩。

十、孕妇心搏骤停

【早期识别】

1. 心脏听诊无心跳。

2. 心电图监测无心脏搏动曲线。

【诊断要点】 依据美国心脏协会(AHA)《孕妇心脏骤停(2015)》精要进行诊断。

1. 妊娠期女性复苏的大多数特征与标准的成人复苏相似,但在若干方面有其独特之处,最明显的不同点是有两个患者:母亲和胎儿。

2. 母亲的死亡指妊娠期间和分娩后或终止妊娠后 42d 以内的死亡,死亡的原因和妊娠相关或妊娠使之恶化。

3. 妊娠期主要的生理学改变。妊娠期胎儿的发育和母亲的维持需要多个器官的生理调节,恰如救治团队对妊娠期心搏骤停的反应。

(1)心排血量升高 30%～50%,使每搏容积增加和母亲的心率增加(15～20/min)。全身血管阻力下降,几种内源性血管扩张药增加,包括孕酮,雌激素和一氧化氮,导致平均动脉压下降,在妊娠第二期达到最低点。约 12－14 周孕龄开始,增大的子宫通过压迫主动脉增加后负荷,通过压迫下腔静脉减少心脏回流,导致仰卧位,最适合复苏的位置低血压。一项核磁共振研究通过比较左侧卧位和仰卧位母亲血流动力学改变,发现在孕龄 20 周,左侧卧位明显增加射血分数达 8%,每搏容积增加 27%;在 32 周,左侧卧位使射血分数增加 11%,舒张末容积增加 21%,每搏量增加 35%,心排血量增加 24%。妊娠期子宫胎盘血流由 50ml/min 增加到接近 1000ml/min,接受最多达母亲心排血量的 20%。扩张的血管内容积和子宫血管床阻力的下降有利于子宫胎盘的充分血供。总的说来,子宫血管反应性发生变化,特点是减少张力,增强血管扩张和阻止血管收缩。

(2)由于子宫增大和膈肌升高,妊娠期功能性残余腔减少 10%～25%,在血清孕酮水平升高的介导下,出现通气量增加(潮气量和每分钟通气量增加),在头 3 个月达到超过基础时的 20%～40%,产生轻度呼吸性碱中毒伴代偿性肾排泄重碳酸盐,使动脉二氧化碳分压 28～32mmHg,血浆重碳酸盐 18～

21mEq/L。由于胎儿和母亲代谢的需求,氧消耗增加,在妊娠第三期前,达到超过基础 20%～30%。减少的功能性腔槽和增加氧耗使低通气或呼吸暂停的妊娠女性很快发生缺氧,妊娠期母亲氧合血红蛋白解离曲线向右移位,需要较高的氧分压才能获得同样的母亲氧饱和度。参照相对缺氧情况的弹力回缩,同样的曲线在胎儿向左移位。在激素的作用下,上呼吸道发生水肿,做喉镜时减少可视区,增加出血危险。

(3)妊娠期的特点是肾小球高滤过。肾血流量增加 40%,以适应排出代谢产物和维持母亲渗透调节的需要。改变的肾小管功能防止葡萄糖,氨基酸和蛋白质消耗,以满足母亲和胎儿代谢的需要。

(4)在第二和第三妊娠期,孕酮松弛胃食管括约肌,延长肠道通过时间,容易使患者吸入胃内容物。

【处理要点】　依据美国心脏协会(AHA)《孕妇心脏骤停(2015)》精要进行处理。

1. 事件前计划

(1)教育全体人员有关妊娠期心搏骤停的处理。

(2)做好剖宫产的准备,确定细节,调动抢救心搏骤停的应急队伍;保证剖宫产设备的应用和新生儿的复苏;预先签好剖宫产同意书。

(3)准备处理产科并发症,休克的药物,和产科常用设备,包括垂体后叶素和前列腺素。事先计划好有关卫生保健机构代理人的权限。

(4)判定新生儿复苏的状态。判定新生儿的生存能力应与产科医师,新生儿学专家及家庭合作。决定取决于孕龄和新生儿的能力。

2. 妊娠期的危险分层　及时认识到妊娠女性有潜在的威胁生命的疾病非常重要。临床应用早期警告积分表(略)可准确鉴别死亡高危人群。

3. 不稳定妊娠患者的处理　为预防心搏骤停,对不稳定患者的快速反应是必需的。母亲的血流动力学指标必须最佳化,要治疗低氧,建立静脉通道。为了减少对主动脉和腔静脉的压迫,患者要置于左侧卧位,面罩吸入 100%O$_2$,静脉通道要建立在膈肌以上,保证静脉液体不受子宫阻碍,同时要发现和处理诱发因素。

4. 心搏骤停的处理

(1)基本生命支持:BLS在救治中起到决定性作用,护士常首先发现心搏骤停患者,医院工作的任何人发现心搏骤停者都应立即开始紧急救治。同时快速启动专业复苏团队,BLS 一直继续,直到在专业团队到达。BLS 包括将患者放在硬板上进行心脏按压,保持呼吸道通畅,必要时除颤,及用手法将子宫推向左侧。通常需要 4 个人来完成这些任务。

(2)妊娠期的心脏按压:①心脏按压的频率 100/min,深度至少 5 cm,在下一次按压前,允许胸区充分回弹,间歇尽量减少,按压-通气比例为 30∶2。②间断要缩小,限于 10s,除非要进行特殊的干预,如气管插管。③患者应取仰卧位进行心脏按压。④没有文献检验在妊娠者应用机械心脏按压,故不主张在此情况应用。⑤当子宫达脐区或脐以上时,为了减少复苏时对主动脉和腔静脉的压迫,应连续手动 LUD。⑥救治者应将 1 只手的根部放在患者的胸区中央(胸骨的下半部),另一只手的根部放在第一只手的上面,两只手重叠和平行。

(3)心脏按压时转运患者的问题:在人体模型上模拟心脏按压表明,当运送到手术室时心肺复苏的质量下降。由于紧急剖宫产是挽救母亲和胎儿的最好方法,手术最理想应在抢救地点进行,妊娠患者在院内发生心搏骤停时不需要运送做剖宫产,处理应在心搏骤停地点进行。如心搏骤停发生在院外或抢救地点不能完成剖宫产时仍需运送患者。

(4)妊娠期的除颤问题:①对妊娠期患者的除颤方案与非妊娠期患者相同;②使用双向电击,能量为 120～200 J,如第 1 次无效,继续增大输出能量电击;③在电击后立即恢复心脏按压;④在医院里,如果工作人员不具有识别心电图心律,或不经常使用除颤器,如在产科病房,可考虑使用自动体外除颤器;⑤推荐除颤电极放在前侧部,侧位电极应放在乳房下面;⑥建议使用粘贴性放电电极,可允许持续性的电极安放。

(5)呼吸道和呼吸:①在心搏骤停时要经常想到缺氧,妊娠女性和非妊娠者相比,氧气储备低。而代谢需求高,因此需要早期通气支持;②气管插管应由有经验的喉镜专家来完成。开始用 6.0～7.0mm 的气管插管内径,最好不要超过 2 次插管,插管失败时最好采用声门上的呼吸道安置。如果呼吸道控制失败,面罩通气又不可能,应紧急行有创的气道插入。应避免延长插管时间以防止脱氧、中断心脏按压、气道创伤和出血。除临床评估外,连续二氧化碳检测是最可靠的方法确定气管插管的位置、心肺复苏的质量、优化心脏按压和发现回到自然循环状态(ROSE),包括呼气末正压($PET\ CO_2$)升高,水平 $>10mmHg$。

（6）心搏骤停时心律失常的特殊治疗：①对顽固性心室颤动和室性心动过速（电击抵抗），胺碘酮 300mg 快速静脉滴注，必要时重复应用 1～50mg；②针对妊娠期的生理变化，药物剂量不需要改变，虽然妊娠期容量的再分布和药物的清除发生变化，但很少有资料对推荐进行改变；③在心搏骤停的情况下，不要因为关注胎儿的畸形而保留任何药物；④妊娠期的生理改变可影响药物的药理学，但没有科学证据改变现有的推荐，因此在高级心脏生命支持中仍沿用通常的药物和剂量。

（7）高级心血管生命支持：ACLS 队伍继续执行 BLS 任务，并完成高级气道处理，脐上插入静脉通路，给予通常的 ACLS 药物。在产科和新生儿科到达后开始准备剖宫产（PMCD）。当母亲心搏骤停后 4min 尚未获得 ROSC，同时子宫达到或超过脐区要选择 PMCD，心搏骤停的原因需要考虑和说明。

5. **分娩**　分娩前提是患者心搏骤停发生的地点有专门工作人员，且能分娩婴儿。围死亡期 PMCD 是指婴儿的出生是在母亲心搏骤停后，常在复苏当时，出生多是通过剖宫产。发表的 PMCD 病例表明，60 例中有 19 例母亲存活，没有病例表明 PMCD 影响母亲存活。在高孕龄妊娠的时候可能通过手动将子宫向左移位的无创手段不能充分减轻对下腔静脉的压迫，以提供有利于成功复苏的血流动力学状态。此时应考虑 PMCD，因为可完全减轻对下腔静脉的压迫，也是对母亲心搏骤停的治疗选择。及时进行 PWCD 有两方面意义，首先是有利于复苏，当心排血量未有效建立时，分娩后的空子宫减少了对主动脉和下腔静脉的压迫可明显改善复苏效果；其次，也是最重要的，减少因缺氧造成的永久性神经损害。在母亲不能进行复苏的时候（如存在创伤），及时分娩是必需的。一旦证实妊娠女性心搏骤停，子宫达到或超过脐区，复苏团队的领导应立即启动 PMCD；此时，医师准备分娩婴儿，标准的高级心血管生命支持开始，直接的可逆性的心搏骤停原因已经被排除。当妊娠子宫大到足以引起主动脉腔静脉压迫，影响母亲的血流动力学改变时，应考虑 PMCD，不管胎儿是否存活。

（1）要点：①心搏骤停时，若妊娠子宫达到或超过脐区，通过常规复苏措施用手法 LUO 后，未能恢复自然循环（ROSC），应准备切除子宫，复苏继续。②针对胎儿和母亲，确定最佳的 PMCD 时间是复杂的，需要考虑一些因素，如心搏骤停的原因，母亲的病情和心脏功能，胎儿的孕龄和资源情况（如手术延迟，等待有资格的人员来完成）。较短的心脏停搏-分娩时间常伴有较好的结果。③对于每个母亲,经过约 4min 复苏努力,没有达到 ROSC 时,强烈推荐 PMCD。④如果母亲不可能存活,(致命的损伤和长久的无脉搏),应立即开始手术,团队不要等待。⑤当要进行 PMCD 时,有以下推荐:当住院患者发生心搏骤停时,不要将患者运送到手术室做 PMCD;复苏团队不要等外科器械,仅需要一把手术刀;不要花费时间进行杀菌,采用简短的将杀菌液倾倒或完全取消这个步骤;在整个 PMCD 中,连续进行手动子宫向左移位,直至胎儿娩出,注意不要伤及完成手动子宫移位的救援者;⑥如果估计子宫情况困难(如过度肥胖),在这种情况下 PMCD 要在产科医师评估下进行。床边超声可指导决定。

(2)母亲心搏骤停时的经阴道分娩:假如救护人员已将心肺复苏完成得很充分,子宫颈扩张的很充分,婴儿头部在适当低的位置,可考虑协助经阴道分娩。

6. 新生儿的复苏　为有更充分的准备时间,紧急分娩的情况应尽早告知新生儿复苏团队,包括孕龄,胎儿数量和分娩方式。在多胎时,每一个胎儿应有一个独立的复苏队伍。紧急剖宫产可能在产科以外的地方,使对新生儿复苏在一个不太熟悉的环境和缺乏最佳仪器的情况下进行。每个医院都要预先准备好新生儿急救车,急救车要有标志,复苏队伍应该知道急救物品存放位置,且易于取到。急救车储备应充分,定期检查。

7. 急救医学服务的考虑　母亲心搏骤停如发生在院外,其后果较发生在院内差,因此,对心搏骤停的急救非常重要。如有可能,入院前的服务者应提供 BLS 和 ACLS,包括 LUD。入院前服务者不可能进行 PMCD,但尽快把患者送到能从事 PMCD 的地方非常必要。胎儿的心脏活动可能减慢,但可能在母亲无脉搏后许多分钟后出现,因此,当母亲到达急救室前无生命体征和 CPR 失败的情况下胎儿仍可能存活。如果有资源,EMS 对母亲心搏骤停的反应包括适当的急救人员以保证 BLS 和 ACLS 的进行,包括心脏按压、LUD、除颤和保持呼吸道通畅。如有可能,应将患者直接运送到能从事 PMCD 的地方,运送时间不应超过 10min。EMS 和接受患者的急救部门应建立有关母亲心搏骤停患者转运和行动计划的密切联系,急救部门在患者到达前应迅速调动急救队伍和特殊设备。

8. 心搏骤停的原因　与非妊娠成年人的 ACLS 推荐相似,在处理妊娠心搏骤停时,了解重要的诊断和治疗基础病因和加重的因素是最基本的。在处理流程的早期要考虑心搏骤停的原因,针对心搏骤停原因的特殊治疗可挽救生命。最常见的母亲心搏骤停和死亡的原因如下:①麻醉合并症:高位轴索阻断、低血压、呼吸道不畅、误吸、呼吸抑制、局麻药物的毒性反应;②意外/创伤:创伤、自杀;③出血:凝血系统疾病、子宫弛缓、胎盘剥离、胎盘破裂、胎盘前置、胎盘滞留物、子宫破裂、外科手术、输血反应;④心血管原因:心肌梗死、主动脉夹层、心肌病、心律失常、心脏瓣膜病、先天性心脏病;⑤药物:缩宫素、硫酸镁、药物错误、违禁药、鸦片、胰岛素、过敏反应;⑥栓塞:羊水栓塞、肺栓塞、脑血管事件、静脉空气栓塞;⑦发热:脓毒血症、感染;⑧一般性:低氧、低容量、酸中毒、低/高血钾、低温、中毒、心脏压塞、张力性气胸、肺栓塞、冠状动脉血栓;⑨高血压:先兆子痫、子痫、HELLP 综合征(溶血、肝酶升高、血小板减少)、颅内出血。

9. 心搏骤停后即刻的治疗

(1)在心搏骤停后期间得到多学科的继续治疗非常必要,因为成功复苏的患者需要全面评估,监测和治疗各种并发症。如,当灌注改善后,出血会成为严重的事件,如果患者尚未分娩,主动脉和腔静脉受压会诱发低血压和再次心搏骤停。

(2)如果患者仍在妊娠,患者应左侧卧位,这个位置不影响监护、气道控制和静脉输液。如果患者不能充分左侧卧位,应继续手动 LUO。除非要做手术,患者应送到 ICU,继续多学科照顾要继续考虑心搏骤停的病因和治疗。

(3)抗心律失常治疗:妊娠患者和非妊娠患者一样,如反复发作威胁生命的心律失常应考虑置入心脏除颤器或药物治疗。β 受体阻滞药常用于各种心律失常的一线治疗,在妊娠期使用是安全的,多选用美托洛尔。对于长 QT 综合征,β 受体阻滞药有效地减少恶性事件,强烈推荐用于妊娠期或产后。对于反复发作原发性室性心动过速和心室纤颤,应考虑胺碘酮。要常规评估心律失常的可逆性原因。甲状腺功能不全、药物不良反应、电解质紊乱、心肌缺血和心力衰竭等要及时纠正。

(4)靶向降低体温治疗:即使复苏成功恢复了循环,神经损伤仍影响最后的结果。心搏骤停后轻度的低温可带来明显的好处。2002 年发表的两项随机临床试验中,对院外心室纤颤恢复循环的昏迷患者,体温降到 32～34℃维持 12～24h,获得良好结果。因此建议,根据妊娠患者个体情况,可考虑应用靶向低温治疗;靶向治疗的方案遵循非妊娠患者的方案;在整个低温治疗过程要对胎儿进行监护。

10. 复苏后胎儿的风险 在母亲复苏后应用了大量的药物,应考虑这些药物是否对胎儿有害。除了因循环衰竭的损害外,还有缺乏足够的胎盘灌注和损害母亲与胎儿的氧及营养物质的交换。在此阶段,医师做决定要考虑以下 3 个原则:

(1)母亲的安好是最重要的,因为母亲的死亡或恢复不好永远不会使未出生的胎儿完好。

(2)12 周孕龄时,胚胎发育大多完全,因此,即使是致畸的药物(如华法林,苯妥英钠,皮质类固醇),如事件发生在怀孕 3 个月以后,不可能引起畸形。

(3)在后期妊娠,药物会引起中毒而不是畸形,如 ACEI,会引起胎儿肾衰竭和羊水过少。

大多数药物的分子量<1000,允许通过胎盘,从母亲到胎儿循环。大分子量的药物除外,如肝素、低分子肝素、胰岛素和其他蛋白质。然而,在孕龄 20 周以后,所有含 IgG 的生物制剂都能通过 Fc 转运蛋白而通过胎盘,我们并不关心通过胎盘本身,因为大多数这些药物的浓度不足以使胎儿受损。需根据个体情况权衡心搏骤停后阶段药物使用的利弊。

11. 新生儿的评估 大多数由 PWCD 娩出的新生儿需要积极的复苏,围产期的抑制和复苏的程度可能不同,PWCD 后新生儿的处理应遵循最新的 AHA 指南。在母亲心搏骤停抢救未分娩胎儿,且胎儿仍存活的情况下,应用胎心监测仪对胎儿心率持续监测,直到母亲临床恢复。监测的目的是发现胎儿不稳定的征象(心动过速、心动过缓、失去心率的变异性、易变的或后期减速)以及母亲子宫的活动能力。由于胎儿对变化的环境很敏感,不稳定的胎儿状态可能是母亲临床情况衰减和失代偿的首发征象,此时需要紧急剖宫产。

十一、羊 水 栓 塞

【早期识别】

1. 气急、咳嗽、发绀。

2. 寒战、抽搐、出血。

3. 低氧血症、低血压、凝血功能障碍三联征。

4. 胎心减速、基线变异消失、心动过缓。

【诊断要点】　依据美国母胎医学会《羊水栓塞指南(2016)》精要进行诊断。

羊水栓塞(AFE)是妊娠期特有的罕见并发症,可以导致母儿死亡等灾难性后果。由于病例散发、少发,目前对其诊断标准还缺乏确切的共识。因此,在全球范围内 AFE 的发病率、病死率统计存在很大差异。根据现有的报道,AFE 发病率(1.9~6.1)/10 万,死亡率 19%~86%。AFE 的低发病率也使得临床医师很难通过实践积累足够丰富的经验来应对。AFE 的确切发生原因目前仍不清楚,其高危因素包括所有可能增加羊水及胎儿成分进入母体机会的状况,如剖宫产、会阴切开等手术操作,前置胎盘、胎盘植入、胎盘早剥等胎盘异常。催引产诱发的宫缩过强也曾被认为是 AFE 的高危因素,但是这一观点目前存在争议,AFE 患者早期往往存在宫缩过强的表现,但是目前认为这种平滑肌高张是由于子宫灌注不足导致的内源性儿茶酚胺释放引起的。宫缩过强是结果而不是原因。其他被认为是 AFE 高危的因素有:宫颈裂伤、子宫破裂、子痫、羊水过多、多胎妊娠以及高龄、人种差异等。但是由于发病例数少,目前数据显示,没有任何一项高危因素可针对性地指导产科处理规范而降低 AFE 的发生率。

1. 对于产时或产后短时间内突发急性循环呼吸障碍表现时一定要在鉴别诊断中考虑到 AFE 可能。临床上多种疾病都可能导致产时或产后短时间内急性呼吸循环障碍,如:大面积肺栓塞、急性心肌梗死、围生期心肌病、肺水肿、子痫发作、过敏性休克、麻醉意外等。因为 AFE 病程进展的特殊性,能否早期识别处理对预后的影响非常重要,所以在诊治中一定要考虑到与 AFE 的鉴别。

2. AFE 的临床表现存在很大的异质性,特征性的表现为产时突发的低氧血症、低血压、继发的凝血功能障碍三联征。但是在临床中发生的 AFE,有相当一部分起病时机或临床表现并不是如此"典型"。针对资料研究分析显示,70% 的 AFE 发生在第一、二产程中,11% 发生在阴道分娩后,19% 发生在剖宫产手术进行的过程中。也有极少部分发生在中孕引产和羊膜腔穿刺操作过程中。严重的 AFE 会因为心搏停搏、心室纤颤、无脉性电活动导致心排血量骤降,如果在产前发生,胎儿会因为子宫平滑肌痉挛性高张、胎盘灌注消失而现胎心减速、基线变异消失、心动过缓等一系列胎儿窘迫的表现。一旦产程中或产后出现心肺功能异常等表现,在保证基本的呼吸循环支持治疗的同时,充分结合病史、起病特征以及胸区 X 线、心脏超声、凝血功能等辅助检查和实验室诊断,多数情况下做出正确的鉴别并不困难,重要的是能想到 AFE。

3. 不推荐任何特异性的实验室诊断用于确诊或排除 AFE,AFE 目前仍然是一项临床诊断,过去的一段时间内,临床医师和病理医师倾向于在严重产后出血患者或者死亡孕产妇的血液中,特别是中心静脉血中寻找羊水的有形成分,以印证 AFE 的"机械梗阻学说"。一旦在显微镜下有阳性的发现就认为是诊断 AFE 的"铁证"。但是近年来,随着对 AFE 发病机制的探讨,越来越多的临床研究和动物实验证据显示,是否在母体血循环中发现羊水有形成分与 AFE 的发病并没有直接的联系。AFE 实际上与传统意义的"宫颈糜烂(宫颈柱状上皮异位)"类似,是一个不恰当的惯称。Clark 等 6 人提出用一个新名称代替 AFE,即"妊娠类过敏样综合征"。此名称能较好地体现和解释目前广泛认同的 AFE 的发病机制和病理生理改变。胎儿的异体抗原激活敏感的母体致炎介质,发生炎症、免疫等瀑布样级联反应,补体系统的活化可能发挥着重要的致病作用。

4. 目前一致的观点认为,AFE 是以临床表现为基本诊断依据的。AFE 的诊断并不依赖于母体血液中是否存在羊水有形成分,而是根据产时产后发生无法用其他原因解释的肺动脉高压、低氧血症、低血压、凝血功能障碍等典型症状的出现。因此,AFE 仍然是一项排除性诊断,需要与其他可能引起心脏搏动停止、氧饱和度下降、肺动脉高压、凝血功能障碍的围生期并发症相鉴别。例如:急性心肌梗死、肺栓塞、空气栓塞、过敏性休克、麻醉意外、围生期心肌病。特别强调的是,临床医师有时容易将部分出血量估计严重不足的产后出血、失血性休克,甚至死亡病例归结为 AFE。超过 83% 的 AFE 病例会表现凝血功能障碍。这种凝血系统的改变可以发生在呼吸循环障碍症状后,但也有少数病例是以凝血功能障碍为唯一临床表现,AFE 引起的弥散性血管内凝血(DIC)表现为多发的严重出血倾向,包括生殖道出血、消化道出血、血尿、手术切口以及静脉穿刺点出血等。同时,由于内源性儿茶酚胺的升高,AFE 早期一般不会并发宫缩乏力的表现。所以,在诊断时要特别注意,避免把宫缩乏力、产后出血继发的低血容量性休克、消耗性或稀释性凝血功能障碍归为 AFE。而在其他突发呼吸循环障碍后数小时出现的轻微凝血障碍也不应该考虑 AFE。

【处理要点】 依据美国母胎医学会《羊水栓塞指南(2016)》精要进行处理。

1. AFE 患者发生心搏骤停,必须就地展开高质量心肺复苏,包括标准的基础心脏生命支持(BCLS)和高级心脏生命支持(ACLS)(IC),虽然 AFE 是一项排除性诊断,需要和产时诸多的突发疾病相鉴别,但是在突发心搏骤停这样的紧急情况下,鉴别是否因为 AFE 引起并不重要。无论原发疾病如何,一旦出现这种危急状况,首先应当予以最及时的、高质量的心肺复苏(包括标准的 BCLS和后续的 ACLS)。特别需要强调的是"及时"和"高质量"。以心脏按压为例,按压的位置、深度、频率、节律,甚至包括为避免疲劳导致动作不到位,对操作人员轮换都有严苛的要求。基础心脏生命支持在医疗机构中原则上是要求包括行政、后勤乃至保洁等全体工作人员必须掌握的技能。但实际上,除急救专业和重症医学科外,即使是医学专业人员也有一部分对心肺复苏的掌握程度不容乐观。在产科,无论何种原因引起的心搏骤停都不多见,绝大多数医务人员很难从实践中获取丰富的心肺复苏等急救经验。针对这种情况,高质量的临床演练就是熟练掌握急救技能的唯一途径。作为产科医务人员至少应当严格掌握正确的 BCLS 技能,心脏按压动作标准、到位,人工通气及时、有效,有能力在第一现场即刻展开抢救,同时有效呼救,为后续的治疗抢得时机。妊娠晚期的孕妇由于子宫压迫、膈肌上抬,对心肺不同程度地造成生理性压迫。在对未分娩的 AFE 患者进行心脏按压时,频率、深度均应该与普通患者相同,不能因为顾忌子宫、胎儿而降低按压幅度。同时应当请助手协助腹区左倾,缓解子宫对下腔静脉压迫影响回心血量。心脏电复律或心脏除颤时要注意去除母体腹壁的胎儿监护探头,避免电弧损伤。

2. AFE 患者推荐包括麻醉、呼吸、重症医学母胎医学等专家在内的多学科会诊,共同处理(最佳实践)。从现有的 AFE 病理生理研究结果来看,AFE 通过免疫系统级联反应产生类似全身炎症反应综合征(SIRS)的一系列表现。除胎儿窘迫、产后出血等母胎疾病外,AFE 会引起肺动脉高压、低氧血症、心搏骤停、循环衰竭等一系列近期反应,及弥散性血管内凝血、多器官功能衰竭等继发表现。必须组织包括麻醉医师、呼吸、心血管、重症医学科等生命支持相关专业专家在内的多学科会诊,根据患者的病情制订适合的救治和监护方案。当出现肝损害、肾功能损害等情况时也要请相对应的专科医师协助处理。及时、有效的多学科合作对改善患者预后至关重要。

3. 分娩前 AFE 发生心搏骤停时,建议孕龄 23 周以上者立即分娩。推荐孕龄>23 周的 AFE 心搏骤停患者立即分娩,是同时考虑到母儿双方在母体循环衰竭状况下的预后所制订的。一方面,只有超过 23 周的胎儿才考虑脱离母体后有一定的生机;其次,膨大的子宫压迫下腔静脉,影响回心血量,不利于患者的循环复苏。选择剖宫产抑或是产钳助产、胎头吸引则要根据当时的产程进展决定。在产科急重症救治中认为,一旦孕妇死亡,胎儿在 4min 以内娩出才有存活的希望,建议如果孕 23 周以上的孕妇突发心搏骤停,在心肺复苏的同时就进行剖宫产的相应物品准备,必要时以最快速度娩出胎儿。但临床实践中做出这样的决断是非常困难的,特别是对 23 周这个相对偏小的孕龄在我国是否能够作为心搏骤停后即刻剖宫产的标准,还值得商榷。考虑到国内手术设施条件、早产新生儿救治水平、经济承受能力以及人们传统的思想观念,在决定心搏骤停患者或死亡孕妇即刻剖宫产时,建议将孕龄推后到 28 周左右。

4. AFE 治疗时适当地给氧和通气非常关键,当血流动力学发生改变时血管活性药物及心脏正性肌力药物的使用;避免大量液体输注。心肺复苏后的呼吸循环支持要依赖适当的通气、给氧、血管活性物质等继续维持生命体征和内环境的稳定。此时对血压、血氧、血糖等生命依赖指标并不是越高越好。因为经历了心搏骤停、循环衰竭阶段,患者全身组织、器官处于缺血低氧状态。为防止缺血一再灌注损伤,循环恢复以后应当尽量避免血氧饱和度过高,94%～98% 是较为理想的状态。同时在液体复苏、强心治疗、血管活性药物使用时,动脉血压控制的理想值为平均动脉压 65mmHg。血糖控制在 7.8～10.0mmol/L。如果有条件,采取亚低温治疗对改善心肺复苏后患者的中枢神经损伤预后有很好的效果,但要小心低温可能增加的出血风险。AFE 初始阶段由于肺动脉高压,表现为右心功能不全,心脏超声检查可以发现肺动脉高压,右心后负荷过重导致右心室收缩障碍及室间隔左移。如果通气不能及时改善,低氧、酸中毒、高碳酸血症会加重肺动脉高压,最终发生右心力衰竭。多巴酚丁胺、米力农兼具强心、扩张肺动脉的作用,是治疗的首选药物。如果肺动脉高压不能有效缓解,建议选择西地那非、前列环素及一氧化氮等特异性舒张肺血管平滑肌的药物。针对低血压可以使用去甲肾上腺素或血管加压素等增强外周血管张力,在循环支持治疗时一定要注意限制液体入量,否则很容易引发左侧心力衰竭、肺水肿,部分对利尿药无反应的左侧心力衰竭患者还需要透析治疗去除潴留的液体。而且肺水肿也是治疗后期发生严重感染、脓毒症的诱因。

5. 由于循环衰竭继发的凝血功能障碍,推荐早期评估凝血功能,早期积极处理产后出血。利用标准的大量输血方案(MTP)规范,多数 AFE 患者都会现弥散性血管内凝血部分病例甚至以独立发生的严重弥散性血管内凝血为唯一临床表现。除了药物、手术方式止血外,凝血功能的正常维持是救治成功的关键。弥散性血管内凝血会引起产后出血,而大量出血又导致凝血因子消耗加重弥散性血管内凝血的程度。患者出现宫缩乏力表现时,要积极应用促宫缩制剂,特别是前列腺素、麦角新碱等强效宫缩药的尽早或预防性使用对预防和减少出血量有很大帮助,药物加强宫缩在 AFE 患者并不是禁忌。药物治疗无效的难治性产后出血病例者则需要宫腔球囊填塞压迫、子宫动脉栓塞、子宫 B-Lynch 缝合甚至切除子宫等手段止血。阴道分娩者要注意是否存在宫颈和阴道裂伤。AFE 引发的弥散性血管内凝血、产后出血往往比较严重,在救治时推荐尽早按照大量输血方案(即 1:1:1)予以红细胞、血小板、凝血因子的补充。要维持血小板$>50\times10^9$/L,活化部分凝血酶时间在正常范围 1.5 倍以内。但一定要强调,血小板和凝血因子的补充要根据出血量、出血表现来决定,而不能因为等待实验室检查结果延误抢救时间。重组凝血Ⅶ因子已经应用于产后弥散性血管内凝血的救治,不过可能会激活外源性凝血途径,引起严重的弥散性血栓形成和多器官衰竭,因此仅推荐用于药物和手术均不能有效止血的病例。

6. AFE 罕见而又致命。虽然其发生与羊水及其成分进入母体血循环有关,但是起病的根本原因仍不清楚。母体血循环中是否发现羊水成分既不能支持也不能否定 AFE 的诊断。目前仍然是以临床表现作为诊断依据,必须注意同原发性心脏病、过敏性休克以及产后出血等相鉴别。准确到位的日常急救演练是保证 AFE 抢救成功的关键,除呼吸循环复苏和支持外,要积极提前处理AFE 继发的难治性产后出血。

十二、急性肺栓塞

【早期识别】

1. 猝死。

2. 呼吸困难、胸痛、晕厥、发绀。

3. 单侧下肢肿胀或双侧静脉曲张。

4. 突然休克。

5. D-二聚体升高。

【诊断要点】 依据《急性肺栓塞诊断与治疗中国专家共识（2015）》进行诊断。

1. **概述** 肺栓塞是由内源或外源性栓子阻塞肺动脉引起肺循环和右心功能障碍的临床综合征，包括肺血栓栓塞、脂肪栓塞、羊水栓塞、空气栓塞、肿瘤栓塞等。肺血栓栓塞症（PTE）是最常见的急性肺栓塞类型，由来自静脉系统或右心的血栓阻塞肺动脉或其分支所致，以肺循环和呼吸功能障碍为主要病理生理特征和临床表现，占急性肺栓塞的绝大多数，通常所称的急性肺栓塞即 PTE。深静脉血栓（DVT）是引起 PTE 的主要血栓来源，DVT 多发于下肢或骨盆深静脉，脱落后随血流循环进入肺动脉及其分支，PTE 常为 DVT 的合并症。静脉血栓栓塞症（VTE）由于 PTE 与 DVT 在发病机制上存在相互关联，是同一疾病病程中两个不同阶段的临床表现，因此统称为 VTE。

2. **急性肺栓塞可没有症状** 经偶然发现确诊，部分患者首发表现为猝死。

3. **症状** 缺乏特异性，表现取决于栓子的大小、数量、栓塞的部位及患者是否存在心、肺等器官的基础疾病。多数患者因呼吸困难、胸痛、先兆晕厥、晕厥和（或）咯血而疑诊为急性肺栓塞。胸痛是急性肺栓塞的常见症状，多因远端肺栓塞引起的胸膜刺激所致。中央型急性肺栓塞胸痛表现可类似典型心绞痛，多因右心室缺血所致，需与急性冠状脉综合征（ACS）或主动脉夹层鉴别。呼吸困难在中央型急性肺栓塞患者中急剧而严重，而在小的外周型急性肺栓塞患者中通常短暂且轻微。既往存在心力衰竭或肺部疾病的患者，呼吸困难加重可能是急性肺栓塞的唯一症状。咯血提示肺梗死，多在肺梗死后 24h 内发生，呈鲜红色，数日内发生可为暗红色。晕厥虽不常见，但无论是否存在血流动力学障碍均可发生，有时是急性肺栓塞的唯一或首发症状。急性肺栓塞也可完全无症状，仅在诊断其他疾病或尸检时意外发现。

4. **体征** 主要表现为呼吸系统和循环系统的体征，特别是呼吸频率增加（＞20/min）、心率加快（＞90/min）、血压下降及发绀。低血压和休克罕见，但一旦发生常提示中央型急性肺栓塞和（或）血流动力学储备严重降低。颈静脉充盈或异常搏动提示右心室负荷增加。下肢静脉检查发现一侧股或小腿周径较对侧大超过 1cm，或下肢静脉曲张，应高度怀疑 VTE。其他呼吸系统体征还包括肺部听诊湿啰音及哮鸣音、胸腔积液等。肺动脉瓣区可出现第 2 心音亢进或分裂，三尖瓣区可闻及收缩期杂音。急性肺栓塞致急性右心负荷加重，可出现肝增大、肝颈静脉反流征和下肢水肿等右侧心力衰竭的体征。

分析 1 880 例急性肺栓塞患者的临床表现,上述症状和脉征出现频度分别为呼吸困难(50%)、胸膜性胸痛(39%)、咳嗽(23%)、胸骨后胸痛(15%)、发热(10%)、咯血(8%)、晕厥(6%)、单侧肢体肿胀(24%)和单侧肢体疼痛(6%)发热。

5. 动脉血气分析　血气分析指标无特异性。可表现为低氧血症、低碳酸血症、肺泡-动脉血氧梯度[P(A-a)O$_2$]增大及呼吸性碱中毒,但多达 40% 的患者动脉血氧饱和度正常,20% 的患者 P(A-a)O$_2$正常。

6. 血浆 D-二聚体　急性血栓形成时,凝血和纤溶同时激活,可引起血浆 D-二聚体水平升高。D-二聚体检测的阴性预测价值很高,水平正常多可排除急性肺栓塞和 DVT。但其他情况也会使 D-二聚体水平升高,如肿瘤、炎症、出血、创伤、外科手术等,所以 D-二聚体水平升高的阳性预测价值很低。测定血浆 D-二聚体的主要价值在于排除急性肺栓塞,尤其是低度可疑患者,而对确诊无益。检测 D-二聚体有多种方法,定量酶联免疫吸附实验(ELISA)或 ELISA 衍生方法的敏感度>95%,为高敏检测法。定量乳胶法和全血凝集法的敏感度均<95%,为中敏检测法。推荐使用高敏检测法对门诊和急诊疑诊的急性肺栓塞患者进行检测。低度急性肺栓塞可疑的患者,通过高敏或中敏方法检测 D-二聚体水平正常则可排除急性肺栓塞。中度急性肺栓塞可疑的患者,即使检测示 D-二聚体水平正常,仍需进一步检查。高度急性肺栓塞可疑的患者不主张检测 D-二聚体水平,此类患者无论采取何种检测方法、结果如何,均不能排除急性肺栓塞,需行 CT 肺动脉造影进行评价。

7. 心电图　表现无特异性。可表现为胸前导联 V$_1$~V$_4$ 及肢体导联 Ⅱ、Ⅲ、aVF 的 ST 段压低和 T 波倒置,V 导联呈 QR 型,SiQmTm(即 Ⅰ 导联 S 波加深,Ⅲ 导联出现 Q/q 波及 T 波倒置),不完全性或完全性右束支传导阻滞。上述改变为急性肺动脉阻塞、肺动脉高压、右心负荷增加、右心扩张共同作用的结果,多见于严重急性肺栓塞。轻症可仅表现为窦性心动过速,约见于 40% 的患者。房性心律失常,尤其心房颤动也较多见。

8. 超声心动图　在提示诊断、预后评估及除外其他心血管疾病方面有重要价值。是基层医疗机构诊断急性肺栓塞的常用技术,而且便于急诊使用。超声心动图可提供急性肺栓塞的直接和间接征象。直接征象为发现肺动脉近端或右心腔血栓,如同时临床表现疑似急性肺栓塞,可明确诊断,但阳性率低。间接征象多是右心负荷过重的表现,如右心室壁局部运动幅度下降,右心室和(或)右心房扩大,三尖瓣反流速度增快以及室间隔左移,肺动脉干增宽等。既往无肺血管疾病的患者发生急性肺栓塞,右心室壁一般无增厚,肺动脉收缩压很少超过 35~40mmHg,因此在临床表现基础上结合超声心动图特点,有助于鉴别急、慢性肺栓塞。

9. 胸区 X 线　急性肺栓塞如引起肺动脉高压或肺梗死,X 线片可出现肺缺血征象,如肺纹理稀疏、纤细,肺动脉段突出或瘤样扩张,右下肺动脉干增宽或伴截断征,右心室扩大征。也可出现肺野局部浸润阴影、尖端指向肺门的楔形阴影、盘状肺不张、患侧膈肌抬高、少量胸腔积液、胸膜增厚粘连等。胸片虽缺乏特异性但有助于排除其他原因导致的呼吸困难和胸痛。

10. CT 肺动脉造影　CT 具有无创、扫描速度快、图像清晰、较经济的特点,可直观判断肺动脉栓塞的程度和形态,及累及的部位及范围。急性肺栓塞的直接征象为肺动脉内低密度充盈缺损,部分或完全包围在不透光的血流之内的"轨道征",或者呈完全充盈缺损,远端血管不显影;间接征象包括肺野楔形条带状的高密度区或盘状肺不张,中心肺动脉扩张及远端血管分布减少或消失等。同时可对右心室形态、室壁厚度进行分析。CT 肺动脉造影是诊断急性肺栓塞的重要无创检查技术,敏感度为 83%,特异度为 78%~100%,主要局限性是对亚段及亚段以下肺动脉内血栓的敏感度较差,在基层医疗机构尚无法普及。在临床应用中,CT 肺动脉造影应结合临床可能性评分。低危患者如 CT 结果正常,可排除急性肺栓塞;临床评分为高危的患者,CT 肺动脉造影结果阴性并不能除外单发的亚段肺栓塞。如 CT 显示段或段以上血栓,能确诊急性肺栓塞,但对可疑亚段或亚段以下血栓,则需进一步结合下肢静脉超声、肺通气灌注扫描或肺动脉造影等检查明确诊断。CT 静脉造影是诊断 DVT 的简易方法,可与 CT 肺动脉造影同时完成,仅需注射 1 次造影剂。

11. 磁共振肺动脉造影(MRPA)　在单次屏气 20 s 内完成 MRPA 扫描,可确保肺动脉内较高信号强度,直接显示肺动脉内栓子及急性肺栓塞所致的低灌注区。相对于 CT 肺动脉造影,MRPA 的一个重要优势在于可同时评价患者的右心功能。既往认为该法对肺段以上肺动脉内血栓诊断的敏感度和特异度均较高,适用于碘造影剂过敏者。但近期 2 项大规模临床研究(IRM-EP、PI-

OPED Ⅲ)结果表明 MRPA 敏感度较低,尚不能作为单独检查用于排除急性肺栓塞,目前国际上正在进行多中心临床试验探讨 MRPA 联合 CUS 排除急性肺栓塞的可行性。

12. 肺动脉造影　肺动脉造影是诊断急性肺栓塞的"金标准",直接征象有肺动脉内造影剂充盈缺损,伴或不伴"轨道征"的血流阻断;间接征象有肺动脉造影剂流动缓慢,局部低灌注,静脉回流延迟。在其他检查难以确定诊断时,如无禁忌证,可行造影检查。对于疑诊 ACS 直接送往导管室的血流动力学不稳定的患者,排除 ACS 后,可考虑肺动脉造影,必要时可同时行经皮导管介入治疗。

13. 下肢深静脉检查　由于急性肺栓塞和 DVT 关系密切,且下肢静脉超声操作简便易行,其在急性肺栓塞诊断中有一定价值,对可疑急性肺栓塞的患者应检测有无下肢 DVT 形成。除常规下肢静脉超声外,对可疑患者推荐行 CUS 检查,即通过探头压迫静脉等技术诊断 DVT,静脉不能被压陷或静脉腔内无血流信号为 DVT 的特定征象。CUS 诊断近端血栓的敏感度为 90%,特异度为 95%。

14. 遗传性易栓症相关检查　根据 2012 年"易栓症"诊断中国专家共识,建议存在以下情况的患者接受遗传性易栓症筛查:①发病年龄较轻<50;②有明确的 VTE 家族史;③复发性 VTE;④少见部位(如下腔静脉,肠系膜静脉,脑、肝、肾静脉等)的 VTE;⑤无诱因 VTE;⑥女性口服避孕药或绝经后接受雌激素替代治疗的 VTE;⑦复发性不良妊娠(流产,胎儿发育停滞,死胎等);⑧口服华法林抗凝治疗中发生双香豆素性皮肤坏死;⑨新生儿暴发性紫癜。已知存在遗传性易栓症的 VTE 患者其一级亲属在发生获得性易栓疾病或存在获得性易栓因素时建议行相应遗传性缺陷检测。抗凝蛋白缺陷是中国人群最常见的遗传性易栓症,建议筛查的检测项目包括抗凝血酶、蛋白 C 和蛋白 S 的活性。抗凝蛋白活性下降的个体,有条件时应测定相关抗原水平,明确抗凝蛋白缺陷的类型。

15. 诊断急性肺栓塞　不仅临床表现缺乏特异性,常规检查如胸片、心电图、血气分析、超声心动图等也缺乏特异性。多排螺旋 CT、放射性核素肺通气灌注扫描、肺动脉造影能明确诊断,但费用高,尤其肺动脉造影具有侵入性,许多基层医院尚不具备检查条件。结合我国实际情况,参照欧洲心脏病学会

(ESC)2014 年急性肺栓塞诊疗指南,我们推荐对怀疑急性肺栓塞的患者采取"三步走"策略,首先进行临床可能性评估,然后进行初始危险分层,最后逐级选择检查手段明确诊断。临床可能性评估:常用的临床评估标准有加拿大 Wells 评分和修正的 Geneva 评分,二者简单易懂,所需临床资料易获得,适合基层医院。最近,Wells 和 Geneva 评分法则均进一步简化,更增加了临床实用性,有效性也得到证实。既往肺栓塞或 DVT 病史(1 分)、心率>100 次/min(1 分)、过去 4 周内有手术或制动史(1 分)、咯血(1 分)、肿瘤活动期(1 分)、DVT 临床表现(1 分)、其他鉴别诊断的可能性低于肺栓塞(1 分)。总分 0～1 分为低度可能,2～6 分为中度可能,≥7 为高度可能。

16. DVT 为深静脉血栓形成初始危险分层　主要根据患者当前的临床状态,只要存在休克或持续低血压即为可疑高危急性肺栓塞。休克或持续性低血压是指收缩压<90mmHg 和(或)下降≥40mmHg,并持续 15min,排除新发心律失常、血容量下降、脓毒血症。如无休克或持续性低血压则为可疑非高危急性肺栓塞。此分层意义重大,需据此决定下一步的诊疗策略。

17. 伴休克或持续性低血压的可疑急性肺栓塞　此类患者临床可能性评估分值通常很高,为可随时危及生命的可疑高危急性肺栓塞患者。诊断首选 CT 肺动脉造影,应与急性血管功能障碍、心脏压塞、ACS 和主动脉夹层进行鉴别诊断。如因患者或医院条件所限无法行 CT 肺动脉造影,则首选床旁超声心动图检查,以发现急性肺动脉高压和右心室功能障碍的证据。对于病情不稳定不能行 CT 肺动脉造影者,超声心动图证实右心室功能障碍即可启动再灌注治疗,无需进一步检查,如发现右心血栓则更支持急性肺栓塞的诊断。如果经胸超声心动图检查时声窗不理想,可选择经食管超声心动图,以查找肺动脉血栓进一步支持急性肺栓塞的诊断。床旁影像学检测还推荐采用 CUS 检查下肢静脉。一旦患者病情稳定应考虑 CT 肺动脉造影以最终确诊。对可疑 ACS 而直接送往导管室的不稳定患者,冠状动脉造影排除 ACS 后,如考虑急性肺栓塞可行肺动脉造影。不伴休克或持续性低血压的可疑急性肺栓塞:首先进行临床可能性评估,在此基础上决定下一步诊断策略。对于临床概率为低、中或急性肺栓塞可能性小的患者,进行血浆 D-二聚体检测,可减少不必要的影像学检查和辐射,建议使用高敏法。临床概率为低或急性肺栓塞可能性小的患者,如高敏或中敏法检测 D-二聚体水平正常,可排除急性肺栓塞;临床概率为中的患者,如中敏法检测 D-二聚体阴性,需进一步检查;临床概率为高的患者,需行 CT 肺动脉造影明确诊断。

【处理要点】

1. 血流动力学和呼吸支持(急性期治疗)　急性右侧心力衰竭导致的心排血量不足是急性肺栓塞患者死亡的首要原因。急性肺栓塞合并右侧心力衰竭患者的支持治疗极其重要。临床证据表明,积极扩容不仅无益,反而有可能因过度机械牵张或反射机制抑制心肌收缩力而恶化右心室功能。对心排血指数低、血压正常的急性肺栓塞患者,给予适度的液体冲击(500ml)有助于增加心排血量。在药物、外科或介入再灌注治疗的同时,通常需使用升压药。去甲肾上腺素通过直接正性变力性作用可改善右心室功能,同时通过刺激外周血管 α 受体升高体循环血压,也能改善右心室冠状动脉灌注,但应限于低血压患者。多巴酚丁胺和(或)多巴胺对心排血指数低、血压正常的急性肺栓塞患者有益,但心排血指数超过生理范围可导致血流由阻塞血管向未阻塞血管的进一步重新分配,从而加重通气/血流比失调。肾上腺素兼具去甲肾上腺素和多巴酚丁胺的优点,而无体循环扩血管效应,可能对急性肺栓塞伴休克的患者有益。

血管扩张药降低肺动脉压力和肺血管阻力,但缺乏肺血管特异性,经体循环给药后可能导致体循环血压进一步降低。吸入一氧化氮可能改善急性肺栓塞患者的血流动力学状态和气体交换。急性肺栓塞患者常伴中等程度的低氧血症和低碳酸血症,低氧血症通常在吸氧后好转。当给予机械通气时胸腔内正压会减少静脉回流,恶化血流动力学不稳定的急性肺栓塞患者的右心室功能。因此,机械通气时呼气末正压要慎用,应给予较低的潮气量(约 6ml/kg 去脂体重)以保持吸气末平台压力<30cmH$_2$O(1cmH$_2$O=0.098 kPa),尽量减少不良血流动力学效应。

2. 抗凝　给予急性肺栓塞患者抗凝治疗的目的在于预防早期死亡和 VTE 复发。肠道外抗凝药:对于高或中度临床可能性的患者,等待诊断结果的同时应给予肠道外抗凝药。普通肝素、低分子量肝素或磺达肝癸钠均有即刻抗凝作用。初始抗凝治疗,低分子量肝素和磺达肝癸钠优于普通肝素,发生大出血和肝素诱导血小板减少症(HIT)的风险也低。而普通肝素具有半衰期短,抗凝效应容易监测,可迅速被鱼精蛋白中和的优点,推荐用于拟直接再灌注的患者,及严重肾功能不全(肌酐清除率<30ml/min)或重度肥胖患者。低分子量肝素和

普通肝素主要依赖抗凝血酶系统发挥作用,如有条件,建议使用前和使用中检测抗凝血酶活性,如果活性下降,需考虑更换抗凝药物。

(1)普通肝素:首先给予负荷剂量 2000～5000U 或 80U/kg,静脉注射,继之以 18U/(kg·h)持续静脉滴注。抗凝必须充分,否则将严重影响疗效,增加血栓复发率。在初始 24h 内需每 4～6h 测定活化的部分凝血活酶时间(APTT)1 次,并根据 APTT 调整普通肝素的剂量,每次调整剂量后 3h 再测定 APTT,使其尽快达到并维持于正常值的 1.5～2.5 倍。治疗达到稳定水平后,改为测定 APTT 1/d。应用普通肝素可能会引起 HIT,在使用的第 3～5 天必须复查血小板计数。若需较长时间使用普通肝素,应在第 7～10 天和 14 天复查血小板计数,普通肝素使用 2 周后则较少出现 HIT。若患者出现血小板计数迅速或持续降低>50%,或血小板计数<100×10⁹/L,应立即停用,一般停用 10d 内血小板数量开始恢复。

(2)低分子量肝素:所有低分子量肝素均应按体重给药。一般不需常规监测,但在妊娠期间需定期监测抗 Ⅹa 因子活性,其峰值应在最近一次注射后 4h 测定,谷值应在下次注射前测定,每天给药 2 次的抗 Ⅹa 因子活性目标范围为 0.6～1.0U/ml,每天给药 1 次的目标范围为 1.0～2.0U/ml。

(3)磺达肝癸钠:磺达肝癸钠是选择性 Ⅹa 因子抑制剂,2.5mg 皮下注射,1/d,无需监测。其清除随体重减轻而降低,对体重<50 kg 的患者慎用。严重肾功能不全(肌酐清除率<30ml/min)的患者,可造成磺达肝癸钠体内蓄积而增加出血风险,应禁用。中度肾功能不全(肌酐清除率 30～50ml/min)的患者应减量 50%。

(4)口服抗凝药:应尽早给予口服抗凝药,最好与肠道外抗凝药同日。50 多年来,维生素 K 拮抗药(VKA)一直是口服抗凝治疗的基石,包括华法林、硝苄丙酮香豆素、苯丙香豆素、苯茚二酮等,其中华法林国内最常用。近年来,一些新型口服抗凝药也开始用于临床。

①华法林:VKA 类药物,通过抑制依赖维生素 K 凝血因子(Ⅱ、Ⅶ、Ⅸ、Ⅹ)合成发挥抗凝作用。通常初始与普通肝素、低分子量肝素或磺达肝癸钠联用。亚洲人华法林肝代谢酶与西方人存在较大差异,中国人的平均华法林剂量低于西方人。我国心房颤动抗栓临床试验的结果表明,华法林的维持剂量约为 3mg。为减少过度抗凝,根据 2013 年"华法林抗凝治疗"的中国专家共识,不建

议给予负荷剂量,推荐初始剂量 1~3mg,某些患者如老年、肝功能受损、慢性心力衰竭和出血高风险患者,初始剂量还可适当降低。为达到快速抗凝的目的,应与普通肝素、低分子量肝素或磺达肝癸钠重叠应用 5d 以上,当国际标准化比值(INR)达到目标范围(2.0~3.0)并持续>2d 以上时,停用普通肝素、低分子量肝素或磺达肝癸钠。国内外已将华法林量效有关的基因多态性检测商品化,主要是 CYP2C9 和 VKORCI,通过基因多态性检测有助于初始剂量的选择。但基因多态性仅能解释 30%~60%的华法林个体差异,临床仍需综合考虑患者的体表面积、肝肾功能及合并用药等因素来选择合适的剂量。目前,国外指南不推荐对所有服用华法林的患者常规进行基因检测,如有条件其可作为华法林剂量调整的辅助手段。

②非维生素 K 依赖的新型口服抗凝药:近年来大规模临床试验为非维生素 K 依赖的新型口服抗凝药(NOAC)用于急性肺栓塞或 VTE 急性期治疗提供了证据,包括达比加群、利伐沙班、阿哌沙班和依度沙班。达比加群是直接凝血酶抑制药。

3. 溶栓治疗　溶栓治疗可迅速溶解血栓,恢复肺组织灌注,逆转右侧心力衰竭,增加肺毛细血管血容量及降低病死率和复发率。欧美多项随机临床试验证实,溶栓治疗能够快速改善肺血流动力学指标,提高患者早期生存率。国内一项大样本回顾性研究证实,尿激酶或重组组织型纤溶酶原激活剂(rt-PA)溶栓联合抗凝治疗急性肺栓塞,总有效率达 96.6%,显效率 42.7%,病死率为 3.4%,疗效明显优于对症治疗组和单纯抗凝治疗组。另外,国内外也有大量临床试验高度肯定了第 3 代溶栓剂重组人组织型纤溶酶原激酶衍生物(r-PA)静脉溶栓治疗急性肺栓塞的方法。

临床常用溶栓药物及用法:我国临床上常用的溶栓药物有尿激酶和 rt-PA阿替普酶以及 r-PA。我国"急性肺栓塞尿激酶溶栓、栓复欣抗凝治疗多中心临床试验"采用 20 000 IU/kg,2h 激酶静脉滴注,总有效率为 86.1%,无大出血发生,安全、有效、简便易行。本共识建议急性肺栓塞尿激酶的用法为 20000 IU/kg,2h 静脉滴注。目前我国大多数医院采用的方案是 rt-PA50~100mg 持续静脉滴注,无需负荷量。

4. 外科血栓清除术　1924 年成功实施了第 1 例外科肺动脉血栓清除术。近来,包括心脏外科医师在内的多学科综合团队再次将血栓清除术引入高危急性肺栓塞和选择性的中高危急性肺栓塞的治疗,尤其对于溶栓禁忌或失败的患者。在血流动力学失稳前,多学科迅速干预并实施个体化血栓清除术,可使围术期的死亡率降低至6%或更低。术前溶栓增加出血风险,但不是外科血栓清除术的绝对禁忌证。研究表明,术后患者存活率、世界卫生组织(WHO)心功能分级和生活质量均有所提高。

5. 经皮导管介入治疗 经皮导管介入治疗可去除肺动脉及主要分支内的血栓,促进右心室功能恢复,改善症状和存活率,适用于溶栓绝对禁忌证的患者。介入方法包括猪尾导管或球囊导管行血栓碎裂,液压导管装置行血栓流变溶解,抽吸导管行血栓抽吸以及血栓旋切。对无溶栓禁忌证的患者,可同时经导管溶栓或在机械捣栓基础上行药物溶栓。

6. 静脉滤器 不推荐急性肺栓塞患者常规置入下腔静脉滤器。在有抗凝药物绝对禁忌证以及接受足够强度抗凝治疗后仍复发的急性肺栓塞患者,可选择静脉滤器置入。观察性研究表明,静脉滤器置入可减少急性肺栓塞患者急性期病死率,但增加VTE复发风险。尚无证据支持对近端静脉有漂浮血栓的患者常规置入静脉滤器。永久性下腔静脉滤器的并发症很常见,但较少导致死亡,早期并发症包括置入部位血栓,发生率10%。上腔静脉滤器置入有导致严重心脏压塞的风险。晚期并发症包括约20%的DVT复发和高达40%的血栓后综合征。无论是否应用抗凝药及抗凝时程的长短,5年后下腔静脉堵塞的发生率约22%,9年后约33%。非永久性下腔静脉滤器分为临时性和可回收性,临时性滤器必须在数天内取出,而可回收性滤器可放置较长时间。置入非永久性滤器后,一旦可安全使用抗凝药,应尽早取出。长期留置滤器的晚期并发症率>10%,包括滤器移位、倾斜、变形,腔静脉穿孔,滤器断裂,碎片栓塞以及装置本身血栓形成。

7. 早期出院和家庭治疗 应筛选不良事件风险低的急性肺栓塞患者早期出院和行院外治疗。PESI是迄今最有效的多风险预测模型。低PESI分级(Ⅰ级或Ⅱ级)可作为急性肺栓塞患者接受家庭治疗的标准。sPESI对于鉴别低危急性肺栓塞敏感度很高,但在选择早期出院和家庭治疗患者方面的价值尚缺乏直接证据。N末端B型利钠肽原(NT-proBNP)可用于筛选适于家庭治疗的患者,有研究显示临床评估为低危急性肺栓塞,同时NT-proBNP水平<500 ng/L的152例患者,随访3个月,无1例死亡、VTE复发或大出血。

8. **急性肺栓塞的治疗策略** 合并休克或持续性低血压的急性肺栓塞(高危急性肺栓塞)。急性肺栓塞患者出现休克或持续性低血压时住院期间死亡风险极高,尤其是在入院后数小时。应及时给予血流动力学和呼吸支持。起始抗凝首选静脉普通肝素。直接再灌注治疗是高危急性肺栓塞患者的最佳选择。有溶栓禁忌或溶栓失败伴血流动力学不稳定的患者,可行外科血栓清除术。对全量全身溶栓有禁忌或溶栓失败者,也可行经皮导管介入治疗。不伴休克或持续性低血压的急性肺栓塞(中危或低危急性肺栓塞):不推荐常规全身溶栓治疗。皮下注射低分子量肝素或磺达肝癸钠是大多数不伴血流动力学障碍的急性肺栓塞患者治疗的最佳选择,除外合并严重肾功能不全患者。急性肺栓塞确诊后,应采用有效的临床评分评估风险(推荐 sPESI)和危险分层。对中危患者,应行超声心动图或 CT 肺动脉造影评估右心室功能,并进行血肌钙蛋白检测,进一步危险分层。对中高危患者,应严密监测,及早发现血流动力学失代偿,一旦出现即启动补救性再灌注治疗。对中低危患者,建议给予抗凝治疗。PESI 分级 Ⅰ 级或 Ⅱ 级及 sPESI 评分为 0 的低危患者,可考虑早期出院和家庭治疗。

9. **抗凝治疗时程** 急性肺栓塞患者抗凝治疗的目的在于预防 VTE 复发。目前证据表明急性肺栓塞患者应接受至少 3 个月的抗凝治疗。抗凝治疗 6 个月或 12 个月与 3 个月相比患者急性肺栓塞复发风险相似。长期抗凝可降低VTE 复发风险约 90%,但同时大出血风险每年增加 1% 以上,长时程抗凝治疗应因人而异。

10. **急性肺栓塞与妊娠** 急性肺栓塞是妊娠相关死亡的主要原因。因担心电离辐射对胎儿的影响而未做 CT 等检查,可能漏诊急性肺栓塞。而妊娠女性误诊为急性肺栓塞,抗凝治疗也会对孕妇和胎儿有影响,如分娩方法、未来避孕以及未来妊娠期间的血栓预防。

(1)妊娠急性肺栓塞的诊断:妊娠对急性肺栓塞的临床表现影响不大,但由于妊娠女性常有气促主诉,解读该症状需谨慎。因妊娠末 3 个月时仰卧位的氧分压降低,应在直立体位抽取动脉血气标本。建议采用有效的急性肺栓塞诊断评分法进行诊断评估。为避免不必要的辐射,D-二聚体检测很有必要,阴性结果与非妊娠患者具有相同临床意义,由于整个妊娠期间血浆 D-二聚体水平都会生理性增高,其阳性预测价值有限。如果 D-二聚体结果异常,需行下肢加压超声,发现近端 DVT 可进一步证实急性肺栓塞的诊断,提示需抗凝治疗,从而避免不必要的胸部影像学检查。疑诊急性肺栓塞的妊娠患者,若胸片正常,应行肺通气/灌注显像以除外急性肺栓塞。多个回顾性研究表明,正常的肺通气/灌注显像结果具有与 CT 阴性结果相同的价值,可排除妊娠急性肺栓塞。若胸片异常或无法行肺通气/灌注显像,可考虑 CT 肺动脉造影。一般认为引起胎儿损伤的危险阈值为 50mSv,常规胸片和 CT 肺动脉造影均低于这一数值。肺动脉造影对胎儿的放射暴露过高(2.2~3.7mSv),妊娠期间应尽量避免。

(2)妊娠急性肺栓塞的治疗:无休克或持续性低血压的妊娠患者,推荐进行低分子量肝素抗凝治疗,需根据体重调整剂量,一般无需监测,但对于极端体重或有肾病的患者应监测抗 Ⅹa 因子活性。也可使用普通肝素,但需监测 APTT,长期应用可能导致骨质疏松。由于缺乏证据,不建议使用磺达肝癸钠。华法林能通过胎盘,妊娠早期会引起胚胎病,妊娠晚期会引起胎儿和新生儿出血以及胎盘早剥,整个妊娠期间华法林都有引起中枢神经系统异常的可能。新型口服抗凝药禁用于妊娠患者。华法林可用于哺乳期女性,产后可用华法林替代肝素治疗。抗凝治疗至少维持至产后 6 周,总疗程至少 3 个月。研究显示,28 例妊娠女性接受了溶栓治疗,多数应用 rt-PA100mg、2h 内给药,发现其并发症的风险与非妊娠人群相似。除非情况危急,围产期禁用溶栓治疗。

参 考 文 献

[1] 中华医学会妇产科学分会妊娠期高血压疾病学组.妊娠期高血压疾病诊治指南.中华妇产科杂志,2015,50(10):721-728.

[2] 欧洲心脏协会.心肌和心包疾病工作组对心肌炎疾患的专家共识.European Heart Journal,2013,34:2636-2648.

[3] 纽约心脏病协会(NYHA).心功能分级·中国心力衰竭诊断和治疗指南(2014).中华心血管病杂志,2014,42(2):98-117.

[4] 中华医学会妇产科学分会产科学组.妊娠合并心脏病的诊治专家共识.中华妇产科杂志,2016,51(6):401-409.

[5] 中华医学会心血管病学分会等.心律失常紧急处理专家共识.中华心血管病杂志,2013,41(5):363-377.

[6] 中华医学会妇产科学分会产科学组.妊娠期肝内胆汁淤积症诊疗指南.中华妇产科杂志,2015,50(7):481-485.

[7] 中华医学会妇产科学分会产科学组.乙型肝炎病毒母婴传播预防指南.中华妇产科杂志,2013,48(2):151-154.

[8] Dionneodom J, Tita AT, Silverman NS. Society for Matemal-Fetal medicine(SMFN) consult series #38:Hepatitis B in pregnancy screaning,treatment and prevention of vertical transmission,Am J obstet Gynecol,2016,214(1):6-14.

[9] 陈敦金,刘晓燕.妊娠合并重症肝炎的诊断和急救.实用妇产科杂志,2010,26(4):249-252.

[10] 张卫社,刘月兰,徐芳.妊娠合并肺结核的诊断与治疗.中华产科急救电子杂志,2013,2(2):101-105.

[11] 中华医学会呼吸病学分会哮喘学组.支气管哮喘的防治指南.中华结核和呼吸杂志,2013,48(2):151-154.

[12] 中华医学会围产医学分会.妊娠期铁缺乏和缺铁性贫血诊治指南.中华围产医学杂志,2014,17(7):451-454.

[13] 中华医学会血液学分会止血与血栓学组.成人原发免疫性血小板减少症诊断与治疗中国专家共识.中华血液学杂志,2016,37(2):89-93.

[14] 中华医学会内分泌学分会,中华医学会围产医学分会.妊娠和产后甲状腺疾病诊治指南.中华内分泌代谢杂志,2012,28(5):354-371.

[15] 中华医学会妇产科学组,中华医学会围产医学分会,妊娠合并糖尿病协作组.妊娠合并糖尿病诊疗指南.中华妇产科杂志,2014,49(8):561-569.

[16] 魏玉梅,杨慧霞.国际妇产科联盟妊娠期糖尿病实用指南.中华围产医学杂志,2016,19(5):

321-322.

[17] 王子莲,吴艳欣.妊娠合并卵巢肿瘤和子宫肌瘤的诊断及处理.中国实用妇产科杂志,2011,27(10):785-788.

[18] 子宫颈上皮内瘤变或原位腺癌的处理指南(2006年).循证医学,2008,8(5):306-316.

[19] 中华医学会.临床诊疗指南·癫痫病分册:2015年修订.北京:人民卫生出版社,2015.

[20] 成人癫痫患者长程管理共识专家协作组.关于成人癫痫患者长期管理的专家共识.中华神经科杂志,2013,46(7):496-499.

[21] 樊尚荣,黎婷.妊娠合并梅毒的诊断和处理专家共识.中华产科急救电子杂志,2013,2(2):116-119.

[22] 中华医学会感染病学分会艾滋病学组.艾滋病诊疗指南.3版.中华感染病杂志,2015,8(5):385-401.

[23] 中国疾病预防控制中心性病控制中心,中华医学会皮肤性病学分会性病学组,中国医师协会皮肤科医师分会性病亚专业委员会.梅毒、淋病、生殖器疱疹、生殖道沙眼衣原体感染诊疗指南.中华皮肤科杂志,2014,47(5):365-372.

[24] 中华医学会皮肤性病学分会性病学组,中国医师协会皮肤科分会性病亚专业委员会.尖锐湿疣诊疗指南.中华皮肤科杂志,2014,47(8):598-599.

[25] 中国系统性红斑狼疮研究协作组专家组,国家风湿病数据中心.中国系统性红斑狼疮患者围产期管理建议.中华医学杂志,2015,95(14):1056-1060.

[26] Practice Bulletin NO.161 Summary:external cephalic version.Obstet gynecol.2016,127(2):412-413.

[27] 中华医学会妇产科学分会产科学组,早产的临床诊断与治疗推荐指南,中华妇产科杂志,2014,49(7):481-484.

[28] 美国妇产科医师学会(ACOG).早产的管理(2016年).中国实用妇科与产科杂志,2016,32(12):1189-1192.

[29] 柯亚亚,王宇翔,漆洪波.美国妇产科医师学会"晚期足月和过期妊娠指南2014版"要点解读.中国实用妇产科杂志,2015,31(2):105-108.

[30] 加拿大妇产科医师学会(SOGC)《孕周如何确定指南和专家共识(2014年)》.Determination of Gestational Age by Uitrasound.SOGC CLINICAL PRACTICE GUIDES,2014:303.

[31] 中华医学会妇产科分会产科学组.胎膜早破的诊断与处理指南.中华妇产科杂志,2015,50(1):3-9.

[32] 中华医学会妇产科学分会妊娠期高血压疾病学组.妊娠期高血压疾病诊疗指南,中华妇产科杂志,2015,50(10):721-728.

[33] 中华医学会妇产科学分会产科学组.前置胎盘的临床诊断与处理指南.中华妇产科杂志,2013,48(2):148-150.

[34] 中华医学会围产医学分会.胎盘植入诊治指南.中华围产医学杂志,2015,18(7):481-484.

[35] 中华医学会妇产科学分会产科学组.前置胎盘的临床诊断与处理指南.中华妇产科杂志,
     2013,48(2):148-152.

[36] 中华医学会妇产科学分会产科学组.胎盘早剥的临床诊断与处理规范.中华妇产科杂志,
     2012,47(12):957-958.

[37] 中华医学会围产医学分会胎儿医学组,中华医学会妇产科学分会产科学组.双胎妊娠临床
     处理指南(第一部分)双胎妊娠的孕期监护及处理.中华妇产科杂志,2015,50(8):561-568.

[38] 中华医学会围产医学分会胎儿医学组,中华医学会妇产科学分会产科学组.双胎妊娠临床
     处理指南(第二部分)双胎妊娠并发症的诊治.中华妇产科杂志,2015,50(9):641-648.

[39] 加拿大妇产科学会(SOGC).胎儿生长受限:筛查诊断和处理指南.SOGC CLINICAL
     PRACTICE GUCDELINE,2013:295.

[40] 中华医学会妇产科分会产科学组.产后出血预防与处理指南(2014).中华妇产科杂志,
     2014,49(9):641-645.

[41] 熊英,陈会孟,刘兴会.2015 年美国妇产科医师学会(ACOG)"产后出血孕产妇安全管理共
     识"解读.中华围产医学杂志,2015,19(4):247-252.

[42] 法国 CNGOF/SRAR.产后出血临床指南:2015.European Journal of obstetrics,198,2016:
     12-21.

[43] 妊娠期急性心肌梗死处理指南(2015 年).中国妇产科临床杂志,2016,6:20-21.

[44] 中华医学会围产医学分会新生儿复苏学组.新生儿窒息诊断的专家共识.中华围产医学杂
     志,2016,19(1):3-6.

[45] 中国新生儿复苏项目专家组.中国新生儿复苏指南:2011 年北京修订.中华围产医学杂志,
     2011,14(7):415-221.

[46] 林冰纯,杨传忠,朱小瑜.新生儿重度窒息濒死儿复苏方法的建议.中华围产医学杂志,
     2016,19(1):7-12.

[47] 英国皇家妇产科医师学会 RCOG.脐带脱垂预防诊断管理指南.Royal lollege of
     Obstetricians Gynaecologists,2014.

[48] 中华医学会围产医学分会.电子胎心监护应用专家共识.中华围产医学杂志,2015,18(7):
     486-490.

[49] 赵建林,李钦,漆洪波.FLGO 产时胎儿监护指南解读:第一部分胎儿氧合生理和监护主要
     目标以及相关辅助技术.中国实用妇科与产科杂志,2016,32(5):432-436.

[50] 中华医学会妇产科学分会产科学组.剖宫产术后再次妊娠阴道分娩管理的专家共识.中华
     产科杂志,2016,51(8):561-564.

[51] 英国皇家妇产科医师学院(RCOG,College of obstecrians and Gynaecologists).会阴Ⅲ度
     和Ⅳ度裂伤处理指南(2015).中国实用妇科与产科杂志,2016,32(8):757-760.

[52] 涂杰丰,张茂泽.美国心脏协会(AHA)关于孕妇心脏骤停的科学声明.Circulation,2015,

132(8):1747-1773.

[53] 周玮,漆洪波.美国母胎医学会羊水栓塞指南(2016)要点解读.中国实用妇科与产科杂志,
2016,32(9):864-867.

[54] 中华医学会心血管病学分会肺血管病学组.急性肺栓塞诊断与治疗中国专家共识.中华心
血管病杂志,2015,44(3):197-211.

附录:发明专利

A 产科高危妊娠评分及合并症早期识别转盘

(发明人:田春芳;专利号:201730282208.1)

A₁ 专利产品说明书

1. **产品名称** 高危妊娠评分及合并症早期识别转盘。
2. **产品用途** 用于快速评估产妇临床危险性。
3. **产品构造** 主视图(外层),后视图(内层文字内容),连接螺丝(可旋转操作)。
4. **使用说明**

(1)旋转转盘外层,根据后视图(二层)出现的症状体征、检验及 B 超的特点,得到早期识别诊断。

(2)依据早期识别诊断,可找到其相连线中间部位的高危评分。

(3)根据注释图中末次月经的月日,立即显示出预产期。

A₂ 产品外观图

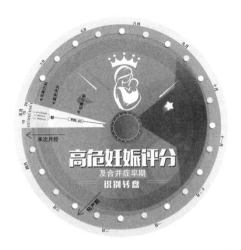

主视图(外层)

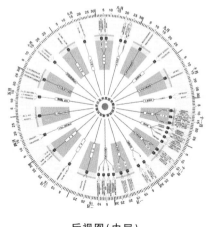
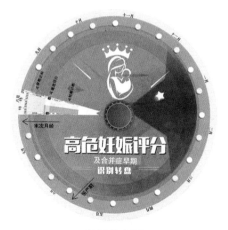

后视图(内层)　　　　　　　　　使用状态图

转动外层,通过缺口处显示内层不同的文字内容

A₃　转盘内层合并症的文字内容

1. 妊娠合并原发性高血压病(140/90)

【高危评分】　5A

【早期识别】

1. 收缩压≥140mmHg,或舒张压≥90mmHg
2. 间隔 4 小时 2 次测量舒张压≥90mmHg
3. 舒张压不随情绪而发生变化

2. 妊娠合并原发性高血压病(160/90)

【高危评分】　10B

【早期识别】

1. 收缩压≥160mmHg,或舒张压≥90mmHg
2. 间隔 4 小时 2 次测量舒张压≥90mmHg
3. 舒张压不随情绪而发生变化

3. 妊娠合并心肌炎史

【高危评分】　5A

【早期识别】

1. 发生于妊娠任何阶段
2. 发热、心悸、心前区不适、心动过速

3. 心肌酶谱增高、心电图心律失常

4. 妊娠合并心肌炎后遗症

【高危评分】 10B

【早期识别】

1. 发生于妊娠任何阶段

2. 曾有发热、心悸、心前不适、心动过速

3. 心肌酶谱增高滴度增高 4 倍

4. 心电图心律失常

5. 妊娠合并心脏病,心功能(Ⅰ～Ⅱ)

【高危评分】 10B

【早期识别】

1. 一般体力活动不受限制(Ⅰ级)

2. 一般体力活动轻度受限,活动后心悸、
   轻度气短、休息时无症状(Ⅱ级)

6. 妊娠合并心脏病,心功能(Ⅲ～Ⅳ)

【高危评分】 20C

【早期识别】

1. 一般体力活动明显受限制,休息时无不适,轻微日常工作即感不
   适、心悸、呼吸轻困难(Ⅲ级)

2. 严重受限,不能进行任何体力活动,休息时有心悸、呼吸困难表现(Ⅳ级)

7. 妊娠合并心律失常

【高危评分】 10B

【早期识别】

1. 孕前已确诊病史

2. 心电图报告

8. 妊娠合并房颤

【高危评分】 20C

【早期识别】

1. 第一心音强弱不等

2. 心律绝对不齐

3. 脉搏次数明显少于心搏数(短绌脉)

4. P 波消失,350~600 次/min f 波,RR 间期绝对不等

9. 妊娠合并先天性心脏病

【高危评分】 20C

【早期识别】

1. 孕前即知患有器质性心脏病

2. 劳累后出现心悸、气喘、乏力、发绀

3. 可听到Ⅱ~Ⅲ级心脏杂音

4. 心电图

5. 超声心动图确诊类别

10. 妊娠合并肝内胆汁淤积症

【高危评分】 10B

【早期识别】

1. 妊娠中、晚期发生

2. 以皮肤瘙痒和黄疸为主要临床表现

3. 血清胆汁酸升高 TBA>10μmol/L

11. 妊娠合并急、慢性肝炎

【高危评分】 10B

【早期识别】

1. 消化道症状及黄疸

2. 二对半检查异常

3. 肝酶数值很高(正常 10 倍以上)

12. 妊娠合并重症肝炎

【高危评分】 20C

【早期识别】

1. 黄疸迅速加深,出现严重的消化道症状

2. 迅速出现精神神经症状、有肝臭气味

3. 凝血酶原活动度 PTA< 40%

4. 血清总胆红素 STB> 17μmol/L

13. 妊娠合并急性脂肪肝(AFLP)

【高危评分】 20C

【早期识别】

1. 上腹痛伴消化道症状(烦渴、恶心呕吐等)

2. 肝功能异常(肝酶升高、胆红素升高等)

3. 肾功能异常(尿酸升高、肌酐升高等)

4. 凝血功能障碍(APTT 延长、纤维蛋白酶活性降低等)

5. B超检查为脂肪肝呈雪花样回声

14. 妊娠合并肾炎伴肾功能轻度损害

【高危评分】 10B

【早期识别】

1. 无症状的蛋白尿

2. 镜下血尿到明显的肉眼血尿

3. 水肿、贫血、高血压

4. 血肌酐(Scr)$\leqslant 178\mu$mol/L;血尿素氮(BUN)$\leqslant 9$mmol/L

15. 妊娠合并肾炎伴肾功能重度损害

【高危评分】 20C

【早期识别】

1. 无症状的蛋白尿

2. 镜下血尿到明显的肉眼血尿

3. 水肿、贫血、高血压或肾病综合征

4. 血肌酐 Scr$>445\mu$mol/L;血尿素氮 BUN>20mmol/L

16. 妊娠合并肺结核稳定型

【高危评分】 5A

【早期识别】

1. 有结核病病史

2. 结核菌素试验

3. 胸部摄片(孕早期慎做)

17. 妊娠合并肺结核活动型

【高危评分】 10B

【早期识别】

1. 低热、消瘦、乏力、盗汗症状

2. 咳嗽、咳痰、清晨明显

3. 痰检抗酸杆菌

4. 结核菌素试验

5. 胸部摄片（早期慎做）

18. 妊娠合并开放性肺结核

【高危评分】 20C

【早期识别】

1. 咳嗽、不适、易疲劳、午后潮热、盗汗

2. 胸膜炎性疼痛，痰中带血

3. 肺上叶可闻湿啰音，呼吸音减弱，语音亢进

4. 痰菌阳性

19. 妊娠合并粟粒性肺结核

【高危评分】 20C

【早期识别】

1. 结核接触史

2. 持续高热、乏力、食欲缺乏

3. 全身浅表淋巴结肿大

4. 结核菌素实验阳性

5. X 线平片确诊（铅衣覆盖腹部）

20. 妊娠合并哮喘

【高危评分】 10B

【早期识别】

1. 哮喘发作的历史

2. 反复发作的喘息、呼吸困难、胸闷或咳嗽

3. 发作时双肺呼气可闻及哮鸣音

21. 妊娠合并哮喘伴肺功能不全

【高危评分】 20C

【早期识别】

1. 哮喘发作的历史

2. 发作时喉中哮鸣有声、呼吸气促困难,甚则喘息不能平卧

3. 双肺呼气可闻及哮鸣音

4. 动脉血氧减少

22. 妊娠合并中度贫血

【高危评分】 5A

【早期识别】

1. 皮肤、黏膜稍苍白,疲倦、乏力

2. 孕妇外周血血红蛋白(70～99g/L)

3. 血细胞比容<0.33

23. 妊娠合并重度贫血

【高危评分】 10B

【早期识别】

1. 面色苍白、水肿、头晕

2. 孕妇外周血血红蛋白(40-69g/L)

3. 血细胞比容<0.33

24. 妊娠合并血小板减少症、<50×10^9/L

【高危评分】 10B

【早期识别】

1. 皮肤紫癜以下肢远端多见

2. 可有鼻、齿龈及口腔黏膜出血

3. 血小板数$(20～50) \times 10^9$/L

25. 妊娠合并血小板减少症、<20×10^9/L

【高危评分】 20C

【早期识别】

1. 皮肤紫癜以下肢远端多见

2. 可有鼻、齿龈及口腔黏膜出血

3. 可有贫血

4. 血小板数<20×10^9/L

26. 妊娠合并再生障碍性贫血

【高危评分】 20C

【早期识别】

    1. 贫血、皮肤、牙龈、鼻出血

    2. 感染

    3. 全血细胞减少

    4. 骨髓穿刺

27. 妊娠合并甲状腺疾病(不用药)

【高危评分】 5A

【早期识别】

    1. 临床症状不典型

    2. T_3、T_4 正常或稍低

    3. TSH 轻度增高或正常

28. 妊娠合并甲状腺疾病(用药)

【高危评分】 10B

【早期识别】

    1. 怕冷、浮肿

    2. 心动过缓

    3. 深反射延迟

    4. TSH 升高,游离 T4 下降

29. 妊娠合并甲亢危象

【高危评分】 20C

【早期识别】

    1. 怕热之后变发热

    2. 心动过速变房颤

    3. 甲状腺肿伴突眼

    4. 精神失常至昏迷

    5. FT_3、FT_4 ↑,TSH ↓

30. 妊娠合并糖尿病(不用药)

【高危评分】 5A

【早期识别】

    1. 空腹血糖 FPG ≥ 5.1 mmol/L

2. OGTT 任一项≥(5.1、10.0、8.5)mmol/L

31. 妊娠合并糖尿病(用药)

【高危评分】　10B

【早期识别】

    1. 肥胖

    2. 空腹血糖 FPG≥5.1mmol/L

    3. OGTT 任一项大于(5.1、10.0、8.5)mmol/L

32. 妊娠合并糖尿病酮症酸中毒

【高危评分】　20C

【早期识别】

    1. 不明原因恶心、呕吐、乏力、头痛甚至昏迷者

    2. 尿糖强阳性(＋＋＋＋),尿酮体(＋＋)

    3. 血糖升高多在 16.7～33.3mmol／L

    4. 高酮血症 5mmol/L

    5. 电解质紊乱

    6. 代谢性酸中毒血症(pH ＜7.35)

33. 妊娠合并子宫肌瘤

【高危评分】　10B

【早期识别】

    1. 停经伴子宫增大

    2. 有时有疼痛

    3. B 超提示

34. 妊娠合并卵巢囊肿

【高危评分】　10B

【早期识别】

    1. 突感一侧下腹剧痛(扭转有)

    2. 扪诊子宫旁有块物

    3. B 超发现

35. 妊娠合并卵巢癌

【高危评分】　20C

【早期识别】

    1. 停经后腹胀

    2. B 超发现有包块腹水

36. 妊娠合并宫颈癌

【高危评分】 20C

【早期识别】

    1. 停经

    2. 阴道不规则流血或排液

    3. 宫颈 TCT 检查

37. 妊娠合并癫痫轻度

【高危评分】 5A

【早期识别】

    1. 孕前多有发作史

    2. 局部肢体的抽动

    3. 意识丧失

    4. 全身抽搐

38. 癫痫需药物控制

【高危评分】 10B

【早期识别】

    1. 孕前多有发作史

    2. 局部肢体的抽动

    3. 意识丧失

    4. 全身抽搐

39. 妊娠合并梅毒(＋)

【高危评分】 5A

【早期识别】

    1. 硬下疳

    2. 全身皮疹

    3. RPR 阳性

40. 妊娠合并 HIV(＋)

【高危评分】 5A

【早期识别】

1. 发热、皮疹、关节痛

2. 淋巴结肿大

3. HIV 抗体阳性

41. 妊娠合并淋病

【高危评分】 5A

【早期识别】

1. 尿道口红肿刺痒痛

2. 尿道口溢脓如泪滴状

3. 分泌物淋菌培养阳性

42. 妊娠合并尖锐湿疣

【高危评分】 5A

【早期识别】

1. 外阴瘙痒、灼痛

2. 乳头样、菜花样或鸡冠样赘生物

43. 妊娠合并自身免疫性疾病

【高危评分】 10B

【早期识别】

1. 颊部盘状红斑、贫血

2. 关节炎、胸膜炎

3. 蛋白尿及血细胞减少

4. 狼疮细胞阳性或抗核抗体阳性

44. 自身免疫性疾病活动期

【高危评分】 20C

【早期识别】

1. 颊部及全身盘状红斑

2. 关节炎胸膜炎

3. 蛋白尿及血细胞减少

4. 狼疮细胞阳性或抗核抗体阳性

B 产科高危妊娠评分及并发症早期识别转盘

（发明人：田春芳，专利号：201730282462.1）

B₁ 专利产品说明书

1. *产品名称* 高位妊娠评分及并发症早期识别转盘。

2. *产品用途* 用于快速评估产妇临床危险性。

3. *产品构造* 主视图（外层），后视图（内层文字内容），连接螺丝（可旋转操作）。

4. *使用说明*

（1）旋转转盘外层，根据后视图（二层）出现的症状体征、检验及 B 超的特点，得到早期识别诊断。

（2）依据早期识别诊断，可找到其相连线中间部位的高危评分。

（3）根据注释图中末次月经的月日，立即显示出预产期。

B₂ 产品外观图

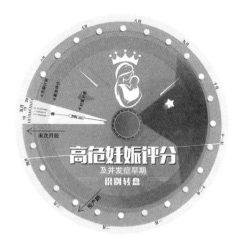

主视图（外层）

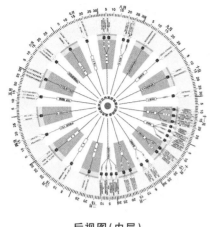

后视图(内层)

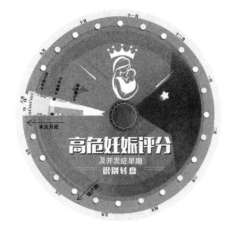

使用状态图

转动外层,通过缺口处显示内层不同的文字内容

B₃ 转盘内层并发症的文字内容

1. 孕 32－36 周、横位

【高危评分】 5A

【早期识别】

1. 腹一侧触到圆硬浮球感胎头

2. 胎心在脐周两侧听最清楚

3. B 超报告

2. 孕≥37 周、横位

【高危评分】 10B

【早期识别】

1. 根据末次月经确定孕周

2. 腹一侧可触到圆而硬浮球感的胎头

3. 胎心在脐周两侧听最清楚

3. 孕 32－34 周、臀位

【高危评分】 5A

【早期识别】

1. 宫底可触到圆而硬浮球感的胎头

2. 胎心在脐左(或右)上方听最清楚

3. B 超诊断

4. 孕≥37 周、臀位

【高危评分】 10B

【早期识别】

1. 根据末次月经确定孕周

2. 宫底可触到圆而硬浮球感的胎头

3. 胎心在脐左(或右)上方听最清楚

4. B 超诊断

5. 先兆早产,孕 34－36 周

【高危评分】 5A

【早期识别】

1. 根据末次月经确定孕周

2. 有规则或不规则宫缩

3. 宫颈长度小于 25mm,并进行性缩短

4. fFN 阳性

6. 先兆早产,孕＜34 孕周

【高危评分】 10B

【早期识别】

1. 根据末次月经确定孕周

2. 有规则或不规则宫缩

3. 宫颈长度小于 25mm,并进行性缩短

7. 过期妊娠 ＞42 周

【高危评分】 5A

【早期识别】

1. 妊娠期已达 42 周

2. 妊娠期超过 42 周

8. 孕＞42 周,胎盘功能低下

【高危评分】 10B

【早期识别】

1. 妊娠期≥42 孕周

2. 12h 内胎动次数＜10 次

3. 血浆 E3 值＜4ng/ml

4. NST 阳性

5. 羊水指数＜5cm

9. 胎膜早破、孕 34－36 孕周

【高危评分】 5A

【早期识别】

1. 阴道流出液体

2. pH 试纸变色

3. fFN、IGFBP-1 检查

10. 胎膜早破、＜34 孕周

【高危评分】 10B

【早期识别】

1. 阴道流出液体

2. pH 试纸变色

3. fFN、IGFBP-1 检查

11. 先兆子痫、妊娠高血压疾病

【高危评分】 5A

【早期识别】

1. 孕 20 周后首次出现高血压

2. 收缩压≥140 mmHg 和(或)舒张压≥90 mmHg

3. 无蛋白尿

12. 妊娠合并慢性高血压

【高危评分】 5A

【早期识别】

1. 妊娠 20 周前发现

2. 收缩压≥140 mmHg 和(或)舒张压≥90 mmHg

13. 子痫前期轻度

【高危评分】 10B

【早期识别】

1. 妊娠 20 周后出现

2. 收缩压≥140 mmHg 和（或）舒张压≥90 mmHg

3. 随机尿蛋白≥（＋）

14. 慢性高血压伴子痫前期轻度

【高危评分】 10B

【早期识别】

1. 慢性高血压孕妇

2. 孕 20 周前无蛋白尿,孕 20 周后尿蛋白≥（＋）

15. 子痫前期重度

【高危评分】 20C

【早期识别】

1. 妊娠 20 周后

2. 出现收缩压≥140 mmHg 和（或）舒张压≥90 mmHg

3. 随机尿蛋白≥（＋）

4. 持续性头痛、眼花

16. 慢性高血压伴发子痫前期重度

【高危评分】 20C

【早期识别】

1. 有慢性高血压病史

2. 孕 20 周后尿蛋白≥（＋）

3. 收缩压≥160 mmHg 和（或）舒张压≥110 mmHg

17. 子痫

【高危评分】 20C

【早期识别】

1. 子痫前期基础

2. 抽搐

18. HELLP 综合征

【高危评分】 20C

【早期识别】

1. 妊娠期高血压疾病

2. 右上腹疼痛

3. 血管内溶血 LDH 水平升高

4. ALT≥40 U/L

5. 血小板计数＜$100×10^9$/L

19. 中央性前置胎盘

【高危评分】 20C

【早期识别】

1. 妊娠 28 周后

2. B 超示胎盘组织完全覆盖宫颈内口

20. 植入性前置胎盘

【高危评分】 20C

【早期识别】

1. 无产前出血的前置胎盘

2. 超声膀胱壁连续性的中断

3. MRI 胎盘侵入肌层

21. 脐带帆状附着血管前置

【高危评分】 20C

【早期识别】

1. B 超示帆状胎盘血管前置

2. 破膜时有无痛性阴道鲜血

3 阴道扪及索状、搏动的血管

22. 胎盘早剥

【高危评分】 20C

【早期识别】

1. 阴道出血

2. 子宫张力增大压痛

3. 胎心异常变化

23. 双胎

【高危评分】 5A

【早期识别】

1. 孕早期 B 超示双胎

2. 听到两个频率不同的胎心

24. 不均衡双胎

【高危评分】 10B

【早期识别】

1. B 超示双胎

2. 二胎腹围相差 20mm

3. 两个胎儿出现羊水过多-过少序列征

25. 三胎以上

【高危评分】 10B

【早期识别】

1. 早期 B 超示三胎

2. 听到三个频率不同的胎心音

26. 巨大儿

【高危评分】 5A

【早期识别】

1. 孕妇宫高＋腹围＞140cm

2. 胎儿腹围＞36cm;双顶径＞10cm

27. 羊水过多

【高危评分】 5A

【早期识别】

1. 腹部增大较快而发胀

2. B 超 AFI(羊水指数)≥25cm

3. B 超 AFV(羊水池)≥8cm

28. 羊水过少

【高危评分】 5A

【早期识别】

1. B 超羊水指数＜5cm

2. B 超最大羊水池深度＜2cm

29. IUGR、宫高为小于第 10 百分位

【高危评分】 10B

【早期识别】

1. 宫高连续 3 周在第 10 百分位

2. 体重增长在 0.5kg

3. 胎儿发育指数为 -3

30. IUGR、B 超诊断

【高危评分】 10B

【早期识别】

1. 双顶径每周增长 <2mm

2. 胎儿发育指数小于 -3

3. 体重增长每周小于 0.5kg

31. 母子血型不合 ABO 溶血症 1:64 以上

【高危评分】 5A

【早期识别】

1. 母亲为 O 型血

2. 父为 A、B、AB 型

3 抗体效价 >1:64 以上

32. Rh 溶血症 1:64 以上

【高危评分】 5A

【早期识别】

1. 母亲血型为 Rh 阴性

2. 父亲为 Rh 阳性